胸外科实习教程

主编　倪　斌

苏州大学出版社

图书在版编目（CIP）数据

胸外科实习教程 / 倪斌主编. --苏州：苏州大学出版社，2024.12. --ISBN 978-7-5672-5119-9

Ⅰ. R655

中国国家版本馆 CIP 数据核字第 2025VD6029 号

Xiongwaike Shixi Jiaocheng

书　　名：胸外科实习教程

主　　编：倪　斌

策划编辑：孙茂民

责任编辑：何　睿

装帧设计：吴　钰

出版发行：苏州大学出版社(Soochow University Press)

社　　址：苏州市十梓街 1 号　邮编：215006

印　　装：苏州市古得堡数码印刷有限公司

网　　址：www. sudapress. com

邮　　箱：sdcbs@ suda. edu. cn

邮购热线：0512-67480030

销售热线：0512-67481020

开　　本：889 mm×1 194 mm　1/16　印张：15.5　字数：415 千

版　　次：2024 年 12 月第 1 版

印　　次：2024 年 12 月第 1 次印刷

书　　号：ISBN 978-7-5672-5119-9

定　　价：58.00 元

编写组

主　编　倪　斌（苏州大学附属第一医院）

副主编　姚　杰（苏州大学附属第一医院）

王宇轩（苏州大学附属第一医院）

陈　科（苏州大学附属第一医院）

陆孝陈（苏州大学附属第一医院）

编　者　厉传艺（南通市第六人民医院）

刘为毛（无锡市中医医院）

徐敏达（苏州大学附属第四医院）

史　亮（常州市第一人民医院）

杨茂远（江南大学附属医院）

邵汉成（苏州市立医院）

朱　俊（苏州大学附属第一医院）

马崇罡（苏州大学附属第一医院）

刘加强（苏州大学附属第一医院）

前　言

党的二十大报告指出，人民健康是民族昌盛和国家强盛的重要标志。把保障人民健康放在优先发展的战略位置，完善人民健康促进政策。医学教育是人才培养的关键，事关人民的健康福祉。医学作为一门实践性很强的学科，单纯的课堂理论教学不能完全满足人才培养的需要。实习作为从理论走向实践的开端，在医学生的学习过程中起着承上启下的作用。胸外科是整个外科中一个重要的专科，为了帮助临床医学生解决胸外科实习中遇到的一些实际问题，我们编写了这部《胸外科实习教程》。

本教材共5章34节，系统地阐述了胸外科专业在临床工作中常见的肺部、食管、纵隔和胸壁等各类疾病的诊断和治疗，涵盖了创伤、肿瘤、感染、畸形等多个方面的内容。本教材的编写针对医学生临床实习的实际需求，一方面以简洁明了、重点突出的形式呈现了胸外科学的主要理论内容，另一方面结合外科的特点有侧重地介绍了手术和操作的具体过程，还融入了近年来本专业的新技术和前沿进展。部分章节附有典型病例分析和思考题，引导学生在短时间内掌握各种常见病的重点知识，学会正确地进行临床思考和分析，衔接起课堂知识和临床实践。本教材编排科学，内容丰富客观，可操作性强，有助于临床医学生顺利完成胸外科实习。

由于编者自身水平和经验限制，书中难免存在不足之处，请读者批评指正。

编者

2024年11月

目 录

第一章

胸部创伤

第一节　肋骨和胸骨骨折

一、肋骨骨折

（一）定义

肋骨骨折是最常见的胸部外伤，发生率在50%左右。发病原因为直接暴力和间接暴力：直接暴力作用于肋骨，使受力点处肋骨向内弯曲，两侧肋骨体段向外折断，发生肋骨骨折，此时骨折断端向内损伤胸膜、肋间血管，从而并发气胸、血胸、血气胸，并造成严重的后果；间接暴力多为胸部遭受前后严重挤压，常在肋骨中段发生折断，骨折断端可向外刺破胸壁，造成开放性损伤。老年人多患有骨质疏松症，骨质脆性较大，容易发生骨折。有恶性肿瘤转移灶的肋骨也容易发生病理性骨折。

肋骨按部位分，可以分为上胸部1～3肋，中胸部4～7肋，下胸部8～12肋。上胸部肋骨较短，周围有锁骨、肩胛骨和较厚的肌肉、软组织支撑和保护，不容易发生骨折。第1肋骨骨折有并发锁骨下血管、神经损伤的可能。中胸部肋骨较长，前后固定，构成胸廓大部分，受到冲击后最容易发生骨折。下胸部肋骨中第8～10肋骨前端肋软骨形成肋弓与胸骨相连，第8～12肋前端游离，弹性均较大，不易骨折，但它们毗邻腹部，此处骨折时应警惕发生肝、脾、肾脏器的损伤。

多根肋骨多处骨折，称为连枷胸，是2根及以上的相邻肋骨，各自发生2处或以上的骨折造成局部胸壁失去支撑，使胸壁随着呼吸浮动，吸气时凹向内，呼气时突向外，是一种反常呼吸运动，其严重影响心肺功能，可发生呼吸和循环衰竭，是极为严重的胸部创伤，病死率高。

（二）临床表现

肋骨骨折最常见的表现为胸痛，因为肋骨旁有肋间神经，并有丰富的感觉神经分布，肋骨骨折断端可刺激神经产生明显胸痛。胸痛多在咳嗽、深呼吸、身体转动时加重，所以患者多会呼吸变浅、畏惧咳嗽，致使排痰减少，造成呼吸道分泌物潴留，诱发肺部感染、肺不张等，从而加重病情。局部胸壁可能会出现淤血肿胀，有移位的骨折还可以出现骨擦感，有助于与软组织损伤鉴别。骨折断端可能向内刺破胸膜、肋间血管、肺组织，导致气胸、血胸、皮下气肿或咯血等严重并发症。连枷胸的反常呼吸运动会因两侧胸膜腔压力不均衡使纵隔在吸气时移向健侧，呼气时移向伤侧，这种现象称为纵隔扑动。纵隔扑动会影响腔静脉回心血流，可引起严重的循环功能障碍。连枷胸常伴有广泛的肺挫伤，挫伤区域的肺间质或肺泡水肿可导致氧气弥散障碍，出现肺换气功能障碍所致的低氧血症。

（三）诊断

首先，根据患者的外伤病史、临床表现及体征，特别是胸壁浮动造成的反常呼吸运动，多可以做出诊断。查体时需注意胸部皮肤是否有淤血肿胀，是否有局部畸形，挤压胸部时是否疼痛加剧，以及胸廓挤压试验是否为阳性。其次，对常见胸部创伤的部位及其严重程度进行评估，需要借助辅助检查提供准确的评估。

胸部 X 线作为急诊筛查胸部创伤的重要方法之一，对于如张力性气胸、心脏压塞、大量血胸等严重危及生命安全的胸腔内损伤可以快速评估病情，但 X 线亦有本身的局限性，如对肺撕裂、肺挫伤的判断难以察觉，往往要延后 4 ~ 6 h 才能发现明显迹象。在肋骨骨折的评估方面，X 线同样存在不足，高达 50% 的肋骨骨折被忽视，因此胸部 X 线仅适用于急诊初步筛查。

目前，胸部 CT 已成为评估胸部创伤更有效的影像学手段（图 1.1.1）。对于肋骨骨折，CT 可通过三维图形重建技术更精准定位骨折处，规划手术入径和手术方式，也可发现潜在的胸腔内损伤，包括肺挫伤、心脏大血管损伤等。在肺挫伤早期评估方面，与 X 线比较，胸部 CT 能更加敏感地评估受伤范围、部位、严重程度；并基于肺挫伤的类型和严重程度对肺挫伤进行风险分层，以此预测患者是否需要机械通气和是否会出现呼吸并发症。近年来，人工智能（artificial intelligence，AI）技术与医疗健康领域的融合不断加深，应用场景越发丰富。AI 技术在胸外科主要用于肺结节的诊断，也可用于识别肋骨骨折。AI 辅助系统的应用能够从多角度、多方位对疑似骨折部位进行研读，通过案例库的比较来辅助医生做出更为精准的判断，能够显著提高诊断有效率（图 1.1.2）。

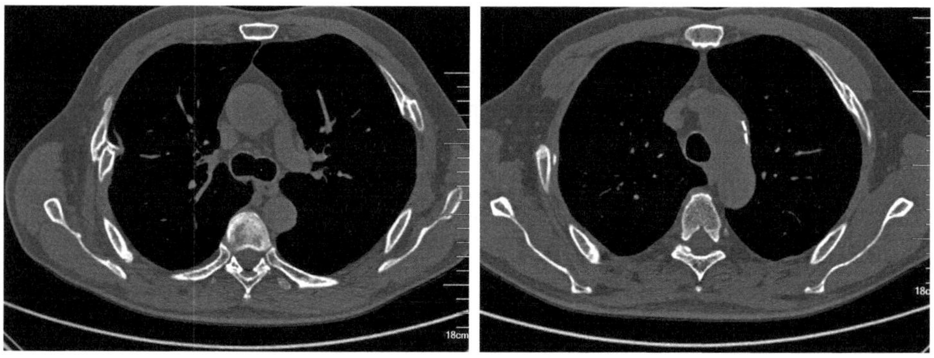

（a）　　（b）

图 1.1.1　胸部 CT

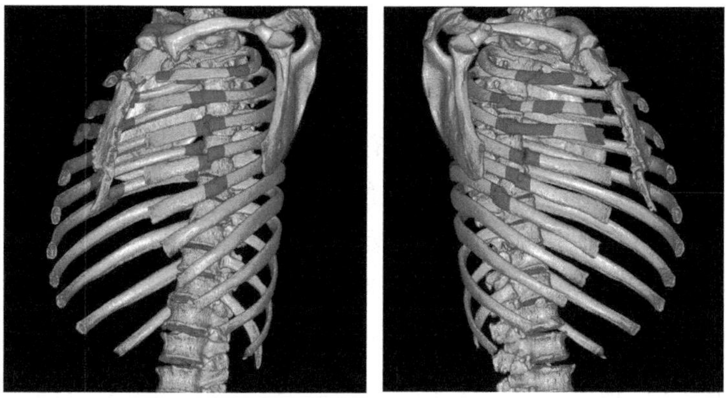

（a）　　（b）

图 1.1.2　AI 辅助系统的应用

超声检查可针对肋骨骨折进行术前定位，也可用来识别肺挫伤，以及创伤伴随的胸腔积液、气胸或血胸，评价血流动力学状态。

（四）治疗

肋骨骨折的处理原则为有效控制疼痛、肺部物理治疗和早期活动，主要包括保守治疗和手术治疗两种方式。

1. 保守治疗

(1) 控制疼痛：肋骨骨折常常会伴随着剧烈的疼痛。由于疼痛，患者呼吸变浅、咳嗽无力，呼吸道分泌物增多、潴留，易导致肺不张和肺部感染。所以，理想的镇痛治疗能够促进患者早日下床活动，促进肺部分泌物排出，降低肺部并发症风险，改善肺功能，减少机械通气，避免肋骨固定术，缩短重症监护病房（intensive care unit，ICU）停留和住院时间，降低相关治疗费用。

控制疼痛应该根据患者的情况，选择个性化的镇痛治疗。一般首选口服药物镇痛，如非甾体类镇痛药。若口服药物无效，可以选择肌注、静脉泵入镇痛药物。对于多根肋骨多处骨折的患者，口服药物和肌注镇痛药物很难达到长久的持续镇痛效果，所以可以选择肋间神经阻滞和胸膜腔内镇痛、硬膜外镇痛、静脉镇痛。硬膜外镇痛可将局麻药和镇痛药物持续分次地注入相应脊神经分布所在平面的硬脊膜外腔，具有区域神经阻滞的优点，镇痛效果较好，并可借助装置实现患者自控镇痛，也明显减少全身性静脉镇痛导致患者嗜睡、咳嗽和自主呼吸受抑制的副作用。临床上现在多采用多模式镇痛方案，即联合局部镇痛、静脉注射阿片类药物和口服镇痛药物以达到理想镇痛效果。

(2) 肺部物理治疗：气道管理是胸部创伤治疗的重要组成部分，推荐早期进行积极的气道管理。积极有效的气道管理如咳嗽排痰、气道吸痰、使用呼吸功能锻炼器、吸氧等是肋骨骨折患者常规治疗的一部分，有助于清除气道分泌物、保持良好的肺部卫生、降低肺部感染发生率，同时可以促进肺锻炼和扩张，降低肺不张、呼吸衰竭的风险，改善肺功能，促进早日康复。鼓励患者主动咳嗽排痰。患者有浓痰时，用生理盐水进行雾化稀释，然后引导患者咳嗽。对于咳痰不畅者，可通过纤维支气管镜下吸痰来完成相关的清除。现在也有一些呼吸功能锻炼器供患者使用，促进肺部功能康复。在呼吸机的使用方面，应尽量避免使用呼吸机辅助机械通气进行治疗，仅推荐对存在气体交换异常、表现出一定程度的肺功能障碍如低氧血症、肺内分流率增高或急性呼吸窘迫综合征（acute respiratory distress syndrome，ARDS）患者应用，一旦使用，也应考虑尽早脱机。通常使用呼气末正压通气（positive end expiratory pressure，PEEP）或持续气道正压通气。对于存在气管、支气管损伤者，应减小气道压力，使用较低的 PEEP。若连枷胸患者出现明显呼吸困难，呼吸频率 >35 次/min 或 <8 次/min，动脉血氧饱和度 <90% 或动脉血氧分压 <60 mmHg（1 mmHg≈0.133 kPa），动脉血二氧化碳分压 >55 mmHg，应当给予机械通气支持呼吸。机械通气能够纠正肺挫伤换气障碍所致低氧血症，还能控制连枷胸所引起的浮动胸壁反常呼吸运动。

(3) 液体复苏：对胸部创伤患者应积极进行液体复苏，确保足够的血容量，避免休克。但对于肺挫伤患者，应保持适当的液体平衡，避免液体过载。

(4) 胸腔闭式引流：对于胸部损伤伴随中大量气胸、开放性气胸、张力性气胸、中大量血胸等患者，无禁忌证（颅脑损伤、血友病等）情况下应尽快行胸腔闭式引流。

(5) 外固定治疗：无创外固定包括多头胸带或弹性胸带、金属胸部护板等固定。胸带具有一定减轻疼痛的效果，但不能有效防止胸壁内陷和骨折断端移位，而且由于其不透气，可引起皮肤过敏，出现张力性水疱，因此治疗效果有限，一般适用于闭合性单根肋骨骨折、胸壁软化范围小而反常呼吸运动不严重的患者。

2. 手术治疗

手术内固定的目的是恢复胸壁的稳定性和降低畸形的发生率。连枷胸是目前最广泛接受的手术治疗指征之一。

肋骨骨折的数量和患者的年龄是肋骨骨折并发症发病率和死亡率的重要决定因素。手术内固定后,老年患者的呼吸并发症发生率和死亡率明显降低。由于年龄的关系,伤后疼痛更有可能引起呼吸功能不全和心脑血管并发症。因此,对于此类患者,手术内固定能更有效地缓解疼痛,改善呼吸功能;它还有助于咳嗽、祛痰、改善肺部卫生。与年轻患者相比,老年患者内固定的优势更加突出。所以我们应该重视复位内固定手术对≥65 岁、≥3 根肋骨骨折患者的治疗作用。

单纯的肋骨骨折很少会产生严重的影响,但由于其广泛的毗邻关系,锋利的骨折断端可移位造成严重的疼痛,并且可对所有胸腹部结构造成不同程度的损伤,从气胸到血胸,从肺挫伤到气管、支气管损伤,从钝性主动脉损伤到心脏损伤等,这可能是致命的,死亡率很高。对于骨折断端严重移位(超过肋骨的双皮质宽度)者或移位造成血管、神经和胸腹内器官损伤者,应尽快进行手术内固定。

手术时机对预后有重要影响。组织炎症通常在 72 h 左右达到峰值,并导致脆性增加、平面模糊和出血增加;而且随着时间的推移,骨痂开始形成,在 2 周左右骨痂基本形成;骨折通常也会进一步移位,这些均导致骨折解剖复位更加困难。所以,早期手术可尽快恢复胸壁稳定、减轻胸壁疼痛、减少呼吸道分泌物潴留、改善肺功能、降低肺部并发症的发生率;同时可尽早引流胸腔内积血、降低脓胸风险、缩短胸腔引流管(胸管)的置入时间。只要具备手术适应证,排除手术禁忌证后应尽早手术,最好在受伤后 72 h 内完成。对骨折 2 周以上的患者,应在进行胸廓畸形严重程度、呼吸功能影响等方面评估后,考虑手术治疗。

在术后康复方面,胸外创伤患者住院期间可采用加速康复外科治疗模式,它可以减轻患者疼痛、缩短呼吸机辅助通气时间、降低术后并发症发生率、加快患者术后恢复进程,值得临床推广。

对于胸部创伤的治疗,总的来说,手术内固定和非手术方式各有侧重和优势,不应局限于只使用某一种方式来处理胸部创伤,而应采取多学科的解决方案,比如通过各种生命健康量表评估患者术前及术后生活质量情况,将各种治疗方法有机地结合起来,有效地应对合并严重多发伤的患者。

【典型病例】

患者男性,47 岁,因“被车撞伤胸部 3 h”入院。

现病史:患者 3 h 前骑电瓶车被车撞伤致胸部疼痛,遂至苏州大学附属第一医院急诊查胸部 CT,提示双侧肋骨骨折,双肺挫伤,右侧胸腔积液。患者为求进一步诊治,胸外科拟“肋骨骨折(双),右侧胸腔积液”收住入院。病程中,患者神志清、精神可、食纳及睡眠可、大小便正常,体重无明显变化。

既往史:患者体健,无特殊病史。

个人史:患者有吸烟史 20 余年,20 支/d,入院当天未戒烟。

问题 1:患者如需进一步诊断,需要完善哪些检查(可按照实验室检查、影像学检查及特殊检查进行归纳)?

1. 实验室检查

(1) 血常规:评估患者是否有感染、失血情况,判断是否合并其他外伤导致出血等可能。

(2) 生化全套:评估患者主要脏器及内环境情况,了解是否有水及电解质紊乱、肝肾功能异常等。

(3) 凝血常规及输血相关检查:评估并了解患者凝血功能状况,为输血做好准备。

2. 影像学检查

胸部 CT 及肋骨三维重建:评估患者胸腔内情况。了解肋骨骨折部位和错位情况,是否合并气胸、血胸及肺挫伤等情况。该患者辅助影像学检查表现如图 1.1.3 及图 1.1.4 所示。

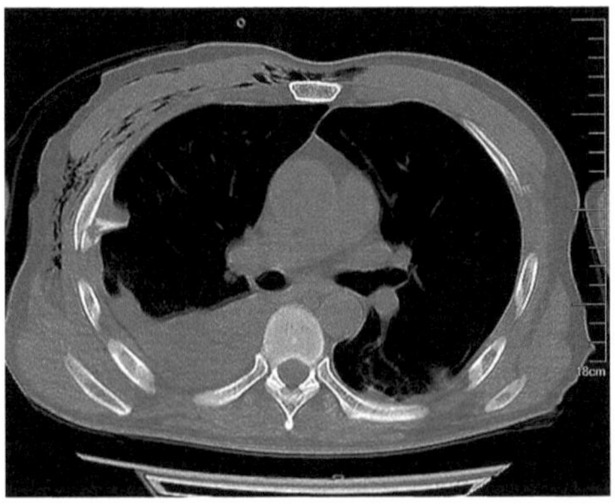

图 1.1.3　患者胸部 CT

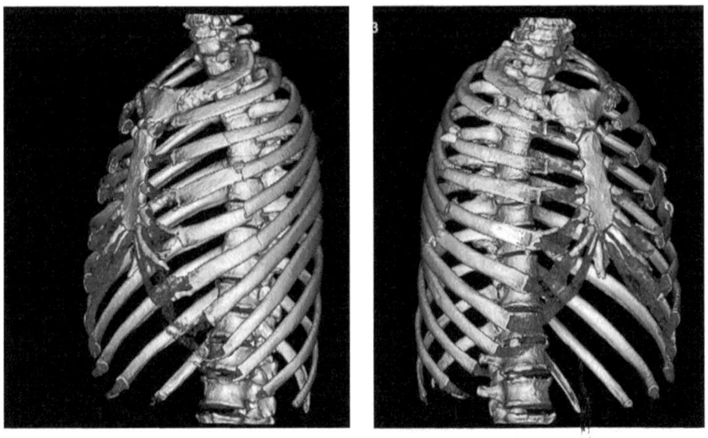

(a)　　(b)

图 1.1.4　患者肋骨三维重建

问题 2:根据目前检查结果及上述影像学表现,下一步治疗方案是什么?

(1) 首要处理为对胸部予以胸带固定,稳定胸腔;患者双侧多发肋骨骨折,进一步评估是否行手术治疗。

(2) 患者存在胸腔积液,可完善胸腔积液 B 超定位,行胸腔穿刺术或胸腔闭式引流术。

该患者入院后接受了胸腔闭式引流术、抗感染、胸带固定、止痛及祛痰等对症处理后出院。

【思考题】

1. 名词解释

(1) 连枷胸。

(2) 纵隔扑动。

2. 简答题

(1) 肋骨骨折多发部位有哪些?其解剖学原理是什么?

(2) 患者入院后评估是否需要手术治疗的依据、手术指征及手术干预最佳时间分别是什么?

二、胸骨骨折

(一) 定义

胸骨骨折常常是暴力直接作用于胸骨区而挤压胸部造成的骨折。交通事故中驾驶员胸部撞击方向盘时常常发生胸骨骨折。胸骨骨折通常位于胸骨柄与胸骨体交界处附近的胸骨体部,有时则是胸骨柄与胸骨体软骨结合处断裂。大多数胸骨骨折为横断骨折,若有断端移位,多为远断端向前移位,重叠于近断端前方,但胸骨后骨膜常保持完整。胸骨旁多发肋软骨骨折,可能发生胸骨浮动,导致连枷胸。胸骨骨折多为严重胸外伤所致,多合并胸内脏器或其他部位损伤,常见的合并伤有双侧多发肋骨骨折、肺挫伤、心脏大血管破裂、心肌挫伤、气管及支气管破裂等,因此在诊断时应注意有无合并症的存在。

(二) 临床表现

胸骨骨折患者的主要症状是胸前区疼痛,咳嗽及深呼吸可使症状加重。患者多呼吸浅快、咳嗽无力和呼吸道分泌物增多。查体时可发现骨折部位有明显压痛,如骨折断端有移位,局部可见畸形及活动异常,并可扪及骨折断端。合并多根肋骨或肋软骨骨折时,前胸壁凹陷,出现反常呼吸运动和呼吸困难。

(三) 诊断

根据胸前区外伤史,查体时发现胸骨局部有畸形、异常运动或扪及骨折断端,诊断即可成立。怀疑胸骨骨折时,应该拍摄胸骨 X 线斜位像和侧位像,可发现胸骨骨折线。但特别是在骨折无明显移位时,常规后前位胸片常不易发现骨折线,但可显示有无其他胸内合并伤。胸部 CT 检查能更准确地发现胸骨骨折(图 1.1.5),还能发现潜在的肺挫裂伤、纵隔血肿、心脏大血管损伤和心脏压塞等胸腔内器官损伤。胸部 CT 三维重建技术可以更准确地定位胸骨骨折错位程度,为选择治疗方式提供参考及依据(图 1.1.6)。

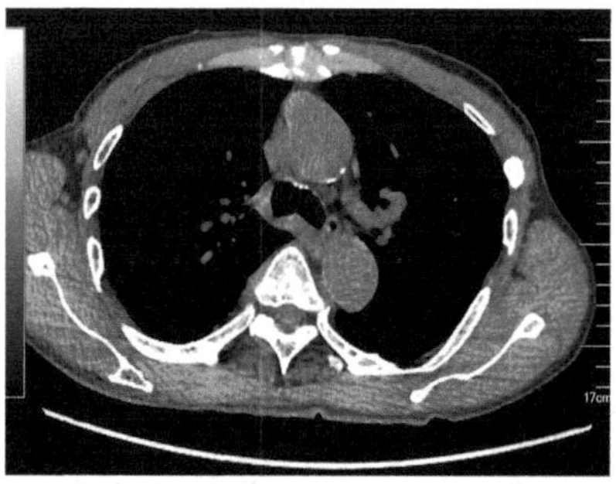

(a)

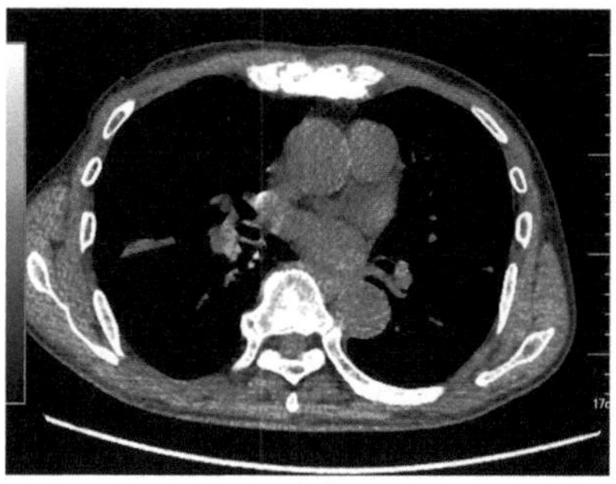

(b)

图 1.1.5　胸部 CT

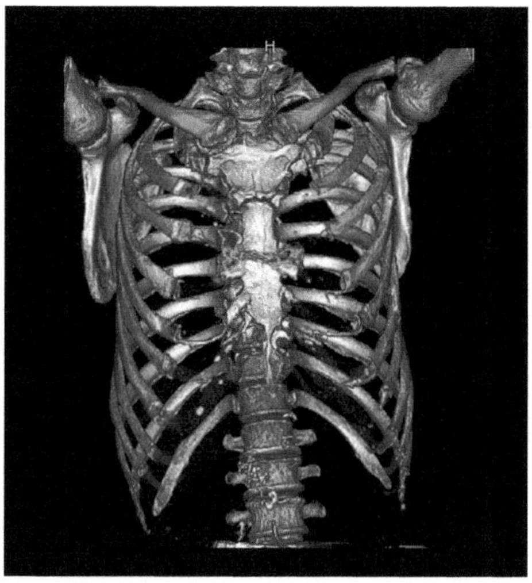

图 1.1.6　胸部 CT 三维重建

（四）治疗

胸骨骨折的处理原则为有效控制疼痛、肺部物理治疗和防止并发症。有效镇痛能增加钝性胸伤患者的肺活量、潮气量、功能残气量、肺顺应性和血氧分压，降低呼吸道阻力，从而促进患者早日下床活动并降低相关治疗费用。在充分镇痛的支持下，肺部物理治疗能协助患者深呼吸与有效咳嗽，排出呼吸道分泌物，促进肺扩张，避免和减少呼吸道感染等并发症。

单纯胸骨骨折无移位，不需要手术处理，卧床休息及口服止痛药即可。疼痛严重时可采用局部封闭。骨折部位用沙袋压迫，肩胛间垫以小枕，可达到制动止痛的目的。

断端有移位的胸骨骨折，全身伤情稳定后应早期行骨折复位。一般轻度移位的胸骨骨折可以采用手法复位：在局部麻醉下患者仰卧，胸椎过伸，双臂上举过头部，局部麻醉后，术者用力加压于重叠在近断端上方的远断端，借助手法将重叠在上方的骨折断端向下加压复位。此法适用于横断有轻度移位的胸骨骨折。手法复位勿用暴力，以免产生合并伤。对于骨折断端重叠明显、估计手法复位困难，或存在胸骨浮动的患者，需要在全身麻醉下进行手术复位。具体方法为气管插管全身麻醉，患者仰卧，于胸骨骨折处正中做纵行切口，用骨膜剥离器或持骨器撬起骨折端，使之上、下端对合。然后在上、下两块骨片上钻孔，将不锈钢丝穿过钻孔对拢胸骨断端并拧紧固定。胸骨骨折复位后，也可采用钢板固定，切口不需要引流。术后应用抗生素预防感染并止痛，患者需卧床休息2周左右，待骨折纤维连接，疼痛减轻后即可下床活动。通常胸骨骨折的手术效果良好。若骨折数周后才进行手术，需要重新离断已纤维连接的骨折线，骨折愈合时间相应延长。

【典型病例】

患者男性，37岁，因“外伤致胸闷胸痛5 d”入院。

现病史：患者5 d前骑电瓶车与卡车相撞，前胸肋部着地，当即感胸痛不适伴呼吸疼痛。患者遂被送至当地医院，查胸部CT（2024-01-18，外院）示胸骨柄骨折、左侧第1～2肋骨折；右侧少量液气胸。后患者为求进一步治疗就诊于苏州大学附属第一医院，急诊查胸部CT提示双下肺渗出，双侧少量胸腔积液；胸骨、右侧第1～2肋骨骨折，周围软组织间隙积气。急诊予抗感染、止痛、促进骨折愈合等对症治疗。现为进一步手术治疗，拟“胸骨骨折”收入胸外科。病程中，患者神志清，精神可，大小便正常。

既往史：患者体健，无外伤史，无特殊病史。

个人史：患者无吸烟史、饮酒史。

问题1：患者如需进一步诊断，需要完善哪些检查（可按照实验室检查、影像学检查及特殊检查进行归纳）？

1. 实验室检查

（1）血常规：评估患者是否有感染、血红蛋白情况、是否合并其他外伤导致出血等可能。

（2）生化全套：评估患者一般情况，了解是否有水及电解质紊乱。

（3）输血常规、凝血常规：评估并了解患者是否可行手术治疗。

2. 影像学检查

胸部CT及三维重建（图1.1.7、图1.1.8）。

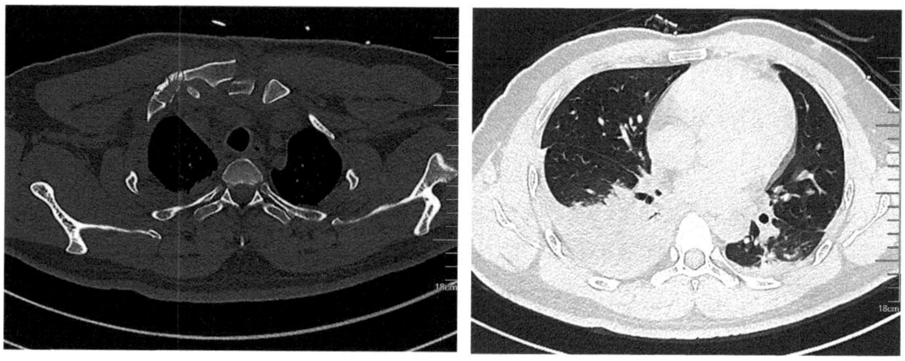

（a）　　　　　　　　（b）

图 1.1.7　患者胸部 CT

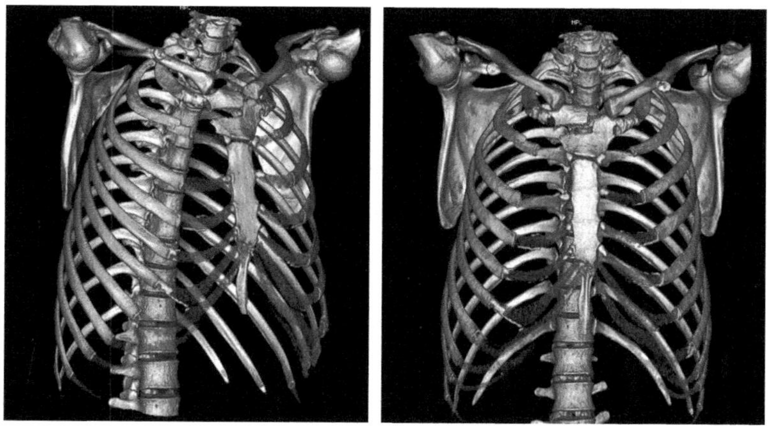

（a）　　　　　　　　（b）

图 1.1.8　患者胸部 CT 三维重建

问题 2：根据上述影像学及实验室检查，目前患者胸骨骨折、胸腔积液、肋骨骨折诊断明确。下一步应如何制订治疗方案？

（1）根据患者影像学表现胸骨断裂错位严重，可考虑行手术治疗。

（2）患者合并有胸腔积液伴肺不张，须予以祛痰、止痛、胸带固定、加强排痰及早期下床活动等处理。

该患者入院后予以完善相关检查，未见明显手术禁忌，全身麻醉下行胸骨骨折切开复位内固定术。

【思考题】

简答题

（1）胸骨骨折多发部位有哪些？

（2）胸骨骨折的典型临床症状有哪些？

第二节　创伤性气胸

正常人的胸膜腔是一个密闭的潜在腔隙，不含气体且存在负压。胸膜腔内负压牵引肺，促进静脉血回流。任何原因导致气体进入胸膜腔造成积气状态，称为气胸。气胸多由于肺组织、气管、支气管、食管破裂后空气逸入胸膜腔，或胸壁伤口穿破胸膜，外界空气进入胸膜腔所致。创伤性气胸由胸部外伤导致胸壁的直接或间接损伤引起。根据胸膜腔损伤及压力情况，气胸可以分为闭合性气胸、开放性气胸和张力性气胸三类。游离胸膜腔内积气都位于不同体位时的胸腔上部。当胸膜腔因炎症、手术等原因发生粘连时，胸腔积气则会局限于某些区域，出现局限性气胸。

胸腔内出现气体仅在三种情况下发生：肺泡与胸腔之间产生损伤；胸壁与外界因创伤产生交通；胸腔内出现产气微生物。临床上主要见于前两种情况。气胸时失去了胸腔负压对肺的牵引作用，甚至因正压对肺组织产生压迫，使肺组织失去膨胀能力，表现为肺容积缩小、肺活量减低、最大通气量降低的限制性通气功能障碍。由于肺容积缩小，初期血流量并不减少，因而通气血流比例减少，导致动静脉分流，出现低氧血症。大量气胸时，由于吸引静脉血回心的负压消失，甚至产生正压，对血管和心脏造成压迫，使心脏充盈减少、心搏出量降低，进而引起心率加快、血压降低甚至休克。张力性气胸可引起纵隔移位、循环障碍或窒息死亡。

一、闭合性气胸

闭合性气胸的胸膜腔内压仍低于大气压。胸膜腔积气量决定伤侧肺萎陷程度。伤侧肺萎陷使肺呼吸面积减少，影响肺通气功能，造成通气血流比例失衡，并引起纵隔向健侧移位。

根据胸膜腔内积气的量与速度，轻症患者可无明显症状，重者呼吸困难。呼吸困难症状的严重程度与基础肺功能、肺萎陷程度、发病速度都有密切关系。患者的胸痛多为单侧前胸、腋下尖锐性刺痛或刀割样疼痛，吸气时加剧，有时可放射到肩部、背部、上腹部等。胸痛程度与肺压缩程度无关。

体格检查表现取决于积气量的多少，少量气胸体征不明显。听诊呼吸音减弱具有重要意义。气胸量较大时，气管向健侧移位，患侧胸部隆起，呼吸运动与语颤减弱，叩诊呈过清音或鼓音，心或肝浊音界缩小或消失，听诊呼吸音减弱或消失。左侧少量气胸或纵隔气肿时，有时可在左心缘处听到与心跳一致的气泡破裂音，称 Hamman 征。

胸部影像学检查可显示不同程度的肺萎陷和胸膜腔积气。立位后前位 X 线胸片检查是诊断气胸的重要方法，可显示肺受压程度、肺内病变情况及有无胸膜粘连、胸腔积液及纵隔移位等。气胸的典型表现为外凸弧形的细线条阴影，系肺组织和胸膜腔内空气的交界线，称为气胸线。气胸线内是压缩的肺组织，线外透亮度增高，无肺组织。大量气胸时，肺被压缩于肺门部，呈圆球形阴影，且常有纵隔向健侧移位表现。气胸若延及下部胸腔，肋膈角变锐利。合并胸腔积液时，显示气液平面。临床上可通过 X 线平片估算气胸后肺脏压缩程度。例如，从肺尖气胸线至胸腔顶部估计气胸大小，距离≥3 cm 为大量气胸，<3 cm 为少量气胸。在肺门水平侧胸壁至肺边缘的距离为 1 cm 时，约占单侧胸腔容量的 25%，2 cm 时约 50%，故从侧胸壁至肺边缘的距离≥2 cm 为大量气胸，<2 cm 为少量气胸。胸部 CT 对于少量气胸、肺大疱与气胸的鉴别比 X 线胸片检查更敏感和准确，对气胸量大小的评价也更为

准确。其表现为胸膜腔内出现极低密度气体影，伴有肺组织不同程度的压缩。

少量气胸肺萎陷在30%以下无须特殊处理，胸腔内积气一般可在1～2周内自行吸收；中量气胸肺萎陷在30%～50%；大量气胸肺萎陷在50%以上，需要根据积气量与速度选择胸膜腔穿刺术或胸膜腔闭式引流术处理，以排出胸膜腔积气，促使肺尽早膨胀。胸腔穿刺排气通常选择患侧胸部锁骨中线第2前肋间为穿刺点，腋前区第4、第5或第6肋间也可作为穿刺点。皮肤消毒后用气胸针或细导管直接穿刺入胸腔，连接50 mL或100 mL注射器抽气，直到患者呼吸困难缓解为止。一次抽气量不宜超过1 000 mL，根据肺复张情况每日或隔日抽气1次。

二、开放性气胸

开放性气胸是病情较为严重的胸部损伤，是胸部损伤患者早期死亡的常见原因之一。开放性气胸多由火器伤或锐器伤造成胸壁创口，导致胸膜腔与外界相通，空气随呼吸自由进出胸膜腔，胸腔正常负压消失，导致严重的病理生理改变，并可迅速造成呼吸和循环功能的严重紊乱而引起死亡。呼吸困难的严重程度与胸膜腔内压大小密切相关，胸壁开放性创口越大，所引起的呼吸与循环功能紊乱越严重。当创口大于气管直径时，空气出入量多，胸膜腔内压几乎等于大气压，伤侧肺完全萎陷并丧失呼吸功能，健侧胸膜腔内压仍低于大气压，导致纵隔向健侧移位，压迫健侧肺，严重影响肺通气功能，导致缺氧和二氧化碳潴留，如不及时处理，可导致迅速死亡。开放性气胸还有一个危险因素是外界空气不断进出胸膜腔，使大量体温及体液散失，并可带入细菌或异物，增加感染机会，导致脓胸。如同时伴有肺挫伤及胸腔内出血，则伤情更为严重。

纵隔摆动是健侧胸腔压力仍可随呼吸运动周期性增减，而伤侧胸腔压力等于大气压，从而引起纵隔随呼吸来回摆动。吸气时，健侧胸腔负压增大，与伤侧胸腔压力差进一步增大，导致纵隔向健侧移位；而呼气时，健侧胸腔负压减小，与伤侧胸腔压力差减小，纵隔向伤侧移位。纵隔摆动引起心脏大血管移位，特别是腔静脉扭曲移位致静脉血回流受阻，引起循环功能紊乱。纵隔摆动又可刺激纵隔及肺门神经丛，引起或加重休克。

临床表现主要是患者出现明显呼吸困难、鼻翼扇动、口唇发绀、颈静脉怒张。伤侧胸壁可见伴有气体进出胸腔发出吸吮样声音的伤口，称为胸部吸吮性伤口。气管向健侧移位，伤侧胸部叩诊呈鼓音，呼吸音消失，严重者可发生休克。胸部X线检查显示伤侧肺明显萎缩，纵隔向健侧移位。X线检查还可排除血胸和胸内异物，为治疗作参考。根据以上表现，开放性气胸易于诊断，但需要注意有无胸内脏器损伤。

开放性气胸病情严重，一经确诊，必须立即实施救助。急救处理要点：立即闭合胸壁伤口，将开放性气胸变为闭合性气胸，为挽救患者生命赢得宝贵时间，并迅速将患者转送至医院。使用无菌敷料如凡士林纱布、纱布、棉垫或清洁器材如塑料袋、衣物、碗、杯等制作不透气敷料和压迫物，在患者用力呼气末封盖吸吮性伤口，并加压包扎。转运途中如患者呼吸困难加重或有张力性气胸表现，应在患者呼气时开放密闭敷料，排出高压气体，有条件时应施行胸腔闭式引流。症状缓解后及时将患者送往就近医疗机构进一步处理。到达医院后，立即吸氧、输血补液，纠正休克，同时在病情允许的情况下进一步检查，明确伤情。当患者呼吸、循环基本稳定后，尽早作清创缝合，安放胸腔闭式引流管。如胸腔闭式引流有大量气泡逸出或有大量出血，应考虑可能有支气管断裂或肺挫伤；或怀疑胸腔内心脏或血管损伤，存在活动性出血或有异物，应积极剖胸探查。若胸壁缺损过大，可用转移肌瓣或涤纶片来修补。

胸腔闭式引流适用于不稳定型气胸，呼吸困难明显、肺压缩程度较重，交通性或张力性气胸，以及反复发生气胸的患者。无论其气胸量大小,均应尽早行胸腔闭式引流。插管部位一般多取锁骨中线外侧第2肋间,或腋前线第4~5肋间。在选定部位局麻下沿肋骨上缘平行做1.5~2 cm皮肤切口,用套管针穿刺进入胸膜腔,拔去针芯,通过套管将灭菌胶管插入胸腔;或经钝性分离肋间组织达胸膜,再穿破胸膜将导管直接送入胸膜腔。16~22 F导管适用于大多数患者。导管固定后,另一端连接于水封瓶的水面下1~2 cm,使胸膜腔内压力保持在-1~-2 cmH_2O(1 cmH_2O≈0.098 kPa)或以下,插管成功则导管持续逸出气泡,呼吸困难迅速缓解,压缩的肺在几小时至数天内复张。对肺压缩严重、时间较长的患者,插管后应夹住引流管分次引流,避免胸腔内压力骤降产生肺复张后肺水肿。若水封瓶中导管不再有气体逸出,患者气急症状消失,继续观察24~48 h后再无变化,可夹闭排气导管再观察24 h,病情稳定或X线胸片显示肺已全部复张时,即可拔除导管。约70%的患者可在闭式引流3 d后肺复张。有时导管虽见气泡冒出,但患者症状缓解不明显,应考虑为导管不通畅,或部分滑出胸膜腔,需要及时更换导管或做其他处理。两侧同时发生气胸时,可在双侧胸腔做插管引流。若经水封瓶引流后胸膜破口仍未愈合,表现为水封瓶中持续气泡冒出,可加用负压吸引装置。用低负压吸引器,如吸引器负压过大,可用调压瓶调节,一般负压为-10~-20 cmH_2O。如果负压超过设置值,则空气由压力调节管进入调压瓶,因此胸腔所承受的吸引负压不会超过设置值,可避免过大的负压吸引对肺的损伤。闭式负压吸引宜连续,如经12 h后肺仍未复张,应查找原因。如无气泡冒出,表示肺已复张。停止负压吸引,观察2~3 d,经X线胸片证实气胸未再复发,即可拔除引流管。水封瓶应放置于低于患者胸部的地方(如患者床下),以免瓶内的水反流进入胸腔。应用各种插管引流排气过程中,应注意消毒,防止发生感染。

三、张力性气胸

张力性气胸又称高压性气胸,是由于胸壁、肺或支气管的伤口呈单向活瓣样,吸气时活瓣开放,空气进入胸膜腔,呼气时活瓣关闭,空气不能从胸膜腔排出,因此随着呼吸,伤侧胸膜腔内气体不断增加,胸膜腔压力不断提高,严重压迫肺和纵隔,可迅速导致呼吸循环紊乱甚至衰竭,若未及时处理,会导致患者迅速死亡。病理生理表现为伤侧肺完全压缩,纵隔推向健侧,使健侧肺也受压,通气量大大减少,导致严重的呼吸功能障碍和低氧。由于纵隔移位,胸膜腔压力增高,使腔静脉扭曲,造成回心血量和心搏出量减少,引起循环功能衰竭。因上、下腔静脉和右心房与右侧胸腔毗邻,故右侧张力性气胸比左侧更为危险。

张力性气胸患者的临床表现为严重或极度呼吸困难、烦躁、意识障碍、大汗淋漓、发绀。气管明显移向健侧,颈静脉怒张,多有皮下气肿。伤侧胸部饱满,叩诊呈鼓音,呼吸音消失。胸部X线检查显示胸腔严重积气,肺完全萎陷、纵隔移位,胸膜腔内的高压空气进入颈胸部软组织和纵隔,形成颈部、面部、胸部等皮下气肿。胸腔穿刺时有高压气体外推针筒芯。危重患者表现为脉细快、血压降低等循环障碍。

张力性气胸病情危急,应迅速解除胸腔内正压以避免发生严重并发症。入院前或院内急救需要迅速使用粗针头穿刺胸膜腔减压,并外接单向活瓣装置;在紧急时可在针柄部外接剪有小口的外科手套、柔软塑料袋或气球等,使胸腔内高压气体易于排出,而外界空气不能进入胸腔。转运至医院后立即给予吸氧、补液、监护生命体征,并立即在伤侧第2肋间锁骨中线处插管行胸腔闭式引流术,必要时接负压吸引装置,促进肺复张。待漏气停止24 h后,X线检查证实肺已膨胀,方可拔除引流管。持续漏气而肺难以复张时,需要考虑开胸或进行电视胸腔镜探查手术。纵隔气肿和皮下气肿一般不需要处理，在胸腔排气解压后多可停止发展，以后自行吸收。极少数严重的纵隔气肿，可在胸骨上窝做 2 ~ 3 cm 长的横切口，逐层切开皮肤、颈浅筋膜和颈阔肌，钝性分离颈部肌肉，直至气管前筋膜，切口内以纱布条作引流，气体即可从切口排出。

张力性气胸肺压缩的影像学表现如图 1.2.1 所示。

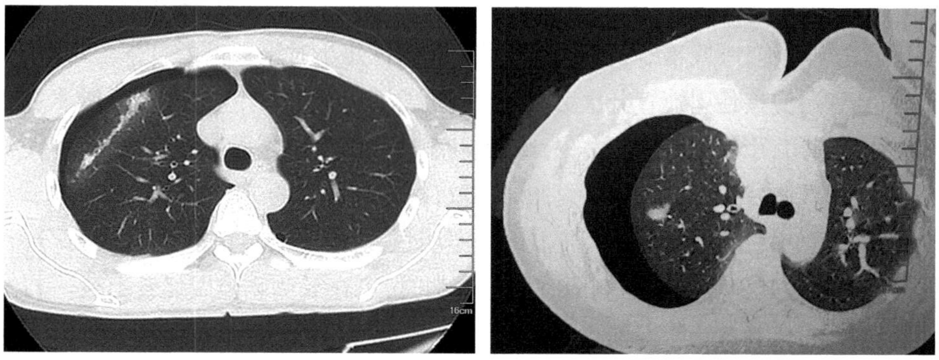

（a）（b）

图 1.2.1　张力性气胸肺压缩的影像学表现

【典型病例】

患者女性，70 岁，因“咳嗽咳痰伴咯血 1 周余”入院。

现病史：患者于 3 d 前因车祸外伤致右侧胸痛胸闷，左肩部疼痛伴活动受限，急送至当地急诊，2024－03－23 当地医院查胸肩关节 CT 平扫提示右胸多发肋骨骨折；右侧气胸，右肺局部膨胀不全；左下肺炎症；两侧少量胸腔积液；左肱骨近端骨折；右手第 1 掌骨基底部骨折。予以消炎、止血、补液等对症治疗后，未见明显好转。现患者为进一步诊治来苏州大学附属第一医院，门诊以“创伤性气胸（右）、胸腔积液（右）、肋骨骨折（双）、肱骨骨折（左）、掌骨骨折（右）”收住入院。病程中，患者饮食、睡眠可，大小便基本正常，体重未见明显下降。

既往史：患者有糖尿病病史十余年，口服二甲双胍控制，血糖控制可。患者否认其他特殊病史。

个人史：患者否认烟酒嗜好。

入院后 CT 影像如图 1.2.2 所示。

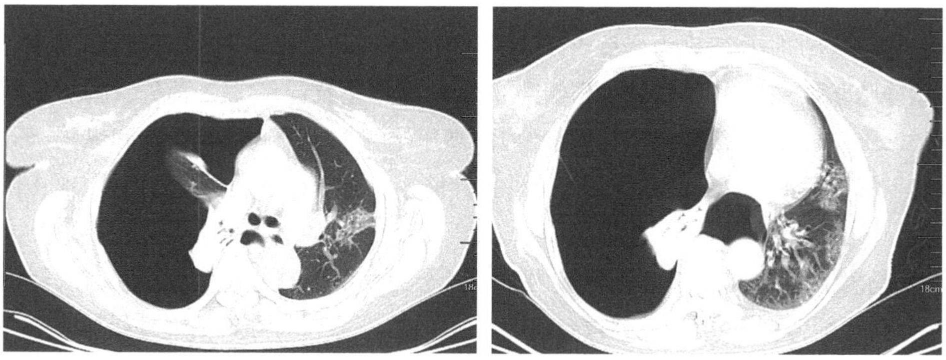

（a）（b）

图 1.2.2　患者入院后 CT

问题 1：患者右侧气胸诊断明确，判断患者气胸压缩范围为多少？首要处理措施是什么？

根据影像学检查结果可以判断患者肺压缩约 95%，需要急诊行胸腔闭式引流术。

问题2:患者胸腔闭式引流位置如何选择?本病例中有无特殊病情?

气胸首选置管部位为右侧锁骨中线第2肋间;患者胸部CT可见粘连带。

问题3:患者置管时注意事项有哪些?可能出现的并发症有哪些?

患者右肺压缩严重,放置引流管时应注意排气速度,高度警惕复张性肺水肿。

【思考题】

简答题

(1)处理开放性气胸的首要措施是什么?

(2)处理张力性气胸的首要措施是什么?

(3)如何估计气胸压缩范围并选择相应治疗措施?

第三节 创伤性血胸

一、定义

血胸的发生在胸部创伤中十分常见,穿透伤中发生率为60%~80%,钝性外伤中发生率为25%~75%,合并气胸时称为创伤性血气胸,并且常与肋骨骨折、肺挫裂伤等合并存在。创伤性血胸是由胸部锐器伤、枪弹伤等穿透性损伤或挤压伤、肋骨骨折等闭合性损伤引起胸腔内脏器或血管破裂出血而导致的胸膜腔积血。血胸的来源是肺组织裂伤出血。因肺循环压力较低,出血量小,多可自行停止;胸壁的肋间血管或胸廓内动脉破裂出血,血管来自体循环,压力较高,出血量大,不易自止,常需要手术干预;心脏或大血管(如主动脉、肺动脉、肺静脉、腔静脉等)出血为急性大出血,会导致失血性休克,若不及时抢救常可致死。

创伤性血胸的病理生理变化取决于出血量和速度,以及伴发损伤的严重程度。血胸发生后不但因血容量丢失影响循环功能,还可压迫肺,减少呼吸面积,导致呼吸功能障碍。血胸推移纵隔,使健侧肺受压,并影响腔静脉回流。由于肺、心脏和膈肌的活动起着去纤维蛋白作用,胸膜腔内的积血一般不凝固。但如果出血较快且量多,超过去纤维蛋白作用,积血就可发生凝固而成为凝固性血胸。5~6周后,逐渐有成纤维细胞和成血管细胞长入,发生机化,成为机化血胸,限制肺的胀缩,以及胸廓和膈肌的呼吸运动,严重影响呼吸功能。积血是良好的细菌培养基,特别是战时穿透性伤,经伤口或肺破裂口侵入的细菌会在积血中迅速繁殖,易发生感染而成为感染性血胸,即脓血胸。少数患者因肋骨断端活动刺破肋间血管或血管破裂处凝血块脱落,发生延迟出现的胸腔内积血,称为迟发性血胸。持续大量出血所致胸膜腔积血称为进行性血胸。

二、临床表现

血胸的临床表现与出血量、出血速度和个人体质有关。对于成人,血胸量≤500 mL称为少量血胸,一般不引起循环和呼吸系统衰竭症状;血胸量达500~1 000 mL为中量血胸,患者常出现休克代偿期表现和限制性呼吸障碍；血胸量 >1 000 mL 为大量血胸，患者会出现面色苍白、脉搏细速、血压下降和末梢血管充盈不良等明显低血容量性休克的表现。体格检查可发现气管向健侧移位、伤侧胸部呼吸动度减弱、肋间隙饱满、叩诊浊音和呼吸音减低或消失等胸腔积液的临床表现。

三、诊断

根据胸部创伤史，有咳嗽、腹压增加、负重、疲劳、运动、突然变换体位等诱因，根据内出血的症状、胸腔积液的体征，结合胸部 X 线检查的表现一般可做出诊断。立位胸部 X 线检查可以发现 200 mL 以上的血胸，卧位时胸腔积血 >1 000 mL 也容易被忽略。胸部 CT 可迅速、全面地反映头颅、胸、腹损伤，辨别 200 mL 以下胸腔积血。超声检查能在床旁实施，探测胸腔积液的准确率高。诊断性胸腔穿刺术仍然是最简便易行、结果确切的定性诊断方法，诊断时应注意与肺不张、膈肌破裂，以及伤前就已存在的胸腔积液如陈旧性胸腔积液、创伤性乳糜胸等进行鉴别诊断。

在做出血胸诊断时，还必须判定胸腔内出血是否停止。具备以下征象则提示存在进行性血胸：① 脉搏逐渐增快，血压持续下降；② 经输血、补液等措施治疗休克不见好转，或暂时好转后不久又恶化，或与输血速度快慢呈明显相关；③ 血红蛋白、红细胞计数和血细胞比容重复测定，呈持续下降；④ 胸腔穿刺因血液凝固抽不出血液，但 X 线显示胸腔阴影继续增大；⑤ 胸腔闭式引流后，引流量持续 3 h 超过 200 mL/h，引流出的血液颜色鲜红。

血胸患者出现以下情况时，应考虑感染性血胸：① 有畏寒、高热等感染的全身表现；② 抽出胸腔积血 1 mL，加入 5 mL 蒸馏水，无感染时呈淡红透明状，出现混浊或絮状物提示感染；③ 胸腔积血无感染时，红细胞与白细胞计数比例应与周围血相似，即 500∶1，感染时白细胞计数明显增加，红细胞与白细胞计数比例达 100∶1 可确定为感染性血胸；④ 积血涂片和细菌培养发现致病菌有助于诊断，并可依此选择有效的抗生素。

当胸腔闭式引流量减少，而体格检查和影像学检查发现血胸持续存在的证据，应考虑凝固性血胸。

四、治疗

（一）保守治疗

患者为非进行性血胸，胸腔积血量少，可采用胸腔穿刺及时排出积血。中等量以上血胸、血胸持续存在，有增加发生凝固性或感染性血胸的可能者，应该积极实施胸腔闭式引流术，促使肺膨胀，改善呼吸功能，并使用抗生素预防感染。有些积血可以溶解，并且能够被胸膜重新吸收，但是如果不排空所有积血，就有产生凝固性血胸的危险。血胸不完全排净是发生创伤后脓胸的主要危险因素，凝固性血胸将转变为脓胸或纤维胸，造成肺膨胀不全，发生凝固性或感染性血胸。

血胸患者的胸腔闭式引流术指征应放宽，血胸持续存在会增加发生凝固性或感染性血胸的可能性。一旦经胸部 X 线检查确诊之后即应安置，或出现以下情况的患者需考虑引流：血胸每日穿刺抽液，经 3 d 以上仍未能抽吸干净者；血液较浓稠或已有小凝血块不易抽出者；血胸疑似有继发感染者。

患者一般取半卧位，生命体征未稳定的患者取平卧位。胸腔引流管最好是放在腋中线第 5 或第 6 肋间，并且尽量往后放。引流管口径应当选择较大者，以确保排净所有血液。如果一条引流管不能完全排净胸腔内的积血，应当放置第 2 根，必要时甚至需要放置第 3 根引流管。术野皮肤以碘酊或酒精常规消毒，铺无菌手术巾，术者戴灭菌手套。局部浸润麻醉，切口区胸壁备皮；沿肋间走行切开皮肤，沿肋骨上缘伸入血管钳，分开肋间肌肉各层直至胸腔；见有液体或气体涌出时立即置入引流管。引流管伸入胸腔深度不宜超过 15 cm，以丝线缝合胸壁皮肤切口，并结扎固定引流管，敷盖无菌纱布。引流管末端连接至水封瓶，引流瓶置于病床下不易被碰倒的地方。胸膜腔大量积气、积液者，开放引流时应缓慢。引流液体的量首次勿超过 1 000 mL，防止发生纵隔的快速摆动移位或复张性肺水肿。待病情稳定后，再逐步开放止血钳。

（二）手术治疗

术前应根据患者病情，积极补充血容量，纠正休克。严密观察胸腔闭式引流液的颜色、总量和引流速度。监测生命体征及血红蛋白、血细胞比容的变化。在血源紧张或缺乏情况下，可采用胸腔内血液自体回输的办法或采用自体血液回收装置，但胸内积血有明显污染时则不宜采用。

开胸探查止血手术适用于已明确或疑似有胸腔内持续大量活动出血者。凝固性血胸应待患者情况稳定后尽早手术，争取在 2 周以内，术中清除血块，并剥除胸膜表面凝血块机化而形成的包膜。开胸术可提早到伤后 2 ~ 3 d，更为积极地开胸引流则无益，但明显推迟手术时间可能使清除肺表面纤维蛋白膜变得困难，从而使简单手术复杂化。

手术步骤：麻醉方式为气管插管静脉复合全身麻醉。但在未安置胸腔闭式引流者，必须在麻醉插管前行胸腔闭式引流，保障麻醉安全进行。体位一般采用侧卧位，切口取后外侧标准切口，以经第 6 肋间或肋床进胸为宜。进入胸腔后将胸腔内积血吸出备用或采用血液回收装置回收、清洗、分离后备用，清除所有血块，并对整个胸腔内结构进行探查，寻找出血点。如为胸内血管或肋间血管出血，用血管钳钳夹、直接结扎或贯穿缝合结扎止血，也可采用血管夹止血。如为相对表浅的肺组织裂伤出血，可直接行重叠褥式缝合止血。若肺组织为大而深的撕裂伤，或肺组织不能缝合修复者，多需要采取肺叶切除术。如为心脏、大血管损伤出血，则应根据具体情况进行相应处理。妥善止血并检查无活动出血后，充分冲洗胸腔，并于第 6 或第 7 肋间安置胸腔闭式引流管。肺缝合修补或肺叶切除者，必要时还需要在胸前第 2 肋间放置较细的引流管，以利于排气。分层缝合胸壁切口各层。

电视胸腔镜对处理残余血胸是一种新的选择，早期可以止血，后期可以采取吸引、灌洗、滴入溶解剂等综合方法去除血块。胸腔镜处理残余血胸的时机很重要。与开胸探查手术比较，胸腔镜较难取出包壳和机化血块。因此，在血胸过度机化之前进行胸腔镜手术尤为重要，所以应用胸腔镜时可以适当放宽手术指征。

血胸开胸止血后，再出血的机会不多，但术后仍应严密观察，而且术后胸腔感染的可能性较大。因此，术后应保持胸腔闭式引流通畅，密切观察并记录胸腔闭式引流液的颜色、总量和引流速度；加强胸部物理治疗，积极鼓励和协助患者做有效咳嗽排痰，促进肺膨胀，消灭胸内积气积血及残腔，并给予足量抗生素，以防感染。

【典型病例】

患者男性，50 岁，因“外伤致右侧胸部疼痛 4 d”入院。

现病史：患者 4 d 前不慎摔伤，致右侧胸部疼痛伴活动受限，于当地医院检查时，查胸部 CT（2023 - 02 - 23）示右胸第 1 ~ 6 肋骨折，双肺挫伤，右侧少量胸腔积液。患者无发热，无头晕恶心，无咳嗽咳痰，无四肢发冷，于当地医院住院接受抗炎、补液对症支持治疗，2023 - 02 - 26 复查胸部 CT 提示右侧第 1 ~ 7 肋骨折，右侧肺不张，右侧大量胸腔积液，左肺挫伤。现患者为求进一步治疗，苏州大学附属第一医院胸外科门诊拟"肋骨骨折(右),右侧创伤性血胸"收住入院。病程中,患者食纳、睡眠可,大小便正常,体重无明显变化。

既往史:患者否认其他特殊病史。

个人史:患者既往无烟酒嗜好。

专科查体:胸廓无畸形。双侧呼吸动度一致,双侧语颤对称,未触及胸膜摩擦感。右侧叩诊呈浊音,左侧叩诊呈清音,右侧呼吸音减弱,左侧呼吸音清,双肺未闻及明显干、湿啰音及胸膜摩擦音。心前区无隆起,心尖搏动位于第5肋间左锁骨中线内0.5 cm,未见异常搏动,无心包摩擦感,心界不大,心率101次/min,心律齐,心音正常。各瓣膜听诊区未闻及杂音及心包摩擦音。

入院后完善胸部平扫CT及胸片,相关影像如图1.3.1、图1.3.2所示。

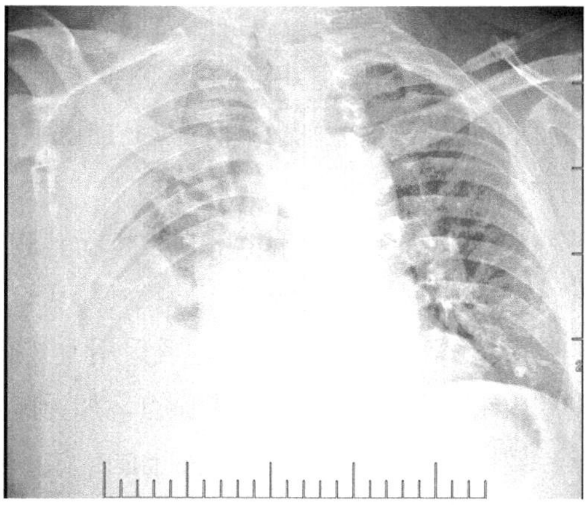

图1.3.1　患者胸片

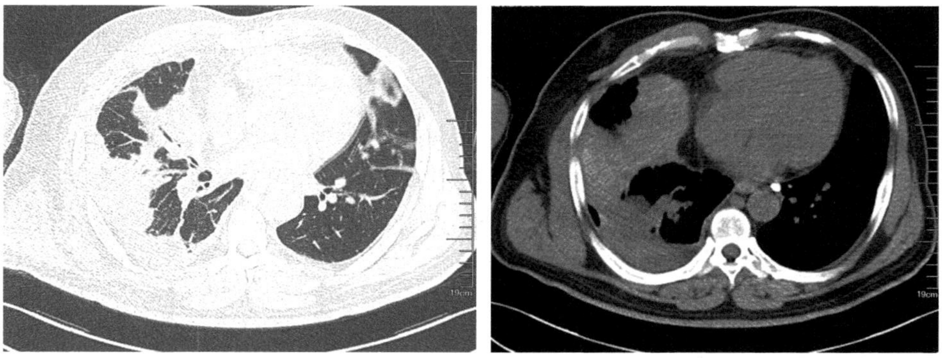

(a)　　(b)

图1.3.2　患者胸部CT平扫

问题1:患者目前诊断为创伤性血胸、肋骨骨折,下一步需要完善哪些检查?

(1) 血常规、凝血常规、生化全套及输血常规等检查。

(2) 胸腔积液定位检查。

入院后完善检查:血细胞分析组套(急)示白细胞计数13.99×10^9/L,中性粒细胞百分比79.4%,红细胞计数2.59×10^{12}/L,血红蛋白86 g/L,血小板计数138×10^9/L;凝血五项(急)示凝血酶原时间14.8 s,活化部分凝血活酶时间35.2 s,凝血酶时间14.2 s,纤维蛋白原4.21 g/L。

胸腔积液定位:右腋后线-肩胛线之间第7~9肋间可见74 mm液性暗区。

问题2:根据上述结果,下一步治疗方案是什么?需要进一步监测哪些指标?

（1）予以胸腔闭式引流术、止血、抗感染、祛痰及胸带固定等治疗措施。

（2）进一步监测患者体温、血压、脉氧及心率等基本生命体征；实验室检查血常规，尤其是血红蛋白结果，以及凝血状况；引流液量及性状，必要时监测每小时引流液量。

该患者接受胸腔闭式引流术后，每日引流量不多，后复查胸部CT提示右侧少量胸腔积液，恢复顺利，遂出院。

【思考题】

1. 名词解释

进行性血胸。

2. 简答题

（1）创伤性血胸各种治疗方案的优缺点分别是什么？

（2）血胸保守治疗转手术治疗的时机如何选择？

第四节　创伤性窒息

一、定义

创伤性窒息作为胸外伤的一种特殊类型，其发生机制复杂，临床表现多样，且常伴随其他严重损伤，给临床诊断和治疗带来挑战。其发病占胸部伤的2%～8%，多见于胸廓弹性较好的青少年和儿童。创伤性窒息是钝性暴力突然作用于胸部或上腹部所致的上半身广泛皮肤、黏膜、末梢毛细血管淤血及出血性损害。最常见的原因是直接暴力导致的挤压事故，主要包括因地震、旋风、飓风、洪水、山体滑坡、空中坠落、道路交通事故、人群踩踏等导致胸腹区域突然压迫从而出现低氧。

创伤性窒息的病理生理机制是当胸部与上腹部受到暴力挤压时，患者声门紧闭，胸内压骤然剧增，心脏大血管，特别是上腔静脉系统的无名静脉和颈静脉因缺乏完整作用的瓣膜，大量血液逆流到上腔静脉所属的分布区域，造成上半身末梢静脉及毛细血管过度充盈扩张并破裂出血。创伤性窒息会引起相应复杂的病理生理学改变，会引起相应组织、器官形态及功能改变。

二、临床表现

创伤性窒息最常见的症状是受伤后即出现胸闷、呼吸困难、窒息感，伴有神经呆滞、高热、呼吸急促、咯血等症状，自觉有一股血流涌向头部，头胀，随后出现意识不清，神志恢复后会伴头晕等症状。皮肤症状是一种主要而显著的症状。创伤后头部、颈部和上胸部呈醒目的紫色，表现为皮下组织、口腔黏膜及眼结膜均出现针尖大小的紫蓝色瘀斑，以面部与眼眶部最为明显，随后这些患者的面部铁青，严重时皮肤和眼结膜呈紫红色并水肿。眼部表现包括眼球突出、眼睑肿胀、瞳孔改变、视网膜出血和渗出物、视水肿、外视、眼眶水肿、复视，以及各种短暂或永久性视力障碍。90%的患者伴有神经系统表现，由于脑低氧现象，可引起意识障碍的改变、头疼、头胀、头晕。表现为烦躁不安，少数伴有四肢抽搐、肌张力增加、腱反射亢进等现象，瞳孔表现为时而扩大、时而缩小。其他症状包括口鼻出现不同程度的出血；鼓膜破裂，致外耳道出血、耳鸣，甚至听力障碍或暂时性耳聋。

三、诊断

详细询问患者的外伤史，特别是挤压性创伤史，如高速行车中的车祸、猛烈的钝器损伤、高空坠落、塌方等。观察患者头面部、颈部、胸部等部位的出血点、瘀斑、青紫等典型表现，以及伴随的胸闷、呼吸困难等症状。借助辅助检查，如X线胸片，可以发现肺部斑点状浸润、弥漫性或局部斑点融合浸润，以致弥漫性单肺或双肺大片浸润或实变阴影。CT检查可以清晰地显示脑部、颈部、胸部组织的出血、损伤及骨折情况。MRI检查可进一步了解软组织损伤情况，有助于评估颅内出血及脑水肿的程度。

四、治疗

现场急救时应使患者迅速脱离致伤环境，快速解除压迫，判断有无危及生命的损伤，优先进行相应的简单处理。创伤性窒息多发生于急性意外创伤。对于神志清醒的患者，由于毫无思想准备加上创伤造成的剧烈疼痛，患者会产生恐惧心理，所以要嘱咐患者不要紧张，进行深而缓慢的呼吸运动，取半坐卧位可以减轻颜面部的水肿且有利于呼吸。对于伴有明显的呼吸困难、口唇发绀或处于休克、昏迷状态的患者，应立即驱散现场围观人群，松开患者的衣领及腰带，清除口腔分泌物。让患者头偏向一侧，保证呼吸道的通畅，若条件允许，立即为患者进行吸氧处理；少数患者会在胸部压力解除后出现心脏停搏，应充分做好心肺复苏的准备；合并其他部位的开放性创伤时，进行简单的包扎止血后，尽快转运。

对于皮肤污渍，使用柔软的毛巾轻柔按压，吸干水分，保持皮肤清洁干燥。头部、颈部和上胸部呈醒目的紫色，无须特殊处理，可在1～3周内吸收消退。皮肤、黏膜的出血点或淤血斑2～3周后可自行吸收消退，不会发生色素改变。通常神经系统体征在1～2 d后消退或有所改善，密切观察是否有扩大或其他变化即可。眼部可用生理盐水纱布或浸湿的无菌棉签从眼内眦到外眦进行擦拭，擦拭干净之后热敷。若结膜水肿严重突出于眼裂外或眼睑闭合不全，用无菌纱布局部包扎或直接用胶贴将上下眼睑黏合一处，再用油纱布覆盖，以免角膜暴露，发生表层坏死或溃疡，影响视力。

单纯性的创伤性窒息导致的面部淤点本身无关紧要，预后较好，但伴有严重的合并伤，如肋骨骨折、血气胸、肺损伤、肝脾破裂、四肢骨折、休克等，若救治不科学、不及时，则会危及患者生命。有开放性气胸的患者需要开放气道，保持呼吸通畅，将开放性气胸变为闭合性气胸，并加压包扎伤口，迅速转送至医院进一步治疗；有血气胸的患者应立即行胸腔闭式引流缓解症状；多发肋骨骨折的患者应待病情稳定后行肋骨骨折内固定手术；休克的患者需要迅速恢复呼吸功能，采用气管切开、气管插管等手段开放气道，同时止血和输血，这是治疗休克的重要措施；颅内出血的患者需要及时给予降颅内压、亚低温等对症处理，必要时行开颅手术减压、止血。

【典型病例】

患者女性，57岁，因“车祸致全身多处损伤9 h余”入院。

现病史：患者9 h前因车祸致全身多处疼痛，活动受限，胸闷气短，呼吸困难，一过性意识丧失。

"120"急救车送至苏州九龙医院，查CT示双侧多发肋骨、肩胛骨、胸3棘突骨折；左肺少量气胸；双肺慢性炎症伴右中下肺及双下肺局限性扩张；左眼眶内侧壁局部骨质塌陷，左额部及眶周皮下血肿；左侧筛窦炎；左股骨转子间骨折。为求进一步诊治，遂至苏州大学附属第一医院急诊，拟"股骨粗隆间骨折(左)、肋骨骨折、肺部感染、多处挫伤"收治入院。病程中，患者浅昏迷，呼之尚能应，未进食，导尿中，近期体重无明显变化。

既往史：患者既往体健，否认其他特殊病史。

个人史：患者无烟酒嗜好。

问题1：对于该患者，如何诊断创伤性窒息？诊断依据是什么？

患者有明确车祸病史，受伤后出现活动受限，胸闷气短，呼吸困难。胸部CT提示右中下肺及双肺挫伤、出血等表现。

问题2：患者经过急诊相关处理后入院，胸外科需要处理及监测的相关情况有哪些？

患者胸部CT提示少量气胸，双肺炎症改变，胸外科可予以抗感染、祛痰、吸氧等对症处理；定期检查胸部CT了解胸腔内情况。

【思考题】

1. 名词解释

创伤性窒息。

2. 简答题

急诊或"120"初诊时，如何诊断创伤性窒息？紧急治疗措施有哪些？

第五节　肺损伤

一、肺挫裂伤

(一) 定义

肺挫裂伤在胸部钝性伤中常见，其发生占胸部钝性伤的30%~75%，病死率为14%~40%。肺挫裂伤多为胸部闭合性创伤较严重的并发症，且常与肋骨骨折、血气胸、腹部脏器伤、四肢骨折等同时发生。肺挫裂伤后数小时即出现肺泡出血、塌陷和肺实质的损伤，临床上咯血、呼吸困难、发绀、湿啰音等表现可在伤后72 h达到顶峰，经积极的综合支持治疗，大部分患者在伤后7 d内恢复，病死率为10%~20%；但仍有部分患者发展为肺炎、ARDS及长期肺功能损伤，如因诊断不及时、不准确，治疗不合理，病死率可高达14%~40%。

胸部钝性伤，如车祸、挤压伤、减速伤、坠落伤、猛烈钝器伤等，暴力局限时可引起小面积肺挫裂伤，暴力强大时可引起肺叶或整个肺实变。其发病机制是：暴力作用于胸壁，使胸腔受到挤压，增高的胸内压力压迫肺组织，引起肺毛细血管破裂出血；当外力消除，变形胸廓回弹时，胸内骤然的负压又可导致原损伤区的附加损伤，肺毛细血管破裂和出血加重。损伤初期，肺间质水肿、淤血，血液渗出至肺泡内，而大多数肺泡壁是完整的。12～24 h 后，炎性介质的释放，使毛细血管通透性增加，大量炎性细胞和单核细胞渗入挫伤肺泡及间质内，肺泡结构破坏萎陷，且渗出液及细胞碎屑的积聚又使损伤区周围间质毛细血管受压萎陷，肺毛细血管内压力升高，血流减少，肺组织实变，失去弹性，从而使肺损伤区及其周围的肺组织失去气体交换功能，引起全身低氧血症和二氧化碳蓄积。肺血流量减少、缺氧、酸中毒、肺泡水肿造成肺泡Ⅱ型上皮细胞损害，抑制肺泡表面活性物质的产生，形成肺泡透明膜，致肺泡不张，右向左血液分流量增多，继发 ARDS。

（二）临床表现

临床表现常受其他合并损伤的影响，且与患者体质，如患者肥胖程度、伤前的肺功能状态有密切关系。根据临床征象可将肺挫裂伤分为单纯性肺挫裂伤与呼吸功能不全性肺挫裂伤。

单纯性肺挫裂伤的临床症状轻微，常被并发的其他胸部损伤，如皮肤挫伤、皮下淤血、肋骨骨折、胸骨骨折、反常呼吸等的征象所掩盖。呼吸困难也可以很轻，但有咳泡沫样血性痰的表现。患侧肺可闻及湿啰音。

呼吸功能不全性肺挫裂伤除咳泡沫样血性痰及其伴发损伤的征象外，创伤后早期即有明显鼻翼扇动、呼吸困难、呼吸浅快（35 次/min）、胸闷、发绀、心动过速等，患侧肺有湿啰音，呼吸音减弱甚至消失。如不及时处理则易发生 ARDS。

（三）辅助检查

1. X 线检查

胸片是诊断肺挫裂伤的重要手段，主要有两种基本类型。① 肺浸润性病变，呈斑片状边缘模糊的毛玻璃样大片浸润阴影，最轻型者也可呈现边缘清晰的小片状密度增高影，严重者可呈现整个肺叶乃至全肺一致性高密度实变阴影，是由肺泡内出血或出血进入支气管内所致。另外，患侧横膈下移，是由肿胀膨大的肺推移横膈所致。② 沿支气管分布呈线状的浸润影，由小支气管周围出血所引起。X 线胸片的严重程度与临床呼吸困难的严重程度不一定成正比关系，此点尚难得到满意的解释，可能与患者体质和外伤强度及着力点有关。X 线胸片所呈现的变化于伤后 1 h 即可出现，但有 30% 的患者可延迟到 4～6 h 后才出现。因此，怀疑肺挫裂伤时应连续复查胸部 X 线。X 线胸片的变化经治疗后 48～72 h 开始吸收，2～3 周后才能完全清晰。

2. 血气分析

单纯性肺挫裂伤血氧分压可正常或轻度下降，经吸入纯氧 1 h 后，血氧分压可以超过 39.9 kPa（300 mmHg），说明肺内无明显右向左分流。呼吸功能不全性肺挫裂伤动脉血气分析有明显低氧血症，而二氧化碳分压可正常或稍低，肺内右向左分流比值（Qs/Qt）显著升高，可达 20% 或以上。由于右向左分流量增加，在吸纯氧，甚至机械通气时，血氧分压仍可较正常为低（350 mmHg，即 46.55 kPa）。由于代偿作用，心排出量增加，动静脉氧差减低。上述改变在伤后数小时或数天才出现，故应对患者进行连续血气监测。

3. CT 检查

CT 检查对肺挫裂伤的诊断有特殊价值，早期表现为肺内裂伤和肺内血肿，后期表现为肺内浸润性改变（图 1.5.1）。

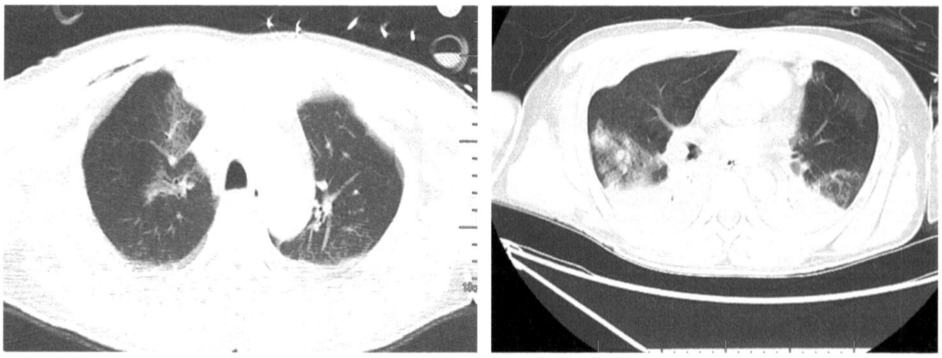

(a) (b)

图 1.5.1 肺挫裂伤 CT

（四）诊断

明确的胸部外伤病史，胸痛、气短、咳嗽、咯血甚至呼吸困难等临床表现，再结合胸部听诊啰音、呼吸音减弱的体格检查，大部分肺挫裂伤病例可得到临床诊断。但对于早期或轻度肺挫裂伤患者，往往需要借助影像学检查。肺挫裂伤后 4～6 h，由于肺水肿、肺内出血、肺不张的存在，胸部 X 线检查表现为粟粒样或斑片状阴影，不过相比胸部 CT 扫描敏感性和特异性差，用于诊断易漏诊、误诊，但因其方便快捷、辐射少的特点又很适合于复查、对比病情变化。胸部 CT 检查敏感性和特异性均较高，肺挫裂伤表现为肺纹理增多、增粗、轮廓模糊，伴有斑点状阴影或边缘模糊不清的片絮状影，可在伤后早期做出诊断。肺挫裂伤是一个动态变化过程，其严重程度也会随时间明显变化。动脉血气分析可协助肺挫裂伤的诊断，当动脉氧分压与氧合指数均明显降低时，尤其在氧合指数 <300 mmHg 时，可考虑肺挫裂伤的诊断。

（五）治疗

依据肺挫裂伤的严重程度，可有不同的治疗措施。轻度肺挫裂伤无须特殊治疗，随诊观察和预防合并症发生即可。严重患者则需要处理，甚至要及时和积极处理，主要在于加强监护病房内的内科治疗。

（1）单纯肺挫裂伤可予给氧治疗，给氧方式有鼻导管给氧或面罩给氧。

（2）合适液体的输入保证足够组织灌注：注意补充血容量，维持循环稳定并控制输液速度，同时限制过多晶体液入量，防止输液过多造成继发性肺水肿。临床一般按晶体与胶体 2∶11 的比例输入，日总入量控制在 1 500～2 000 mL。足够的胶体输入可有效地维持血液胶体渗透压，减轻肺间质水肿和肺泡水肿，有效地改善呼吸弥散功能，纠正低氧血症。

（3）保证呼吸道通畅：及时反复地清除呼吸道内分泌物和痰液，鼓励患者自主咳嗽排痰或用鼻导管吸痰、经支气管镜吸痰等。若患者呼吸困难，痰液不能有效清除，为减少呼吸道无效腔和阻力，便于吸痰，可及时行气管切开。

（4）防治感染：严重肺挫裂伤患者容易继发肺部感染，开始可应用广谱抗生素，以后依细菌敏感度选择合适抗生素。

（5）糖皮质醇激素的应用：肾上腺皮质激素本身有抗炎作用，可以稳定溶酶体，降低毛细血管通透性和血管阻力，使肺组织内分泌减少，水肿减轻，从而降低右心负荷。创伤后期应用激素的目的在于抑制血小板聚集，防止毛细血管床内微血栓形成，减少白细胞集聚，减轻肺纤维化。激素应用要求早期、大量、短疗程。

（6）机械辅助通气：当动脉血气分析报告氧分压 <60 mmHg 或二氧化碳分压 >50 mmHg 时，应考虑行气管插管机械辅助通气。机械辅助通气除了改善通气功能外，还可减少肺出血，应用 PEEP 通气还可促使塌陷的肺泡重新复张，减轻肺水肿，改善弥散功能，保证充分供氧，有效纠正低氧血症。

（7）有效处理合并症：如合并气胸或血气胸，应行胸腔闭式引流。骨性胸廓有骨折时应予稳定。单纯肺挫裂伤多无手术处理适应证。当胸腔内持续大量漏气或严重出血，保守治疗无效，考虑为肺组织出血时，需要开胸探查，必要时切除受损肺组织。实际上这种肺出血是肺裂伤而非肺挫裂伤所致。

二、肺爆震伤

（一）定义

炸弹、炮弹、火药或其他爆炸物爆炸后，产生大量的热能、高气压和爆震波（气浪或水浪冲击波），当人体暴露在爆炸可能损伤的范围内时，有可能发生肝、肺等器官挫伤。由于胸廓面积大，爆炸对肺的损伤更为显著、更为常见。冲击波作用于胸部，可直接传导至肺造成肺损伤。其作用机制为强大冲击波先压缩胸廓，之后依靠胸廓顺应性和减压，胸廓回弹，这种加压和减压的压力巨变，使肺组织在胸腔内撞击胸壁，造成严重肺挫伤。此外，冲击波也可作用于细小支气管及肺泡，引起肺泡破裂、出血，产生肺水肿，导致肺通气和换气功能紊乱。冲击波还可引起心包出血和心肌裂伤，影响循环系统功能。

患者支气管及气管内可有大量血性渗出物，如不能及时有效地咳出，容易导致支气管痉挛及呼吸道梗阻，加重缺氧和呼吸困难。组织缺氧又会增加肺毛细血管通透性，使更多的液体渗出进入肺泡，形成恶性循环。

（二）临床表现

肺爆震伤的表现与损伤的严重程度有关。由于胸廓的弹性很大，从外表上看可能无明显损伤或损伤很轻，但是内部损伤则可能很严重。轻度肺爆震伤仅有短暂胸痛、胸闷、憋气；中重度伤后 1 ~ 3 d 有咳嗽、咯血、血丝痰，少数有呼吸困难，听诊时可闻及散在湿啰音或捻发音；严重者极度呼吸困难、发绀、咯血痰等，体检时可发现局部呼吸音减弱或管状呼吸音及广泛湿啰音。

（三）辅助检查

动脉血气分析可以显示动脉血氧分压下降，严重者血氧分压进行性下降。胸部 X 线检查可见轻度肺纹理增强，严重者可见斑片状或片状密度增高阴影，边缘模糊。病变 6 h 后不再加重，1 ~ 2 d 开始吸收，2 周内可完全消失。胸部 CT 有更高的敏感度，还能显示 X 线检查上不能看到的细节。

（四）诊断

结合典型的胸部爆震伤病史，临床症状和体格检查阳性发现可初步诊断肺爆震伤。胸部 X 线检查显示，轻者仅有受伤局部肺纹理增浓、透光性降低，严重者可见大片模糊影，或呈弥漫性斑片状、云雾状或磨玻璃状改变。此外，动脉血气分析提示低氧血症。

（五）治疗

迅速将患者撤离险区，立即予鼻导管或面罩吸氧，卧床休息。清除呼吸道分泌物，保持呼吸道通畅。止痛、镇静，减少耗氧量。静脉输液，必要时补充胶体，保证足够有效的循环血容量。同时注意输液量和输入速度，避免因输液量过多、过快加重肺水肿，必要时予利尿剂。治疗中应予广谱抗生素防治感染。如出现肺水肿,除相应处理外,必要时行气管切开,呼吸机辅助通气。由于肺爆震伤时细小支气管、肺泡和小血管可能同时受损,采用机械辅助呼吸正压通气时,需要注意防止发生空气栓塞。

三、创伤性湿肺

(一)定义

创伤性湿肺是严重创伤的肺部表现,伤后引起的肺内渗出性病变,严重者可因呼吸衰竭而死亡。其发生机制如下:肺循环障碍是湿肺形成的根本原因。胸部受伤后,悬于胸腔的肺和胸壁相撞,导致肺毛细血管广泛受损,同时创伤组织和血小板释放的活性物质进入血液循环引起弥漫性支气管和肺血管收缩,肺血流量减少,在血管内壁破损处形成血栓,致血管内压力增高和毛细血管通透性增加,使更多的液体进入肺间质及肺泡而形成湿肺。支气管和肺泡阻塞,肺泡创伤后引起的支气管痉挛,以及气道分泌物增多引起的缺氧及肺泡毛细血管通透性增加,均可影响肺通气功能。其他严重损伤如颅脑损伤等,也可引起系统炎症反应综合征,从而造成肺损伤,形成创伤性湿肺,出现呼吸困难、严重低氧血症等临床表现。

(二)临床表现

患者的临床表现根据湿肺的范围大小而不同。轻者有胸痛、胸闷、气促、咳嗽和血痰等,听诊有散在湿啰音。胸部X线片上有斑片状阴影,血气分析可正常。严重者则有明显呼吸困难,痰多,黏稠且不易咳出,发绀及喘息样呼吸。由于缺氧继续加重,患者可出现呼吸急促,烦躁不安,频繁咳嗽,咳大量泡沫痰或黏液样痰。并发感染时,咳脓痰并混有血液。听诊有广泛啰音、呼吸音减弱至消失或管型呼吸音。

(三)辅助检查

胸部X线检查是诊断创伤性湿肺的重要手段。约70%的病例在伤后1 h内出现改变,30%的病例可延迟到伤后4~6 h,范围可由小的局限区域到一侧或双侧,程度可由斑点状浸润、弥漫性或局部斑点融合浸润以致弥漫性单肺或双肺大片浸润或实变阴影。

胸部CT,特别是高分辨率CT能提高创伤性湿肺诊断准确性。表现为肺血管影增粗、模糊;肺内散在斑点状、小片状稍高密度影;玻璃样改变的云雾状稍高密度灶,或为大片状或呈叶、段分布的高密度灶。

(四)诊断

根据患者在胸部受到创伤后出现典型的胸痛、胸闷、气促等临床症状,查体听诊听见肺部广泛湿啰音、呼吸音减弱至消失,借助胸部影像学检查可明确诊断。

(五)治疗

对胸外伤后怀疑有创伤性湿肺的患者,早期应积极采取各种救治措施,包括鼓励患者咳嗽排痰,给予雾化吸入,积极抗休克,纠正水、电解质、酸碱平衡紊乱,保持呼吸道通畅,中低流量吸氧。呼吸衰竭和昏迷者应尽早行气管插管或气管切开,呼吸机辅助呼吸。呼吸机治疗主要的使用模式为同步间歇指令通气(synchronized intermittent mandatory ventilation,SIMV)、PEEP。伴有肋骨骨折患者行胸壁固定,应用镇痛药以减轻疼痛,有利于呼吸和咳痰,但禁用吗啡、可待因类镇痛药,以免抑制咳嗽及呼吸,加重呼吸道梗阻。

第六节 气管、支气管损伤

一、概述

气管、支气管损伤是一种少见但可威胁患者生命的胸部损伤,无论穿透伤或钝性伤均可造成气管或支气管断裂,产生严重后果。由于气管及支气管的解剖位置,穿透性损伤患者常因合并心脏、大血管损伤而死于事发现场。临床所见到的穿透性损伤多为颈段气管损伤,胸段气管穿透伤罕见。闭合性钝性伤所致的气管或支气管破裂,多发生在胸段气管或主支气管,临床处理的也多为此类损伤。

二、病因

颈段气管损伤多为锐利器械伤及颈部所致,如刀刺伤、刀器割伤或枪弹伤,可引起气管破裂或穿透。此外,医源性操作(手术误伤、纤维支气管镜检查或穿刺、摘取气管或支气管内异物)也可损伤气管或支气管。气管异物偶尔也可造成颈段气管损伤。颈部钝性伤,如勒缢颈部,多因窒息死亡,少数救活者可发生气管折断。胸段气管或支气管伤多为闭合性钝性伤所致,特别是交通事故胸壁挤压伤或撞击伤,常导致气管和支气管断裂。

颈段气管因位置表浅,无其他组织保护,容易遭受锐器损伤,其发生机制不难理解。胸段气管或主支气管锐器伤,战时多由枪弹或锐器所致,平时所遇到的病例多由刀具刃器、枪弹伤或气管镜下取异物引起。单纯性胸段气管、主支气管锐器损伤罕见,常伴有其他重要脏器的损伤。

胸部闭合伤造成的气管和主支气管损伤临床最多见,其发生机制尚未完全清楚,提出的可能机制包括以下几点:① 解剖学上,胸富有弹性,环状软骨和气管隆突部位相对固定,胸部遭受突然暴力冲击或挤压,胸前后径减小,横径增大,双肺向两侧移位,对隆突附近的支气管产生剪切力。当隆突受到的牵扯力超过一定限度时,即可发生气管破裂。② 胸部受挤压瞬间,声门紧闭,气管被挤压于胸骨与脊柱之间,气管内压骤升而超出气管的弹性可致断裂。暴力将气管和主支气管在隆突部猛撞于脊柱上,导致气管破裂或折断。③ 高速运动中突然减速,可以对支气管产生水平剪切力,这种剪切力主要作用在主支气管软骨环和膜部交界处,从而产生撕裂。

临床上80%左右破裂部位在距隆突2.5 cm以内,裂口常在气管分叉部,或气管膜部与软骨结合部。左侧与右侧主支气管破裂发生率无显著差异。气管断裂后,依裂口大小、位置可产生不同的病理改变。气管裂口小时可能仅有少量纵隔气肿。较大裂口或气管完全断裂,可出现严重纵隔气肿和张力性气胸,甚至急性呼吸窘迫。主支气管断裂后,有两种可能情况发生:一部分患者伤后即出现气胸,置胸腔引流后长期漏气,经CT扫描或纤维支气管镜检查发现主支气管断裂;另一部分患者支气管裂口被血凝块或软组织暂时阻塞,或因为其他严重合并伤,早期未能引起临床医生注意,造成漏诊。急性期后,支气管完全断裂者,呼吸道内无菌分泌物潴留导致管腔内完全堵塞,造成阻塞远端长期肺不张。若支气管不完全断裂,局部瘢痕形成造成狭窄,仍有部分气流通过,则可阻塞远端支气管致反复感染,产生肺脓肿或支气管扩张,甚至毁损肺。

三、临床表现

（一）气管、支气管穿透伤

最常见的症状是出现明显的纵隔及皮下气肿，并且迅速向颈、肩、胸腹壁等处扩展。患者有不同程度的呼吸困难、发绀、咳嗽、咯血等表现，吸氧后呼吸困难常没有缓解。创伤严重及大出血者常有休克及昏迷表现。颈部气管损伤还可有吞咽困难、声音嘶哑等表现，检查可发现颈部伤口随着呼吸运动，由空气进出伤口而发出吸吮声。

胸内气管损伤与胸膜腔相通者主要表现为严重的张力性气胸，患者呼吸极度困难，剧烈咳嗽、痰中带血或咯血，严重者有发绀并呈现休克状态，体检可见伤侧胸廓饱满，呼吸运动消失，叩诊回响增强，呼吸音消失，气管向对侧移位，纵隔移位，胸腔引流有持续大量的漏气。如气管、支气管损伤与胸膜腔不相通，多见于较小的裂伤，临床可出现无痰性干咳、迟发性皮下气肿，除后期出现肺不张和肺炎外，症状和体征较轻。后期患者有肺不张体征，患侧胸廓平坦，呼吸运动减弱或者消失，叩诊呈实音，呼吸音消失，气管可向伤侧移位。

腔外型暴力所致的气管、支气管损伤多伴有其他脏器损伤，如胸段气管或者主支气管损伤常伴有主动脉及食管损伤，2～4 级支气管损伤常伴有心脏等损伤。此类患者病情常较颈部穿透伤更为严重，除纵隔及皮下气肿、呼吸困难和咯血外，一般均有开放性或者张力性气胸及肋骨骨折、血胸等，引起严重的呼吸及循环障碍，如不及时进行抢救，病死率极高。腔内型创伤可出现大出血。

（二）气管、支气管钝性伤

气管、支气管钝性伤的临床表现与损伤的部位、程度，纵隔胸膜有无破裂和气体外逸、失血量等因素相关，一般可分为早期和延期及晚期表现。

1. 早期症状与体征

（1）呼吸困难及发绀：呼吸困难是气管、支气管闭合性外伤最突出的症状之一。引起呼吸困难的原因主要是裂伤引起的单侧或者双侧气胸，呼吸道被血液、分泌物阻塞，肺不张及肺实质的挫伤。若不及时处理，可因气胸或者气道梗阻的发展而进行性加重。严重的呼吸困难导致机体缺氧，引起发绀。

（2）气胸：大多数气管及支气管损伤与胸膜腔相通，伤后立即出现气胸症状并且迅速发展为张力性气胸，若不及时排气减压，可很快引起患者死亡。少数患者双侧纵隔胸膜同时破裂出现双侧气胸，亦有报告提出一侧主支气管破裂只出现对侧气胸的情况，应该引起注意。有些病例因纵隔胸膜尚完整，仅出现皮下气肿而无气胸表现。

（3）纵隔及皮下气肿：对单纯的纵隔气肿需要行 X 线检查方能发现，但多能迅速发展至颈部皮下而被触及。仔细检查可发现心浊音界缩小及心音低钝；有的病例出现 Hamman 征，为心脏搏动时引起剑突及胸骨后软组织内气体流动发出的“嘎喳”样杂音。皮下气肿往往开始出现于颈前胸骨切迹上方，呈进行性发展，可迅速扩展到颈、肩、胸腹壁，甚至到达上下肢及会阴部。

（4）咯血：不少患者于伤后早期出现轻度至中度咯血，有时为血痰或者痰中带血。咯血多为气管、支气管断端出血所引起，很少有大量咯血的表现。咯血症状一般在伤后 3 d 左右逐渐停止。少数患者由于局部继发感染及肉芽组织增生等原因，咯血症状可持续较长时间。

（5）其他症状：支气管及肺部损伤后分泌物增多，继发感染可引起咳嗽、咳痰、发热等。胸壁合并伤、肋骨骨折等可引起胸痛、反常呼吸、损伤性窒息等。严重缺氧、颅脑损伤、大量失血可造成昏迷、休克等严重情况。

2. 延期及晚期临床表现

气管、支气管损伤后，若早期未能确诊，或者由于其他原因未能早期进行手术治疗，病程超过 1 周甚至 1 个月，则进入延期或者晚期。其临床表现以呼吸功能低下及感染症状为主，表现为胸闷憋气、活动后气短、发绀、咳嗽、咳痰、发热等症状。延期患者尚可遗留部分早期表现，如气胸、皮下气肿、咯血等症状。引起呼吸功能低下的原因主要有肺不张导致呼吸面积减少、肺内存在右向左的分流、支气管及肺内感染。感染可进一步影响气体交换，加重分流，并且使机体耗氧量增加。

四、辅助检查

1. 胸部影像学检查

早期胸部 X 线及 CT 影像学表现多数为张力性气胸、纵隔积气增多、皮下及软组织积气。一侧主气管完全断裂，由于失去支气管的支持，受到气胸的压迫，肺萎陷不张并向心隔区坠落，形成肺下垂征，是气管、支气管断裂的特征性表现。一般气胸，萎陷的肺被压向纵隔肺门部，因而“肺坠落征”对二者鉴别具有重要价值。部分患者可见肋骨骨折和血气胸表现。部分患者的表现除一侧肺不张外，也可看到支气管的不连续阴影或者支气管断端阴影。支气管断层或高电压拍片可清楚显示支气管狭窄及中断现象。部分患者可做支气管造影，以进一步了解支气管盲端距隆突的位置和距离，为制订手术方案提供参考。CT 扫描慢性期支气管断裂可清楚显示支气管盲袋状近心端或狭窄部的支气管。纤维支气管镜可以直接看到气管或主支气管断裂口而确诊，并可辨清损伤的部位、裂口大小及断端远侧情况。

2. 纤维支气管镜检查

纤维支气管镜检查对早期诊断和定位、了解损伤程度有重要的临床价值，不仅可以直视受伤支气管腔内的情况，还可做选择性支气管造影。对晚期患者的支气管检查不仅可以明确诊断，还可排除其他原因，如分泌物堵塞、异物、肿瘤等引起的肺不张。

五、诊断与鉴别诊断

气管、支气管断裂的早期病例，根据病史及临床表现，及时进行 X 线检查、CT 扫描及支气管镜检查即可确诊。晚期病例，除病史外，主要依靠支气管断层摄影、碘油造影及支气管镜检查明确诊断。

1. 急性期气管、支气管损伤的诊断依据

胸部创伤后短时间内极度呼吸困难、发绀、咳血痰。有重度的纵隔和皮下气肿，伤侧呼吸音减弱或者消失。特别是纵隔气肿伴颈静脉怒张更要高度警惕气管、支气管损伤的可能，胸腔闭式引流后持续大量的气体逸出，肺不能复张，呼吸困难无明显改善。胸部 X 线检查有特有征象。气胸征象多数为张力性气胸，纵隔明显移位，少数为单纯性气胸或者血气胸；气肿征象为纵隔积气增宽，皮下及软组织积气，早期颈椎、胸椎位相可见脊柱前缘有透亮带，有学者认为此征象是早期诊断的可靠指征；肺下垂征为一侧主支气管完全断裂，由于失去支气管的支持，受到气胸的压迫，肺萎陷不张并向心隔区坠落，平卧时不能显示此特征。气管、支气管断裂合并骨折，常合并上胸部，尤其是第 1 ~ 3 肋骨骨折及锁骨骨折。CT 扫描可显示气管、主支气管的狭窄及不连续，发现气胸、肺不张、纵隔及皮下气肿等表现。有论文报道螺旋 CT 有助于支气管断裂的诊断和定位。有论文报道 CT 扫描确定气管断裂的灵敏度为

85%。有条件时可进行纤维支气管镜检查以确定损伤的部位。

2. 延期气管、支气管损伤的诊断依据

患者有胸部遭受突然而剧烈的撞击或者挤压伤病史。胸部外伤急性期过后，肺仍持续萎陷不张，患者有胸闷、气短、发绀等表现。外伤后患者逐渐出现一侧肺内阻塞性炎症、脓肿形成或者支气管扩张等。支气管碘油造影、断层拍片或者纤维支气管镜检查发现支气管狭窄或者阻塞，曾有胸部外伤病史。纤维支气管镜检查可以确定气管、支气管断裂，以及狭窄的部位、程度等，对于早期或者晚期病例都有肯定的价值，而阴性的检查结果则可以排除支气管破裂的存在。凡胸部外伤后出现上述临床表现而怀疑有气管、支气管破裂者，不论病期早晚，均应该争取行此项检查。X线表现具体如下：完全断裂者表现为以持续性肺不张、肺下垂征为主；部分性断裂、支气管狭窄者，可见肺化脓性炎症、脓气胸、纵隔炎等表现，部分病例尚可见少量气胸、纵隔气肿或者胸腔积液等表现。晚期病例若支气管断端已经闭合，气胸已经引流及吸收，可见纵隔移向患侧，肋间隙变窄，患侧胸廓塌陷、胸膜增厚等。萎陷的肺垂落于心隔角处，但不如早期清晰可见。支气管狭窄合并感染则可见阻塞性炎症、支气管扩张、纤维化实变等表现。

3. 鉴别诊断

本病的发病率低，临床较少遇到，若医生经验不足，对本病缺乏认识，常误诊为气胸、肺不张、凝固性血胸等而延误治疗，或者因外伤后合并复合伤而掩盖病情。同时，急性期胸腔闭式引流由于支气管断端收缩移位，裂口被软组织、血凝块或者分泌物填塞导致病情趋于稳定或者缓解。支气管未完全断裂者，肺尚有部分通气未萎陷下垂，经过非手术治疗后症状可好转。晚期患者，由于裂伤处肉芽及瘢痕增生，引起管腔狭窄，远侧肺继发感染，易被误诊为肺炎、肺不张等。支气管镜检查若忽视病史，有时可将晚期支气管腔内的肉芽、瘢痕组织误认为肺癌。

六、治疗

（一）气管、支气管穿透伤

既往由于对气管、支气管损伤认识不足，常延误诊断，致使部分患者失去诊疗的机会，即使能度过急性期存活，后期手术也增加了治疗的复杂性，故应该强调早期诊断、早期治疗。首先处理危及生命的症状及合并损伤，积极抢救以恢复与维持基本的生命活动，包括紧急止血、保持呼吸道通畅（必要时行气管插管或者气管切开）、吸氧、纠正休克等措施。待病情稳定后，根据情况再进行根治性手术。

1. 颈部气管穿透伤

气道重建：对损伤小于气道周长1/3者可试行非手术治疗。对于大量漏气或者通气困难者，即使裂伤小于1/3周长，仍不应采取非手术治疗。尽管对于单一气道短的纵行裂伤，非手术治疗常很成功，但术前区分损伤范围常有困难，并且远期易发生气管狭窄，因此即使行气管探查、气管断端用3-0或者4-0可吸收缝线，亦可用Prolene缝线间断全层或者连续缝合（尽量不用丝线，以防止形成肉芽肿）。针距、边距均为2 mm，对合整齐缝合，并将线结打在气管腔外，以防止术后形成瘢痕狭窄。术中注意保护气管两侧血供及喉返神经，缝合气管须严密无漏气。对气管损伤伤口不规则者，断端需要修剪整齐，但不宜切除过多。缝合时黏膜应对合整齐，以防术后瘢痕狭窄。当气管组织有损伤时，可采用带锁骨骨膜移植修复气管。由于颈部气管外伤常合并颈部其他器官的损伤，严重者可合并出血性休克，因此术中应注意探查有无食管、甲状腺、血管、喉的损伤。

2. 胸部气管穿透伤

紧急行气管切开并放置胸腔闭式引流,同时给予吸氧、输血、输液以纠正休克。若损伤严重,经过气管切开及闭式引流呼吸困难仍不能缓解,或者出现胸内大量进行性出血时,应该紧急行剖胸术进行处理。气管、支气管存在小的裂伤而无严重复合伤存在时,经气管切开、胸腔闭式引流、大剂量抗生素防治感染等措施,裂伤常可自行愈合。大的裂伤或者完全断裂均应早期行手术修补或者对端吻合,若伤侧肺严重受损应该行肺切除术。合并其他器官损伤时应该同时予以治疗。术后行气管切开,以降低呼吸道阻力,及时吸出分泌物,保持气道通畅。继续抗休克以纠正器官功能及改善患者全身状况。早期行雾化吸入以利于排痰,全身应用大剂量抗生素以控制感染。

（二）气管、支气管钝性伤

支气管断裂早期病死率为30%。一经确诊,在病情允许时应该积极行气管、支气管修补或者断端吻合术。在伤后48 h内手术,纵隔气肿使组织间隙疏松,不但容易解剖,支气管断端水肿轻,而且肺组织内无感染、分泌物少,术后可获得满意的效果。对严重创伤的病例,应该首先判断身体各处损伤的情况,确定有无严重合并伤,以及呼吸循环障碍、昏迷、休克等危及生命的病情,决定治疗的顺序。急救治疗及其顺序:保持呼吸道通畅和给氧,若有急性呼吸障碍,必须紧急行气管切开或者气管插管;对于张力性气胸,应该及早行胸腔闭式引流;输血、输液纠正失血及创伤性休克;同时处理其他严重合并伤,如颅脑损伤、骨折、胸壁软化所引起的反常呼吸、腹腔脏器损伤等;严重的纵隔气肿可于胸骨上窝处切开排出气体。

1. 气管、支气管损伤的早期治疗

气管、支气管损伤一经确诊,除少数适合非手术治疗的情况外,都应该立即进行手术修补及吻合;病情较重者,经胸腔闭式引流、气管切开、抗休克等治疗,在全身情况好转后立即施行手术治疗。由于支气管断端粘连轻,易解剖及吻合,手术成功率高,术后不易发生吻合口狭窄。对于部分性断裂的病例,早期手术可防止肺部继发感染及肺功能丧失。

手术要点与术中注意事项:手术切口的选择应根据受伤部位而定。颈部气管损伤可采用颈部横切口,若远侧断端缩入胸内,则应劈开部分胸骨以暴露上纵隔。胸段气管及主支气管损伤,采用患侧后外侧剖胸切口,经第5肋床或者肋间进胸。应仔细探查,结扎肺门部与胸内活动性出血点,发现并处理其他合并伤情。剪开纵隔胸膜,右侧切断奇静脉,暴露气管、隆突与主支气管,寻找破裂口及退缩的支气管断端,缝以牵引线并适当游离、修整。吸除气管、支气管内及局部的积血和分泌物。对于部分性断裂,给予间断缝合修补;若为完全断裂,应该做对端吻合。根据术者的习惯不同,可采用逐针间断缝合、多针缝合后一次结扎或者连续缝合等吻合方法。要求对合准确整齐,严密可靠,针距与边距合适,血运良好,线结扎于腔外。吻合完毕,用邻近组织或者带蒂胸膜片覆盖于吻合口上,以促进愈合。充分游离胸膜腔粘连及肺下韧带以减轻吻合口张力。有广泛的肺挫裂伤、肺动脉损伤、肺静脉损伤,或者一侧主支气管复杂撕裂伤无法缝合修复时,应行全肺切除术。肺叶支气管裂伤,而肺组织及血管无严重损伤时可予以修补吻合,否则应做肺叶切除术。颈段气管创伤,解剖时宜紧贴气管壁进行,注意保护喉返神经和气管两侧纵行的血管。对部分性撕裂清创后进行间断缝合;完全性断裂时,远侧断端常缩入纵隔内,需要将其拉出行断端吻合。

术后护理:术毕,协助患者取平卧位。全麻清醒,生命体征平稳后改半卧位,保持头颈胸前倾位,以减小支气管吻合口张力,有利于伤口愈合。维持呼吸道通畅,确保有效通气量。术后常规保留气管导管,继续给予人工呼吸支持,正压不宜过大,充分镇静,避免出现咳嗽和胸内压增高,以防吻合口漏气及影响气管吻合口的愈合。做好呼吸机的监护，保证气道温湿化，持续监测脉搏、氧饱和度（SpO_2）。术后7～8 d可在纤维支气管镜下吸出气管腔内分泌物，同时剪除吻合口的肉芽组织，预防吻合口狭窄。术后放置胸腔闭式引流管可排出胸腔内残留的气体、液体。观察胸腔有无活动性出血，恢复、保持胸内负压，促进肺膨胀，预防感染。拔管不宜过早，应根据病情在术后5～7 d拔管。

2. 气管、支气管损伤的延期及晚期治疗

延期或者晚期气管、支气管损伤病例，一般均需要采用手术治疗，目的是争取切除狭窄段，重建气道，使肺复张；或者切除严重感染受损的肺组织，以消除症状。术前除应该明确诊断外，尚需判明狭窄的部位、程度，以及与周围气管的关系，了解肺部有无感染，确定手术方案。对于支气管狭窄者，若无明显感染，应该争取在伤后1个月内行手术治疗，彻底清除肉芽及瘢痕组织，做支气管缝合或者切除狭窄段，行对端吻合术，以防止继发感染，造成肺功能丧失。若已经出现明显的感染症状，远侧肺有不可逆损害时，应做肺切除术。支气管完全断裂晚期，远侧肺多无感染，不论伤后多久，均应该尽可能做重建手术，甚至在受伤数年以后，肺仍可能复张，功能得到恢复，有伤后9～15年再行手术获得成功的报道。晚期手术常由于瘢痕粘连，解剖结构的改变和肺内陈旧性感染等问题而较为复杂和困难。手术成功的关键在于残端的暴露与游离，伤侧肺组织功能的判断和吻合技术。支气管两断端间常有硬性瘢痕带相连，可以此作为寻找上下残端的线索。若远侧断端被瘢痕组织掩盖于肺内而寻找困难，应该先解剖肺动脉直达肺叶分支处，即可触及较硬的支气管残端，防止盲目解剖误伤支气管或者血管。支气管吻合前，应该充分吸尽痰液和潴留的黏液样分泌物，按摩肺叶以帮助吸引。以消毒的导管插入远侧支气管腔，充分使肺复张，但不宜过度加压充气，以免造成肺损伤。因长期肺不张，支气管内潴留的分泌物难以一次清除，加之肺水肿、顺应性减低等原因，不可能在术中将肺膨胀到满意的程度。对肺表面有纤维板形成者，应该予以剥脱，以利于术后肺复张。吻合前应该充分切除两残端瘢痕组织，修剪残面达软骨环处，尽量使两断端管径相近，避免将残端游离过多，以防止术后因瘢痕组织切除不彻底、血运不良、组织坏死而造成吻合口狭窄。术中对萎陷肺能否保留的判断甚为重要，若肺组织失去弹性，远端支气管分泌物是脓性，支气管内加压充气后肺叶不能膨胀，应该放弃支气管吻合而行肺切除术。术后处理与早期气管、支气管裂伤一期吻合术相同，保持胸腔闭式引流管通畅对术后肺复张非常重要，有学者主张在第2肋、第8肋间放置2个胸腔闭式引流管效果更好。术后无须行气管切开，以减少感染的机会。早期雾化吸入有利于吸痰、肺复张。对于咳痰无力者，可应用纤维支气管镜吸痰。晚期支气管重建后肺功能恢复的问题：经过长期大量的观察发现，X线改变多在术后3个月左右恢复正常，肺功能的恢复常落后于X线改变。术后复张的肺，氧吸收功能较低，该肺血供较少，仍存在右向左的分流等。但总的肺功能会逐渐好转，经过数月至数年，复张肺的功能可达到或者接近正常水平。

七、预后

（一）气管、支气管穿透伤

气管、支气管腔外型穿透伤大多有严重的复合伤存在，病情极为严重复杂，预后凶险，病死率高。腔内型创伤多无伴随症状发生，如能及时确诊治疗，效果较好。

（二）气管、支气管钝性伤

根据总结的胸部气管、支气管损伤病例，气管、支气管损伤的预后与创伤的部位、损伤报道的年代、自损伤至诊断的时间、损伤机制、治疗方法及损伤的严重程度等因素有密切的相关性。左支气管损伤病死率约为8%，右侧为16%，气管为26%。损伤后24 h确诊并治疗的患者病死率为25%；2～7 d确诊患者的病死率最高，达40%，这可能与损伤严重、多器官损伤、感染、失血性休克等因素相关；7 d后确诊患者的病死率明显下降，为3%。

【典型病例】

患者男性，46岁，因“外伤后胸痛5 d”入院。

现病史：患者5 d前前胸部遭钢材挤压，当即出现胸痛、咯血等症状，至当地医院急诊，查胸部CT示两侧多发肋骨骨折，左肺挫伤，支气管裂伤可能，左侧少量液气胸。行支气管镜检查示左主支气管血凝块阻塞，有活动性出血，气管镜无法进入。病程中患者无发热、寒战。现患者为进一步行手术治疗，门诊拟“支气管损伤、胸部损伤、肺不张（左）、创伤性胸腔积液、肺部感染”收住入院。起病以来患者精神、食纳可，睡眠可，大小便如常，体重近期未见明显变化。

既往史：患者既往体健，否认其他特殊病史。

个人史：患者有吸烟史20余年，20支/d，否认饮酒嗜好。

问题1：患者如需进一步诊断，需要完善哪些检查（可按照实验室检查、影像学检查及特殊检查进行归纳）？

需要完善的检查包括：① 实验室检查，如血常规、凝血常规等常规检查；② 影像学检查，如胸部CT（可包含气管、支气管三维成像）；③ 特殊检查，如支气管镜检查。

问题2：患者复查胸部CT示左肺挫伤，左侧少量液气胸。是否需要行胸腔闭式引流术？何时复查气管镜检查？

患者存在少量液气胸，但考虑其有气管破损情况，极易引起张力性气胸，可考虑积极放置引流管。气管损伤后复查气管镜的时间需要根据损伤原因、严重程度、治疗方式及患者恢复情况做个体化决定。若患者出现咯血加重、呼吸困难或氧合指标恶化，须立即行气管镜干预（如清除血块、止血）。其余情况可以待出血稳定后再行气管镜评估损伤情况，明确裂伤范围。

【思考题】

简答题

（1）如何鉴别气管损伤、气胸、肺不张及凝固性血胸？

（2）支气管损伤是否有多发部位？各类气管损伤分别有哪些特点？

（3）气管损伤的预后相关因素可能有哪些？

第七节　膈肌损伤

一、膈肌的解剖

作为人体重要的呼吸肌之一，膈肌在维持正常呼吸功能及身体的生理平衡方面发挥着至关重要的作用。膈肌呈穹窿状，位于胸腔与腹腔之间，是分隔胸腔和腹腔的重要肌肉组织。它主要由肌肉部分和中央的腱膜部分组成。

肌肉部分可分为胸骨部、肋骨部和腰部。胸骨部起自剑突后面；肋骨部起自下 6 对肋骨和肋软骨；腰部又分为左右 2 个脚，左脚起自第 1 ~ 3 腰椎椎体前面，右脚起自第 2 ~ 3 腰椎椎体前面，左右脚之间以弓形的中间腱相连。中央的腱膜部分称为中心腱，呈三叶状，位于膈肌的中央，是膈肌各部肌肉的附着点。

膈肌上有 3 个主要的裂孔：主动脉裂孔位于第 12 胸椎前方，有主动脉和胸导管通过；食管裂孔约在第 10 胸椎水平，位于主动脉裂孔的左前上方，有食管和迷走神经通过；腔静脉孔约在第 8 胸椎水平，位于食管裂孔的右前上方，有下腔静脉通过。

二、膈肌损伤的定义及分类

膈肌损伤是指膈肌因外力（如外伤、手术等）或自身病变等原因而出现的结构完整性破坏，可导致腹腔内脏器疝入胸腔等异常情况，引起呼吸、消化等系统功能障碍。

（一）锐器伤导致的膈肌损伤

锐器如刀、剑等直接穿透胸壁或腹壁，可造成膈肌的开放性损伤。此类损伤通常较为明显，容易在受伤后立即被发现。

1. 单纯膈肌穿透伤

锐器直接刺破膈肌，未伤及周围的重要器官。临床表现主要为胸痛、呼吸困难等与呼吸功能受损相关的症状。由于损伤相对局限，可能在初期出血量较少，但如果不及时处理，随着呼吸运动，裂口可能逐渐扩大，导致更严重的出血和胸腔、腹腔脏器的损伤。

2. 合并周围器官损伤

锐器在穿透膈肌的同时，可能伤及周围的肺、心脏、肝脏、脾脏、胃肠等重要器官。这种情况下，病情往往较为复杂和严重，患者除了有膈肌损伤的表现外，还会出现相应器官受损的症状。例如，合并肺损伤可出现咯血、气胸等；合并肝脏或脾脏损伤可出现腹腔内出血、休克等症状。

（二）钝性伤导致的膈肌损伤

钝性伤通常由交通事故、高处坠落、挤压等暴力作用引起。由于暴力的作用方式较为复杂，膈肌损伤的表现也相对多样。

1. 膈肌破裂

强大的钝性暴力可使膈肌在瞬间承受巨大的压力，导致膈肌破裂。根据破裂的部位和程度，可分为单侧膈肌破裂和双侧膈肌破裂。单侧膈肌破裂时，患者可能出现患侧胸痛、呼吸困难、腹部不适等症状。如果是右侧膈肌破裂，可能症状相对较轻，容易被忽视。双侧膈肌破裂则较为罕见，但病情极为严重，患者可出现严重的呼吸窘迫和循环功能障碍。左半侧膈肌损伤多见的主要原因为：① 腰三角区存在天生的薄弱点；② 左半侧膈肌存在食管裂孔；③ 肝脏具有缓冲作用，削弱了高腹内压传播引起的创伤。

2. 膈肌挫伤

暴力作用下，膈肌可能受到不同程度的挫伤。轻度挫伤可能仅表现为局部疼痛和压痛，对呼吸功能的影响较小。但严重的挫伤可导致膈肌局部出血、水肿，影响膈肌的运动功能，进而引发呼吸困难等症状。此外，挫伤后的膈肌在愈合过程中可能形成粘连，影响膈肌的正常活动。

（三）医源性膈肌损伤

1. 手术损伤

如胸部手术、腹部手术等，在操作过程中如果解剖层次不清或操作不当，可能误伤膈肌。特别是在一些复杂的手术中，如食管手术、肝脏手术等，由于膈肌与这些器官相邻，手术风险相对较高。手术损伤后的膈肌需要及时修复，以避免出现胸腔、腹腔脏器的移位和功能障碍。临床上曾遇见因行肝脏消融术而致右侧膈肌损伤伴右侧胸腔积液者，这一类的胸腔积液往往难以短期内治愈，严重者可能需要行手术治疗。

2. 内镜检查或治疗损伤

在进行胃镜、肠镜等内镜检查或治疗时，如果操作不当，可能穿透消化道壁，进而损伤膈肌。这种情况虽然较为罕见，但一旦发生，可能引起严重的并发症，如胸腔感染、腹膜炎等。

（四）先天性膈肌损伤

先天性膈肌损伤主要指膈肌发育不全或缺陷，可分为以下几种类型。

1. 先天性膈疝

先天性膈疝是由于膈肌在胚胎发育过程中出现缺陷，导致腹腔内的脏器通过缺损处进入胸腔。常见的有食管裂孔疝、胸腹裂孔疝、胸骨后疝等。不同类型的膈疝临床表现各异，患儿可出现呼吸困难、呕吐、腹胀等症状，严重影响患儿的生长发育和生命健康。

2. 膈肌膨出

膈肌膨出是指膈肌的肌纤维发育不良或萎缩，导致膈肌变薄、膨升。可单侧或双侧发病，患者可出现呼吸困难、胸痛、反复呼吸道感染等症状。

三、临床症状

临床上，当遇到以下症状时，应该考虑到膈肌损伤的可能。

1. 胸痛与腹痛

膈肌损伤常导致胸痛，疼痛程度不一，可呈锐痛、钝痛或胀痛。疼痛可能放射至肩部、颈部或背部。患者也可能出现腹痛，尤其是上腹部疼痛。这是因为膈肌与腹部器官相邻，损伤可能影响到腹部的感觉神经。

2. 呼吸困难

由于膈肌在呼吸过程中起着重要作用，损伤后可能导致呼吸功能受限。患者会感到呼吸急促、气短，甚至出现呼吸困难。严重的膈肌损伤可能导致呼吸窘迫，需要紧急治疗。

3. 恶心与呕吐

膈肌损伤有时会引起恶心和呕吐。这可能是由胃疝入胸腔导致，也可能是疼痛刺激了胃肠道的神经，或者是由于腹腔内的压力变化影响了胃肠道的正常功能。

4. 声音改变

如果膈肌损伤影响了喉部的神经或肌肉，可能导致声音改变，如声音嘶哑、发音困难等。

5. 其他症状

部分患者可能出现心悸、头晕、乏力等全身症状，这可能是由疼痛、呼吸困难等引起的身体应激反应。

四、鉴别诊断

1. 胸部外伤引起的其他损伤

胸部外伤可引起一些其他损伤，如肋骨骨折、气胸等。肋骨骨折多有明确的外伤史及局部压痛，X线或 CT 可明确诊断；气胸常有突发胸痛和胸闷，听诊患侧呼吸音减弱或消失，胸部 X 线可显示气胸线。

2. 腹部外伤引起的脏器损伤

腹部外伤可引起脏器损伤，如肝脾破裂等。此类损伤多有明显的腹部症状，如腹痛、腹胀、腹膜刺激征等，腹部超声或 CT 有助于鉴别。

3. 胸膜炎

胸膜炎主要表现为胸痛、咳嗽等，疼痛与呼吸相关，但一般无明显的外伤史，胸部 X 线及实验室检查有助于鉴别。

4. 心肌梗死

心肌梗死常有心前区压榨性疼痛，可放射至肩背部，心电图及心肌酶学检查有特异性改变。

五、辅助检查

（一）体格检查

应进行详细的体格检查，包括观察呼吸运动、触诊胸部和腹部、听诊心肺等。可能会发现胸部或腹部的压痛、呼吸音减弱或消失、肠鸣音异常等。

（二）影像学检查

1. X 线检查

X 线检查可以帮助发现膈肌的位置异常、胸腔或腹腔内的异位器官、积气、积液等（图 1.7.1）。

2. CT 扫描

CT 扫描能够提供更详细的图像，显示膈肌的形态、结构及周围器官的情况，对于诊断膈肌损伤的准确性较高（图 1.7.2）。

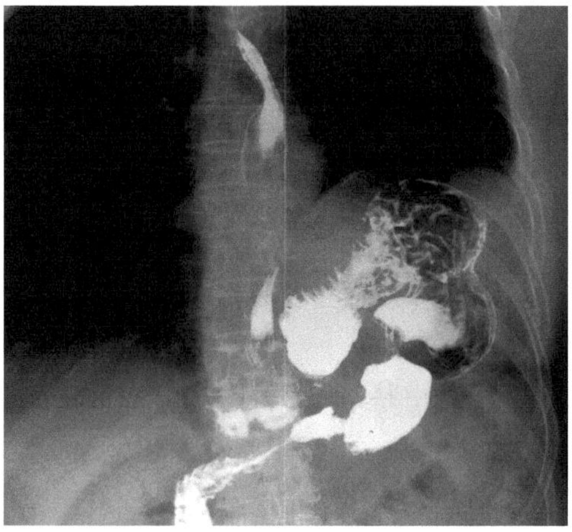

图 1.7.1　消化道造影可见胃疝入左侧胸腔

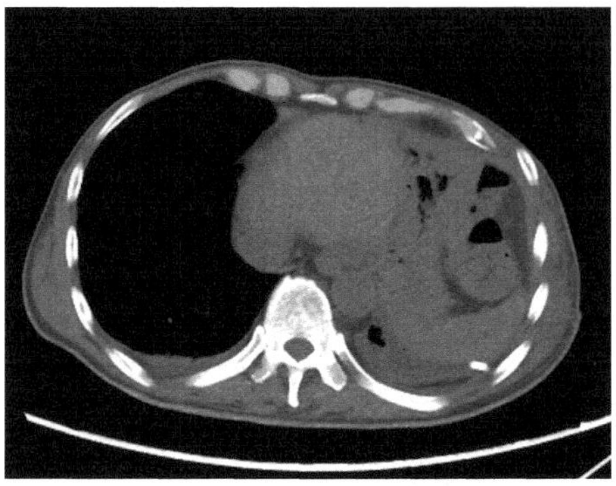

图 1.7.2　CT 可见钝性损伤导致的左侧膈肌破裂，左侧胸腔内可见全胃、部分小肠、部分脾脏等

膈肌损伤的直接影像征象如下。

（1）膈肌不连续：膈肌轮廓的不连续是肌腱损伤的有力证据，当同时伴有腹膜后血肿、下肺不张、肺挫伤等情况时可能出现假阳性。临床上偶尔也能遇到先天膈肌缺损患者，应注意辨别。

（2）胸腔内疝：由于巨大外力导致膈肌连带腹腔内脏器如胃、结肠、小肠、肾，以及腹膜后的脂肪组织疝入胸腔内。

（3）狭颈征：由腹腔内的脏器经过膈肌撕裂的缺口处形成，其中由疝入胸腔的胃形成的狭颈征最具代表性。

（4）内脏坠落征：患者进行胸部 CT 扫描后所示轴位图像上，可见疝入胸腔侧的内脏器官向胸腔壁坠落，并见后肋膈间隙消失，这一征象即内脏坠落征。

（5）驼峰征：当出现右半侧膈肌损伤时，肝脏的一部分穿过膈的撕裂点形成驼峰样的肿块影，在冠状位上更加清晰。

膈肌损伤的间接影像征象：主要间接征象为偏侧膈膜的隆起及活动性的出血。一侧膈面的抬高及膈肌的活动性出血提示膈膜的撕裂，但是膈肌周围造影剂的渗出，也可能是合并的其他损伤所致，如胃肠道、实质性脏器的损伤等。其他的间接征象包括肋骨骨折、血气胸、胸腔积液、肺不张、腹腔积血及实质性脏器（肝脏、胰腺、脾脏、肾及肾上腺）损伤等，但是这些间接征象有可能掩盖前面所述的直接征象，从而增加了诊断创伤性膈肌损伤的难度。

3. MRI

在某些情况下，MRI 可以提供更清晰的软组织图像，有助于评估膈肌的损伤程度。

4. 超声检查

超声检查可以实时观察膈肌的运动情况，对于发现膈肌的破裂、血肿等有一定的帮助。还可以检查腹部器官是否有损伤。

（三）实验室检查

血常规：可以了解患者是否有感染、出血等情况。生化检查：有助于评估患者的肝肾功能、电解质等情况。

（四）胸腔镜或腹腔镜检查

对一些复杂的病例，如异物破入胸腹腔中且创伤情况不明者，可能需要进行胸腔镜或腹腔镜检查，直接观察膈肌的损伤情况，并进行相应的治疗。

六、治疗

（一）锐器伤导致的膈肌损伤治疗

1. 单纯膈肌穿透伤

紧急处理：一旦确诊为单纯膈肌穿透伤，应立即进行紧急处理。首先要确保患者的呼吸道通畅，给予氧气吸入，维持呼吸功能。同时，建立静脉通道，补充血容量，预防休克。

手术治疗：对于单纯膈肌穿透伤，通常需要进行手术修复。手术一般采用剖腹或剖胸的方式，根据伤口的位置和大小选择合适的入路。在手术中，仔细探查膈肌损伤的部位和程度，清除伤口内的异物和失活组织，然后对膈肌进行缝合修补。如果损伤较小，可以直接采用间断缝合；如果损伤较大或伴有周围组织的严重损伤，可以采用补片修补。

术后护理：术后需要密切观察患者呼吸、循环等生命体征的变化，给予抗感染、止痛等对症治疗。保持患者呼吸道通畅，鼓励患者咳嗽、排痰，预防肺部感染。同时，要注意饮食调理，给予营养丰富、易于消化的食物，促进伤口愈合。

2. 合并周围器官损伤

多学科协作：当膈肌损伤合并周围器官损伤时，需要多学科协作进行治疗。例如，如果合并肝脏、脾脏等腹部器官损伤，需要普外科医生参与治疗。

优先处理危及生命的损伤：在治疗过程中，应优先处理危及生命的损伤。如果患者出现休克，应立即进行抗休克治疗，包括输血、输液、使用血管活性药物等。对于严重的肺损伤、心脏损伤等，应及时进行手术修复或抢救。

膈肌及周围器官的修复：在处理完危及生命的损伤后，再对膈肌和周围受损的器官进行修复。手术方法与单纯膈肌穿透伤类似，但需要更加仔细地探查和处理周围器官的损伤。对于严重的肝脏、脾脏损伤，可能需要进行部分切除或修补。

（二）钝性伤导致的膈肌损伤治疗

1. 膈肌破裂

诊断与评估：钝性伤导致的膈肌破裂往往病情较为复杂，需要进行详细的诊断和评估。通过胸部X线、CT、MRI等影像学检查，了解膈肌破裂的部位、程度，以及是否合并其他脏器损伤。同时，要评估患者的呼吸、循环功能，判断病情的严重程度。

手术治疗：对于膈肌破裂，通常需要进行手术修复。手术时机的选择非常重要，一般在患者生命体征稳定后尽快进行手术。手术方式可以根据患者的具体情况选择剖腹或剖胸入路。在手术中，要仔细探查膈肌破裂的部位和范围，将进入胸腔的腹腔脏器还纳回腹腔，然后对膈肌进行缝合修补。如果破裂口较大，可以采用补片修补。

术后处理：术后需要密切观察患者呼吸、循环等生命体征的变化，给予抗感染、止痛等对症治疗。保持患者呼吸道通畅，鼓励患者咳嗽、排痰，预防肺部感染。同时，要注意预防腹腔内压力升高，避免剧烈咳嗽、用力排便等动作。

2. 膈肌挫伤

保守治疗：对于轻度的膈肌挫伤，可以采取保守治疗。患者需要卧床休息，给予氧气吸入、止痛等对症治疗。密切观察患者的呼吸、胸痛等症状的变化，如果症状逐渐缓解，可以继续保守治疗。

手术治疗：如果膈肌挫伤严重，出现明显的出血、水肿或影响呼吸功能，可能需要进行手术治疗。手术方法主要是清除挫伤组织，对膈肌进行修补或加固。

（三）医源性膈肌损伤治疗

1. 手术损伤

术中处理：一旦发生手术损伤膈肌，应立即停止手术操作，对膈肌损伤进行评估。如果损伤较小，可以在手术中直接进行缝合修补；如果损伤较大，可能需要请相关专业的医生协助进行修复。

预防并发症：手术损伤膈肌后，容易出现胸腔感染、腹膜炎等并发症。因此，术后需要给予抗感染治疗，密切观察患者的体温、血常规等指标的变化。同时，要注意保持引流管通畅，及时排出胸腔或腹腔内的积液。

告知患者及家属：对于手术损伤膈肌的情况，医生应及时向患者及家属说明情况，解释治疗方案和可能的预后，以取得患者及家属的理解和配合。

2. 内镜检查或治疗损伤

紧急处理：如果在内镜检查或治疗过程中发生膈肌损伤，应立即停止操作，对患者进行紧急处理。给予氧气吸入，建立静脉通道，密切观察患者的生命体征变化。

评估损伤程度：通过影像学检查等手段，评估膈肌损伤的程度和范围。如果损伤较小，可以采取保守治疗，观察患者的病情变化；如果损伤较大，可能需要进行手术修复。

预防感染：内镜检查或治疗损伤膈肌后，容易发生胸腔或腹腔感染。因此，需要给予抗感染治疗，密切观察患者的体温、血常规等指标的变化。同时，要注意饮食调理，避免进食刺激性食物，以减轻胃肠道负担。

（四）先天性膈肌损伤治疗

1. 先天性膈疝

手术时机：先天性膈疝的治疗主要是手术修复膈肌缺损。手术时机的选择取决于患儿的病情和年龄。对于病情较轻的患儿，可以在出生后数周或数月内进行手术；对于病情严重的患儿，可能需要在出生后立即进行手术。

手术方法：手术一般采用剖腹或剖胸的方式，根据膈疝的类型和位置选择合适的入路。在手术中，将进入胸腔的腹腔脏器还纳回腹腔，然后对膈肌缺损进行缝合修补。如果缺损较大，可以采用补片修补。

术后护理：术后患儿需要在重症监护室进行密切观察，给予呼吸支持、抗感染等治疗。同时，要注意营养支持，保证患儿的生长发育需求。

2. 膈肌膨出

保守治疗：对于轻度的膈肌膨出，可以采取保守治疗。定期进行胸部 X 线或 CT 检查，观察膈肌膨出的变化情况。同时，要注意预防呼吸道感染，避免剧烈运动和过度劳累。

手术治疗：如果膈肌膨出严重，影响呼吸功能或出现反复的呼吸道感染，可能需要进行手术治疗。手术方法主要是将膨出的膈肌进行折叠或切除，以恢复膈肌的正常位置和功能。

【典型病例】

患者男性，61 岁，因“车祸致左侧胸部外伤 12 h”入院。

现病史：患者 12 h 前因车祸致胸部外伤，自述当时具体情况不详。患者诉左侧腰背部疼痛，呼吸急促，轻微憋喘，无恶心呕吐，无黑蒙病史，无头痛头晕，无腹胀腹痛，遂至苏州大学附属第一医院急诊就诊，2023－10－25 查胸部 CT 示右侧顶部及颌面部皮下软组织挫伤可能；左侧颈胸腹盆部肌间隙及皮下软组织积气；右侧第 2～8 肋、左侧第 1～12 肋、右侧肩胛骨、T_7 及 T_9、T_{12}～L_4 左侧横突骨折；右侧肩胛骨及喙突骨折；左侧液气胸，左肺明显受压萎缩（肺压缩程度约 80%），纵隔右偏；左肺及右下肺渗出；右侧少量胸腔积液；脾周积血、积液，左侧第 10 后肋断端与脾脏关系密切，建议复查；肝致密影，请结合临床；部分胸腔胃；盆腔少许积液。病程中，患者食纳、睡眠可，大小便正常，体重无明显变化。

既往史：患者有乙肝病史，经正规治疗。否认高血压、糖尿病、肾病病史，以及结核等传染病病史。无外伤、手术史。无输血史。否认药物、食物过敏史。

个人史：患者无烟酒嗜好。

查体：胸廓无明显畸形。左侧呼吸动度低，可见反常呼吸，双侧语颤对称，未触及胸膜摩擦感。双肺呼吸音低，胸廓挤压痛（＋）。

问题 1：患者目前诊断有哪些？还需要完善哪些相关检查？

目前诊断：① 创伤性膈疝（左侧）；② 左侧液气胸；③ 右侧肩胛骨及喙突骨折；④ 脊柱骨折；⑤ 左肺及右下肺渗出；⑥ 右侧少量胸腔积液；⑦ 脾周积血/积液（需警惕脾损伤）；⑧ 多发肋骨骨折（双侧）；⑨ 乙肝病史。

需要完善检查：① 胸部增强 CT 或 MRI，明确膈肌连续性是否中断，胸腔胃是否为膈疝所致，评估疝内容物；② 腹部增强 CT，进一步明确脾周积血性质（是否为脾破裂或膈肌破裂后腹腔渗血）；③ 肝肾功能、血淀粉酶，排查肝损伤、胰腺受累可能。

问题 2：患者目前是否有急诊手术指征？需要请哪些科室会诊？

患者目前有急诊手术指征，且需优先处理以下紧急情况：① 行左侧胸腔闭式引流术，紧急缓解气胸所致纵隔移位，改善呼吸和循环；② 行膈疝修补术，因胸腔胃提示膈肌破裂，需急诊手术还纳疝内容物并修补膈肌；③ 脾周积血探查，若 CT 提示脾破裂或活动性出血，需同期处理。

胸外科主导胸腔闭式引流、膈疝修补及肺挫伤处理，并请普外科会诊，联合探查腹腔（脾周积血、肝脏、胰腺等），处理可能的腹部脏器损伤；请骨科会诊，评估肩胛骨、脊柱骨折是否需同期或二期固定。

【思考题】

简答题

（1）膈肌损伤的分类有哪些？

（2）左侧膈肌较易损伤的原因有哪些？

第二章

肺部疾病

第一节 肺 癌

一、定义及流行病学

1. 定义

肺癌全称为原发性支气管肺癌,是指起源于呼吸上皮细胞(包括支气管、细支气管和肺泡)的恶性肿瘤。

2. 流行病学

截至2022年,肺癌依旧是全球范围内发病率第二的癌症病种,并且是癌症引起死亡最常见的病因。全球肿瘤流行病统计数据(GLOBOCAN)显示,2020年全球新发肺癌病例约220.7万,新增肺癌死亡病例约179.6万,分别占全部恶性肿瘤新发和死亡病例的11.4%和18.0%。

作为全球人口基数第二的国家,中国在肺癌防治方面面临着前所未有的挑战。在过去10余年里,随着人口老龄化的加剧和肺癌筛查在全国范围的普及,中国人群肺癌发病率呈缓慢上升趋势。GLOBOCAN的数据显示,中国人群中肺癌的新发及死亡病例数均位于所有癌症病种之首;2022年中国新发肺癌病例约87.1万,约76.7万患者死于肺癌,占所有癌症相关死亡的23.9%。因此,肺癌依然是危害人类健康最主要的恶性肿瘤,推广和实施肺癌筛查和早诊早治对于有效控制肺癌死亡率具有重要意义。

二、病因

深入阐明肺癌的病因,建立切实有效的防治措施,对于预防肺癌发生和减少肺癌死亡具有十分重要的意义,是肺癌一级预防策略中至关重要的研究内容。

1. 吸烟因素(主动、被动)

大量的流行病学调查资料和前瞻性结果已经证实,吸烟是导致肺癌发生的首要危险因素。其机制可从下述角度进行阐述。

(1) 损伤肺上皮细胞:烟草中的有害物质会损伤肺支气管上皮细胞。以焦油为例,其中含有多种致癌物质,如苯并芘、亚硝胺等。这些物质能够附着在肺组织上,导致细胞形态改变和功能异常,进而诱发细胞癌变。

（2）引发炎症反应：吸烟会导致肺部产生持续的炎症反应，这种炎症反应会损伤肺组织，并促进肿瘤细胞的生长和扩散。

（3）影响免疫功能：吸烟会削弱机体的免疫功能，使机体对肿瘤细胞的监视和清除能力下降，从而增加患肺癌的风险。

吸烟与肺癌的发病率之间存在密切的关联。具体表现为：吸烟史的长短和吸烟量与肺癌的发病率呈正相关，多年吸烟且每天吸烟量较大的人，患肺癌的风险显著增加。吸烟者患肺癌的风险远高于不吸烟者；吸烟开始时间越早，患肺癌的风险越高，与不吸烟的人群相比，儿童、青少年和成年时期习得吸烟行为后肺癌发病风险分别增加 14 倍、8 倍和 5 倍，肺癌死亡风险亦增加。吸烟不仅会对吸烟者本人造成危害，还会对周围的人产生二手烟的危害。被动吸烟者患肺癌的机会也大大增加，这进一步强调了吸烟对公共健康的危害。

2. 职业暴露

长期接触某些职业性致癌物质，如石棉、镍、铬、砷、煤焦油及其衍生物等，可增加肺癌的发病风险。以石棉为例，石棉纤维在加工和使用过程中容易形成粉尘，这些粉尘如果长期被人体吸入，会导致肺部纤维化，进而增加肺癌的风险。

3. 空气污染

空气污染包括室外大气污染（如 $PM_{2.5}$、SO_2 等）和室内空气污染（如煤烟、烹调油烟、氡等），这些污染物可损伤肺组织，诱发肺癌。

4. 遗传因素

肺癌的发生也与个体的遗传背景有关，肺癌家族史是肺癌已知危险因素之一。此外，某些基因的变异或突变可能增加肺癌的易感性。例如，表皮生长因子受体（epidermal growth factor receptor，EGFR）基因突变在非小细胞肺癌患者中较为常见，而间变性淋巴瘤激酶（anaplastic lymphoma kinase，ALK）基因重排则在一部分肺腺癌患者中发现。这些基因的异常可能导致细胞生长失控，从而增加肺癌的发病风险。不仅如此，大样本国际流行病学调查显示，不同地理区域（如东亚）和特定的患者群体（如女性和从不吸烟者）中，肺癌具有独特的亚型分布（如携带 EGFR 改变的肺癌）。

5. 饮食习惯和生活方式

饮食习惯和生活方式对肺癌的发生也有一定影响。例如，长期摄入高脂肪、低纤维的饮食可能增加肺癌的发病风险。此外，缺乏运动、肥胖、抑郁状态等不良生活方式也可能与肺癌的发生有关。

6. 病毒因素

近年来，一些研究发现某些病毒可能与肺癌的发生有关。例如，人乳头瘤病毒（human papilloma virus，HPV）和 EB 病毒（Epstein-Barr virus，EBV）在部分肺癌患者的肿瘤组织中被检测到。尽管目前尚无定论，但这些发现提示病毒可能在肺癌的发生中扮演一定的角色。

7. 电离辐射

长期接触电离辐射，如 X 射线、γ 射线等，可诱发肺癌。

8. 慢性疾病

慢性阻塞性肺疾病（chronic obstructive pulmonary disease，COPD）、支气管扩张、肺结核、矽肺、尘肺等肺部疾病的发生往往与肺部细胞感染、细胞缺氧和细胞活性降低有关。这些病理过程可能增加肺部细胞发生恶性变的风险，从而导致肺癌的发生。此外，这些疾病在愈合过程中可能引起鳞状上皮化生或增生,也可能进一步发展为癌症。

除上述病因外,缺乏体力活动且睡眠较差被认为是肺癌的危险因素;而定期服用鱼油和葡萄糖胺对肺癌有预防作用。此外,部分研究发现血浆睾酮和芳香化酶活性指数与肺癌发病风险降低相关;而炎症因子 C 反应蛋白(C-reactive protein,CRP)与肺癌发病风险增加相关。肺癌的发病是多种因素综合作用的结果,不同个体间可能存在差异。因此,在预防肺癌时,应综合考虑多种因素,采取综合性的预防措施。

三、病理分类

肺癌起源于支气管黏膜上皮或肺泡上皮。肺癌的分布,右肺多于左肺,上叶多于下叶。根据位置差异,常可分类为中央型肺癌及周围型肺癌。

中央型肺癌指起源于肺段及肺段以上的支气管黏膜上皮或腺体、位于肺门附近的肺部恶性肿瘤。中央型肺癌的病理类型以鳞癌和小细胞癌最为常见。由于肿瘤位于较大的支气管内,常较早地引起支气管狭窄,导致肺不张或阻塞性肺炎。此外,肿瘤常侵犯肺门和纵隔,引起纵隔淋巴结肿大。

周围型肺癌指起源于肺段支气管以下的肺癌。周围型肺癌以腺癌最为常见。周围型肺癌早期症状通常不明显,这也是许多患者确诊时已进入中晚期的原因之一。随着病情的进展,患者可能出现咳嗽、胸痛、呼吸困难、声音嘶哑、咯血、发热、消瘦等症状。这些症状的出现与肿瘤的生长部位、大小、是否侵犯周围组织或器官,以及是否发生转移等因素有关。

肺癌的病理分类是根据肺癌细胞的形态、分化程度及生物学特性等特征进行的。一般来说,肺癌的病理分类可以分为两大类:小细胞肺癌(small cell lung cancer, SCLC)和非小细胞肺癌(non-small cell lung cancer, NSCLC)。由于小细胞肺癌在生物学行为、治疗、预后等方面与其他类型差别巨大,因此将小细胞肺癌以外的肺癌统称为非小细胞肺癌。目前肺癌病理学分类采用的是 2015 年世界卫生组织(World Health Organization,WHO)修订的病理分型标准。

1. 非小细胞肺癌

非小细胞肺癌是肺癌中更为常见的一类,占所有肺癌的 80%~85%。非小细胞肺癌的病理分类更为复杂,主要包括以下几种类型。

(1) 鳞癌(squamous cell carcinoma, SCC):鳞癌是肺癌中最常见的类型之一,占非小细胞肺癌的 30%~40%。它起源于支气管黏膜鳞状上皮细胞,常表现为中央型肺癌。鳞癌的癌细胞大而不规则,多角形,核染色质深,常伴有角化珠和细胞间桥等特征性结构。

(2) 腺癌(adenocarcinoma, ADC):腺癌是非小细胞肺癌中的另一种常见类型,占非小细胞肺癌的 40%~50%。腺癌起源于支气管黏膜腺上皮或肺泡上皮,多表现为周围型肺癌。腺癌的癌细胞形态多样,可以形成腺腔样结构,也可以呈乳头状、实性团块状等。腺癌的恶性程度较高,但相对于鳞癌来说,腺癌对化疗和靶向治疗的敏感性更高。

(3) 大细胞癌(large cell carcinoma, LCC):大细胞癌是一种较为少见的非小细胞肺癌类型,占非小细胞肺癌的 5%~10%。大细胞癌的癌细胞体积较大,形态多样,核大深染,胞质丰富。大细胞癌的恶性程度较高,预后较差。

(4) 腺鳞癌(adenosquamous carcinoma, ASC):腺鳞癌是一种由腺癌和鳞癌混合组成的肺癌类型,较为少见。腺鳞癌的癌细胞形态多样,既有腺癌的特征性结构,又有鳞癌的特征性结构。

(5) 其他类型:除了上述几种常见的非小细胞肺癌类型外,还有一些较为罕见的类型,如肉瘤样癌、类癌、唾液腺型癌等。这些类型的肺癌在临床上较为少见，但其病理特征和生物学行为也具有一定的特殊性。

2. 小细胞肺癌

小细胞肺癌是一种高度恶性的肺癌类型，占所有肺癌的15%～20%。它的特点是癌细胞小、圆形或梭形，细胞质少，细胞核深染，常呈片状或巢状排列。小细胞肺癌的癌细胞生长迅速，早期即可发生广泛转移，预后较差。此外，小细胞肺癌对化疗和放疗较为敏感，因此在治疗上通常采用以化疗为主的综合治疗手段。常见的病理类型包括以下几种。

（1）燕麦细胞型：这是小细胞肺癌中最常见的类型，也称为经典型或纯小细胞型。其特点是癌细胞小、圆形或卵圆形，细胞质少，细胞核深染，染色质呈细颗粒状，核仁不明显或缺失。癌细胞常呈片状、巢状或条索状排列，类似燕麦粒，因此得名。

（2）中间细胞型：这种类型的小细胞肺癌在形态上介于燕麦细胞型和混合细胞型之间，其癌细胞形态和排列方式可能更加多样化。中间细胞型小细胞肺癌的恶性程度和预后与燕麦细胞型相似。

（3）混合型：混合型小细胞肺癌是指同时包含燕麦细胞型和其他类型肺癌细胞（如鳞癌、腺癌等）的混合体。这种类型的小细胞肺癌在形态上更加复杂，但其恶性程度和预后通常与燕麦细胞型相似。

（4）梭形细胞型：在某些分类体系中，小细胞肺癌还可能包括梭形细胞型。这种类型的癌细胞形态呈梭形，与燕麦细胞型在形态上有所区别。

四、扩散及转移

肺癌的扩散及转移是影响患者预后的重要因素之一。肺癌细胞可以通过多种途径进行扩散和转移，包括直接侵犯邻近组织、通过淋巴系统和血液系统进行转移。

直接侵犯邻近组织是肺癌早期常见的扩散方式。中央型肺癌由于其位置靠近肺门，容易直接侵犯纵隔结构，如心脏、大血管、食管和气管等。周围型肺癌则可能侵犯胸壁、胸膜、肋骨和膈肌等结构。随着肿瘤的生长，肺癌细胞还可能侵犯肺门和纵隔的淋巴结，导致淋巴结肿大。

通过淋巴系统转移是肺癌常见的转移途径之一，小细胞癌和鳞癌较为多见。肺癌细胞首先侵犯邻近的淋巴结，随后可能通过淋巴管扩散到更远的淋巴结群，如锁骨上淋巴结、颈部淋巴结等。淋巴结转移不仅影响局部治疗效果，还可能预示着全身转移的风险增加。

血液系统转移是肺癌晚期常见的转移方式，同时小细胞癌和腺癌的血行转移较鳞癌常见。肺癌细胞通过肺静脉进入体循环，可转移到全身各个器官，如骨骼、大脑、肝脏、肾上腺和皮肤等。脑转移是肺癌患者常见的远处转移之一，可引起头痛、恶心、呕吐、视力障碍等症状。骨转移则可能导致骨痛、病理性骨折和高钙血症等并发症。

肺癌的转移不仅影响患者的生存期，还可能显著降低生活质量。因此，早期诊断和治疗对于改善肺癌患者的预后至关重要。在临床实践中，应根据患者的具体情况，制订个性化的治疗方案，包括手术、放疗、化疗、靶向治疗和免疫治疗等，以期达到最佳的治疗效果。

五、临床表现

肺癌的临床表现与癌肿的部位、大小，是否压迫侵犯邻近器官，以及有无转移等情况密切相关。常可归类为三大类：一是由肺内原发肿瘤侵犯局部肺组织和邻近组织、器官引起，包括咳嗽、咯血、胸痛、胸闷气短、声音嘶哑、吞咽困难、面颈部水肿等；二是肿瘤转移到胸腔外其他器官而引发的症状与体征，包括锁骨上淋巴结肿大、头痛、恶心、呕吐、肝区疼痛，以及背部、盆腔或四肢骨性疼痛；三是肿瘤分泌异位激素及免疫功能低下而引起的肺外综合征和全身症状，包括杵状指（趾）、低血糖症、高钙血症、库欣综合征、抗利尿激素分泌异常综合征、类癌综合征、皮肤或神经副癌（Lambert-Eaton）综合征，以及消瘦、慢性贫血、恶病质、红细胞增多症等。

1. 局部症状

早期肺癌，特别是周围型肺癌，往往无任何症状，大多在行胸片或胸部 CT 检查时发现。随着肿瘤的进展，患者可出现不同的症状。临床常见症状包括咳嗽、血痰、胸痛、气促、喘鸣。

（1）咳嗽：咳嗽是肺癌最常见的局部症状之一，多为刺激性干咳，通常是由肿瘤累及各级支气管所致。咳嗽的严重程度和性质可能因肿瘤的生长部位、方式和速度而异。当肿瘤生长在大气道时，咳嗽可能表现为阵发性刺激性呛咳，无痰或仅有少许泡沫痰。随着病情的发展，若有继发感染，痰量可能增多并呈黏液脓性。

（2）血痰或咯血：血痰或咯血是肺癌最典型的症状之一，尤其是在中央型肺癌患者中更为多见。患者可能咳出带有血丝的痰液或间断性血痰，偶有大咯血的情况发生。这是由肿瘤侵犯了支气管黏膜微细血管，导致血管破裂出血所致。

（3）胸闷、胸痛：胸闷和胸痛也是肺癌常见的局部症状。早期可能仅表现为轻度的胸闷，但随着肿瘤的生长和侵犯，当肿瘤累及壁层胸膜或直接侵犯胸壁时，可引起恒定的持续性胸痛。此外，肿瘤压迫或阻塞支气管引起的阻塞性肺炎和肺不张，也可能导致胸闷和胸痛的症状。

（4）气促：气促是肺癌患者常见的呼吸困难表现。其原因可能包括肿瘤堵塞支气管引起阻塞性肺炎和肺不张、肺癌胸膜播散所致的恶性胸腔积液、弥漫性肺泡癌导致的肺间质病变等。这些因素均可导致肺通气和换气功能障碍，从而引起气促。

（5）喘鸣：当肿瘤引起支气管狭窄并造成部分阻塞时，可产生局限性喘鸣音。这是气流通过狭窄的气道时产生的特殊声音，也是肺癌的一种局部症状。

2. 全身症状

（1）发热：肺癌患者可能出现发热的全身症状。这可能是由肿瘤压迫或阻塞支气管引起肺炎、肺不张等感染性病变所致。此外，肿瘤坏死吸收也可能引起发热。由肿瘤坏死引起的发热通常抗菌治疗无效。

（2）食欲下降和体重减轻：肺癌患者常伴有食欲下降和体重减轻的非特异性全身症状。这可能是肿瘤消耗机体能量、影响消化功能及患者心理状态变化等多种因素共同作用的结果。

（3）恶病质：晚期肺癌患者可能出现恶病质的表现，包括极度消瘦、贫血、乏力等。这是由肿瘤广泛转移和消耗所致，严重影响患者的生活质量和预后。

3. 继发性症状

（1）上腔静脉综合征：当肺癌侵犯上腔静脉或其周围淋巴结时，可引起上腔静脉回流受阻，导致头面部、颈部和上肢水肿，以及胸壁静脉曲张等继发性症状。

（2）霍纳综合征（Horner 综合征）：肺癌侵犯颈交感神经节时，可引起同侧上睑下垂、瞳孔缩小、眼球内陷、面部无汗等表现。

（3）交感神经麻痹综合征：肺癌侵犯交感神经链时，可引起同侧上胸部皮肤无汗、温度觉及触觉均减退、瞳孔缩小、眼球内陷、上睑下垂及患侧上肢无汗等交感神经麻痹综合征的表现。

（4）膈神经麻痹：肿瘤压迫或侵犯同侧的膈神经引起，表现包括打嗝不止（顽固性呃逆）、呼吸困难、腹胀不适等症状。这是因为膈肌是主要的呼吸肌之一,其麻痹会严重影响呼吸功能,导致呼吸困难。同时,膈肌的运动障碍还可能影响胃肠道的蠕动和排空,导致腹胀不适等症状。

(5) 声音嘶哑:肺癌累及左侧喉返神经时常致声带麻痹,从而引起声音嘶哑。左侧喉返神经自迷走神经发出后,经主动脉弓下绕行,易受位于主肺动脉窗的病变侵犯。

(6) 肺上沟瘤:亦称 Pancoast 瘤,侵入纵隔和压迫位于胸廓入口的器官或组织,如第 1 肋骨、锁骨下动脉和静脉、臂丛神经、颈交感神经等,产生剧烈胸肩痛、上肢静脉怒张、水肿、臂痛等,晚期可能出现患侧手部肌肉软弱无力、肌肉萎缩及肱三头肌反射消失。同时也可引起同侧上眼睑下垂、瞳孔缩小、眼球内陷、面部无汗等颈交感神经综合征(Horner 综合征)。

4. **肺癌的副瘤综合征(paraneoplastic syndrome, PNS)**

副瘤综合征是指肺癌患者除原发肿瘤及其转移灶引起的症状外,还出现了一系列与肿瘤本身无直接关系的全身性症状或体征。这些症状可能在肿瘤切除后消失。这些症状往往由肿瘤产生的生物活性物质引起,包括异位激素、细胞因子、神经递质等,它们通过体液循环作用于远隔靶器官,导致功能异常。主要包括以下几个方面:① 神经系统症状,如脑病、小脑变性、脑脊髓炎、视神经病变、多发性肌炎等。患者可能出现头痛、眩晕、共济失调、肢体无力、感觉异常、精神异常等症状。这些症状可能由肿瘤分泌的神经毒性物质或自身免疫反应引起。② 内分泌系统症状。肺癌细胞可能分泌异位激素,如促肾上腺皮质激素(adrenocorticotropic hormone,ACTH)、生长激素(growth hormone,GH)等,导致库欣综合征、肢端肥大症等内分泌疾病。患者可能出现满月脸、水牛背、高血压、高血糖等症状。③ 骨骼肌肉系统症状,如杵状指(趾)、肥大性肺性骨关节病等。杵状指(趾)表现为手指或足趾末端增生、肥厚、呈杵状膨大,多见于肺鳞癌患者。肥大性肺性骨关节病则表现为长骨远端疼痛性肿胀和关节肿痛。④ 皮肤症状,如皮肤色素沉着、皮肌炎等。皮肤色素沉着常见于肺癌患者,表现为皮肤皱褶处如腋窝、腹股沟等部位的皮肤色素加深。皮肌炎则表现为面部和颈部蝴蝶形红斑疹,伴有远端肌肉衰弱和指关节萎缩。⑤ 血液系统症状,如贫血、凝血功能异常等。肺癌患者可能因肿瘤消耗、营养不良或骨髓浸润而出现贫血。同时,肿瘤可能分泌促凝物质或激活凝血系统,导致凝血功能异常。

六、辅助检查

(一) 影像学检查

1. **胸部正侧位片**

胸部正侧位片是诊断肺癌的初步检查方法之一,可显示一定大小且典型的肺内病灶,可以显示病变的密度、边界、胸膜变化、中心液化等改变。体积较大的肺癌通过 X 线检查大多可以被发现;但是处于肺门、心膈角和心脏后方的肿物,以及局限于支气管壁的早期中央型肺癌,或者很小的周围型肺癌病灶,单一 X 线检查常易遗漏。

另外,X 线可显示肿瘤进展导致的部分特殊征象。当癌肿阻塞支气管,受累的肺段或肺叶出现肺炎征象。支气管管腔被癌肿完全阻塞,可产生相应的肺叶或一侧全肺不张。癌肿转移到肺门及纵隔淋巴结可出现肺门阴影或纵隔阴影增宽,不张的上叶肺与肺门肿块联合可形成“反 S 征”影像。纵隔转移淋巴结压迫膈神经时,可见膈肌抬高,透视可见膈肌反常运动。气管隆突下肿大的转移淋巴结,可使气管分叉角度增大。晚期病例还可看到胸膜腔积液或肋骨破坏。

2. **CT**

CT 是一种更为精确的影像学检查方法,能够提供比胸部正侧位片更详细的肺部结构信息。CT

扫描可以清晰地显示肺内病灶的大小、形态、位置，以及与周围组织的关系，对于早期发现肺癌具有重要意义。CT 扫描还可以用于评估肺癌的分期，判断肿瘤是否已经侵犯到邻近的器官或组织，以及是否存在远处转移。增强 CT 扫描通过注射造影剂，可以进一步提高肿瘤与正常组织的对比度，有助于更准确地判断肿瘤的边界和血供情况。

肺癌常见的 CT 征象包括分叶征、毛刺征、空泡征、空气支气管征、肿瘤滋养动脉、血管切迹和集束征、胸膜凹陷或牵拉征、偏心空洞等征象(图 2.1.1)。

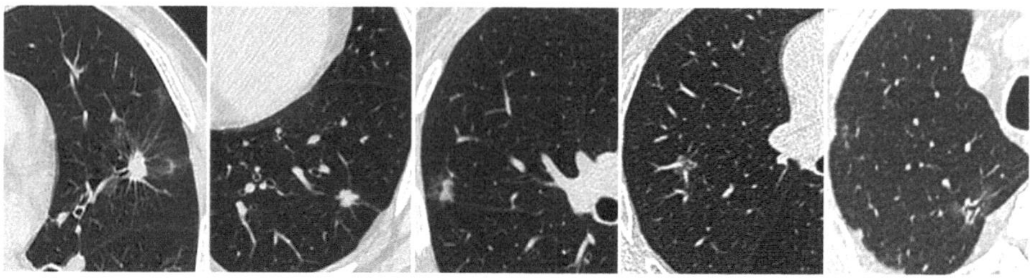

(a) (b) (c) (d) (e)

图 2.1.1 肺癌常见的 CT 典型征象

注:从左到右依次为毛刺征、分叶征、空泡征、血管集束征、空气支气管征。

(1) 分叶征:分叶征的形成与癌细胞的生长特性密切相关。由于癌细胞分化程度不一致，各部位生长速度不同，导致病灶在生长过程中形成分叶状结构。而 CT 图像上表现为结节边缘凹凸不平或呈波浪状。

(2) 毛刺征:CT 图像上结节边缘向周围组织内延伸而未达胸膜表面的短线状影。需要注意的是，部分良性病变如炎性假瘤、结核球在 CT 图像亦可表现为扭曲且长、形态不规则的长毛刺，需要仔细与肺癌毛刺征相鉴别。

(3) 空泡征:CT 图像上结节内存在圆形或类圆形含气低密度区，直径通常不超过 5 mm。其边缘光滑，多见于细支气管肺泡癌和腺癌，也偶见于结核和细支气管囊肿。空泡征的病理基础主要包括尚未被肿瘤破坏、替代的肺结构支架，如肺泡、扩展扭曲的未闭细支气管等，也可能是肿瘤坏死腔、含黏液的腺腔结构，或乳头状癌结构间的含气间隙。

(4) 空气支气管征:CT 图像上表现为结节内出现含气支气管，或出现支气管扩张、扭曲、截断等现象。空气支气管征不仅见于肺癌，还可能出现在其他肺部疾病中，如肺炎(感染性、脂质性、吸入性)、肺泡水肿、肺泡出血、纤维化(放射性、结节病)等，临床须多加鉴别。

(5) 血管切迹和集束征:血管切迹征在 CT 图像上表现为肺部结节或肿块与异常增粗的血管相连，纵隔窗显示相应血管进入肿块的切迹。血管切迹征的形成与肺癌组织对周围血管的侵袭和破坏有关。恶性肿瘤细胞会不同程度地直接破坏血管壁，包括血管外层结缔组织、肌层和弹力膜等。同时，癌细胞的刺激也可能使血管壁增厚，内皮细胞增生，从而形成血管切迹征。血管集束征在 CT 图像上表现为结节周围有多条血管向中心聚集，形成簇状分布的现象。其形成与癌细胞过度增生导致血管生成不规则有关。癌细胞在生长过程中会分泌多种生长因子和血管生成因子，刺激周围血管生成和增殖。这些新生血管在癌灶周围形成网络状结构，为癌细胞生长提供丰富养分。

(6) 胸膜凹陷或牵拉征:CT 图像上表现为于结节边缘延伸至胸膜表面的线状影或结节紧邻胸膜处存在明显的肺内凹陷。肺癌在生长过程中，肿瘤组织与胸膜之间可能形成纤维条索。这些纤维条索主要由肿瘤细胞、纤维母细胞、胶原纤维等构成，它们具有较强的收缩力，其收缩时会牵拉周围的胸膜组织，导致胸膜出现凹陷或牵拉征象。

(7) 空洞性病变:肺癌性空洞在 CT 影像上常表现为不规则偏心型空洞;其形成涉及肺癌细胞的生长特性、局部组织的血液供应情况,以及肿瘤坏死和空洞形成的过程。

相关研究结果显示,低剂量螺旋 CT(low-dose computed tomography,LDCT)的普及使肺癌相关死亡风险降低了 20%。随着 LDCT 的普及,愈来愈多的年轻患者以 CT 图像上表现为结节最大径≤3 cm 的肺小结节就诊。肺小结节根据其 CT 图像上是否遮盖了肺组织内的血管和支气管常被分为纯磨玻璃结节、部分实性结节及实性结节(图 2.1.2)。① 纯磨玻璃结节(pure ground-glass opacity,pGGO):CT 图像上表现为密度增高的云雾状淡薄影或结节,其外观类似于磨砂玻璃,因此得名。这种结节的密度并不足以完全遮盖肺组织内的血管和支气管,使得这些结构在影像上仍然可见。② 部分实性结节:(mix ground-glass opacity,mGGO):CT 图像表现为结节内部既有实性成分,又有磨玻璃成分,因此密度不均匀。③ 实性结节(solid nodule,SN):结节密度较大,遮盖了肺组织内的血管和支气管。

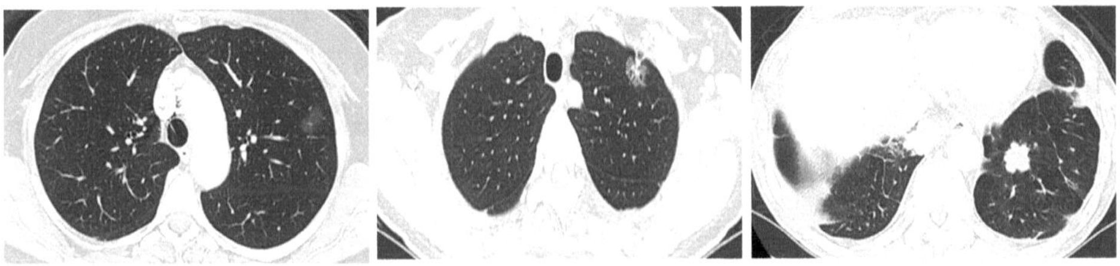

(a) (b) (c)

图 2.1.2 肺小结节类型

注:从左到右依次为纯磨玻璃结节、部分实性结节、实性结节。

多项纳入 CT 表现为肺结节的肺癌预后分析的回顾性研究发现,肺结节中的实性成分占肿瘤比(consolidation-to-tumor ratio ,CTR)与肺癌患者的预后密切相关。CTR 的计算方式为实性成分的最大径除以结节的整体最大径。CTR >0.5 的肺癌患者相较于 CTR <0.5 的患者 5 年生存率显著下降,其机制为结节实性成分主要由恶性肿瘤细胞侵犯周围血管及基质而引起相应部位肺泡塌陷导致,实性成分占比越高,结节恶性程度越高,进而患者预后越差,常需要更为积极的外科处理(图 2.1.3)。

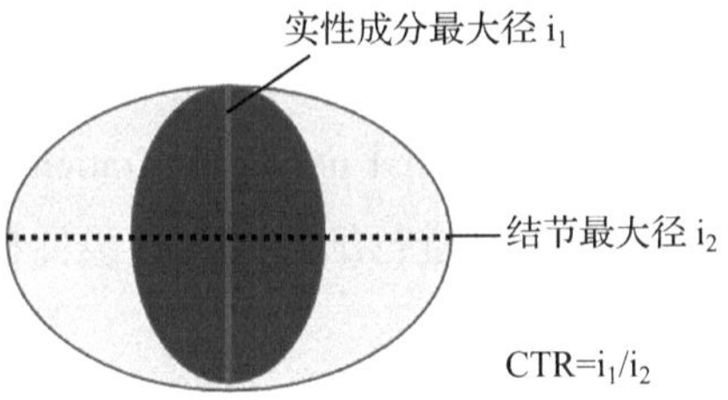

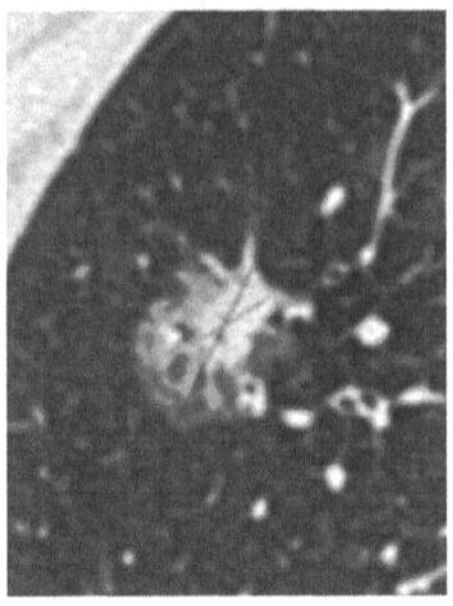

(a) (b)

图 2.1.3 CTR 示意图

3. MRI

MRI 对肺内病灶的显示不优于 CT 扫描,主要用于判断血管、胸壁和纵隔软组织及神经是否受侵,尤其是用于鉴别肺上沟瘤是否侵及血管和臂丛神经,中央型肺癌是否侵及纵隔的心脏和大血管结构。MRI 在区分肿瘤组织块与其产生的肺不张或放疗后纤维化等方面具有明显优势。同时 MRI 能够更好地显示肿瘤与周围组织的关系,尤其是对于脑、肝脏、肾上腺等部位的转移性病变。MRI 在评估肺癌患者是否适合进行手术治疗方面具有独特优势。

4. PET 或 PET-CT

PET(positron emission tomography)检查成像原理:将电子放射性核素(如^{18}F)化合物(如脱氧葡萄糖)作为肿瘤显像剂,注射到患者体内后,基于肿瘤细胞生长代谢活跃,肿瘤细胞摄取葡萄糖较多,又由于^{18}F标记的脱氧葡萄糖在完成磷酸化生成6-磷酸氟代葡萄糖后不能通过细胞膜到达细胞外继续分解,因此在肿瘤细胞内滞留较长时间并浓聚,其正电子与细胞内的负电子结合发出伽马射线,利用伽马射线探测仪结合计算机技术可以显示出肿瘤内部代谢和功能状况。

PET-CT 是将 PET 与 CT 的优势合二为一,即将肿瘤细胞的代谢功能和解剖形态学二者结合起来。PET-CT 的融合图像不但能清晰显示肿瘤的准确部位、内部特征、边缘特点和周围结构,还能显示肿瘤内部代谢和功能状况。因此,其在肿瘤的诊断和分期中具有重要作用。PET-CT 可以发现其他诊断手段难以发现的胸外转移灶和纵隔转移淋巴结。PET-CT 与以往的图像诊断手段相比虽有巨大进步,但由于葡萄糖代谢增高并非肿瘤组织独有特点,因此在肺癌诊断方面仍存在一定的假阳性和假阴性率。容易出现假阳性的疾病主要有代谢旺盛的肺结核、炎症性病变、肉芽肿病变、隐球菌病、组织胞浆菌病和近期术后改变等。假阴性的病变主要见于生长缓慢的肺泡细胞癌和恶性程度低的病变或极小的癌结节(直径 <1 cm)。目前随着肺癌治疗模式的进展,PET-CT 常用于放疗、化疗、免疫治疗、靶向治疗前后病灶变化的评估,其用于肺癌新辅助治疗后分期的评估尤为关键。

5. 骨核素显像或 ECT

由于骨病灶血流增加,成骨活跃和新陈代谢旺盛,亲骨的^{99m}Tc-MDP(二甲基二磷酸)在骨病灶部位出现浓聚,它比普通 X 线检查提早 3 ~6 个月发现病灶。因此,骨显像可以较早地发现骨转移灶。

(二)病理学相关检查

1. 支气管镜检查

支气管镜检查对于肿瘤的定位诊断和获取组织学诊断具有重要价值。对于中央型肺癌,支气管镜检查不仅可以在直视下通过细胞学刷检和组织学活检获取明确的病理结果,还有助于支气管近端肿瘤侵犯范围的判断,进而辅助原发肿瘤的分期与手术方式的选择。对于生长于段支气管开口以下的周围型肺癌,则可通过各种超细支气管镜、磁导航支气管镜等方式对病变定位,不仅可通过支气管内刷检或引导下穿刺获取细胞学或组织学诊断,还有助于辅助手术精准切除。近年来,支气管内超声引导针吸活检术(endobronchial ultrasound-guided transbronchial needle aspiration, EBUS-TBNA)亦日趋成熟,其通过气管镜,在超声引导下,对纵隔或肺门淋巴结进行细针穿刺针吸活检,用于肺癌病理获取和淋巴结分期。

2. 纵隔镜检查

标准颈前纵隔镜检查是在距胸骨上切迹 1 cm 处做横切口(3 ~4 cm),切开皮肤、皮下组织和颈阔肌,钝性分离颈前肌群和软组织到达气管前间隙,打开颈前筋膜,钝性游离出气管前通道并适当探查周围组织结构,置入纵隔镜缓慢通过无名动脉后方,观察气管旁、气管支气管角及隆突下等部位的肿大淋巴结,用特制活检钳解剖、剥离取得活组织。标准颈前纵隔镜检查可以活检 2R、2L、4R、隆突前区域淋巴结。近年来随着 PET-CT 的广泛应用,纵隔淋巴结受累情况可以于治疗前得到较好的评估,同时纵隔镜检查需要全身麻醉且存在相关风险,纵隔镜检查在肺癌诊断和分期中的应用没有显著增加,但也有少数应用纵隔镜进行治疗性手术操作的报道。

3. 经胸壁针吸细胞学或组织学检查(transthoracic needle aspiration, TTNA)

TTNA 常用于胸壁或肺周边病灶的辅助诊断。穿刺活检可以在 CT、B 超、模拟透视机引导下进行。视肿物大小、部位和周围包绕的血管、神经等结构而选用适当穿刺方法和针具。目前倾向于在CT引导定位下用细针穿刺，操作安全，并发症较少。但该检查有引起气胸、出血的可能，少数可能会引起针道种植转移，故临床上仍需要谨慎选择。

4. 胸腔镜检查

对于影像学发现的肺部病灶，经气管镜检查、穿刺活检等各种方法仍未能获取组织学或细胞学明确诊断且临床高度怀疑肺癌时，可考虑电视胸腔镜手术（video-assisted thoracic surgery，VATS）全面探查胸腔内情况。针对胸膜病变、肺的弥漫性病变、肺外周小结节、肺纵隔淋巴结等进行活检，以明确病理诊断及分期，并可同时完成治疗性切除手术。目前VATS活检＋术中冰冻病理检查已成为明确周围型肺结节的主要治疗手段。

5. 其他

其他包括痰细胞学检查、胸腔积液穿刺抽取送脱落细胞检查、转移性病灶（锁骨上淋巴结、皮下结节等）活检明确病理。

此外，肺癌的诊断还包括一些血液学检查，如肿瘤标志物检测。虽然肿瘤标志物在肺癌诊断中的特异性和敏感性并不高，但某些标志物如癌胚抗原（carcinoembryonic antigen，CEA）、神经元特异性烯醇化酶（neuron-specific enolase，NSE）、细胞角蛋白片段19（CYFRA 21-1）等的水平变化，可以作为疗效监测和复发预警的参考指标。

在肺癌的诊断过程中，综合运用多种检查手段，可以提高诊断的准确性和可靠性。随着医学技术的不断进步，新的诊断方法和手段也在不断涌现，如液体活检（循环肿瘤DNA检测）等，这些新技术有望进一步提高肺癌的早期诊断率和治疗效果。

七、鉴别诊断

肺癌的鉴别诊断是区分肺癌与其他肺部疾病的重要步骤。由于肺癌的症状与其他肺部疾病如肺炎、肺结核、肺纤维化等相似，因此需要通过一系列检查来排除其他可能性。

1. 肺结核

（1）结核球：结核性球形灶多见于40岁以下青年人，其很少痰中带血，红细胞沉降率（erythrocyte sedimentation rate，ESR）变化少，仅16%～28%的患者痰中发现结核菌，故临床鉴别困难。在影像学方面，结核性球形病灶多呈圆形，见于上叶尖后段或下叶背段，生长缓慢，体积较小，直径一般不超过3 cm，边界光滑，密度不匀，可见钙化，较少出现胸膜皱缩；部分病变可出现薄壁空洞且内壁光滑。周围型肺癌上、下叶分布无明显差别，多为结节状或分叶状，有毛刺及胸膜皱缩，生长速度较快。鳞癌患者偶见空洞形成，但空洞内壁呈结节状不平，一般肿瘤内无钙化灶。皮肤结核菌素试验可以帮助鉴别诊断。结核菌素试验阳性或强阳性并不能肯定病变一定为结核病变，但若为阴性，诊断结核的可能性要小得多。

（2）肺门淋巴结结核：多见于右上纵隔气管旁，当炎症淋巴结肿大并融合成团时，须与纵隔型肺癌及肺癌纵隔淋巴结转移相区别。结核所致的肺门或纵隔旁淋巴结肿大，通常不造成肺不张。气管镜下偶见支气管管腔狭窄改变，但很少发现黏膜糜烂或结节，刷片细胞学检查多为阴性。而肺癌导致的肺门或纵隔旁淋巴结肿大，多见咯血及肺不张改变。气管镜下可见支气管黏膜糜烂、溃疡、增厚或结节样改变，活检或刷片细胞学检查多可发现肿瘤细胞。

（3）粟粒型肺结核：两者均表现为双肺野多发粟粒样结节病灶。但是粟粒型肺结核结节大小均匀，全身中毒症状较重（低热、盗汗、消瘦等），抗结核治疗能够缓解症状。弥漫性肺癌结节大小不一，常是肺癌支气管内播散的结果，通常表现为咳嗽、胸闷、气短和乏力，全身中毒症状不明显；此时痰细胞学检查常呈阳性。

（4）肺结核合并肺癌：在结核治疗过程中，一旦出现部分病灶吸收好转而剩余病灶继续增长恶化时，应警惕两种疾病并存状态。在影像学检查时，发现病灶旁或病灶边缘出现钙化灶时需要动态观察病变的变化；在正规抗结核治疗中，如病处某局部持续增大，应高度怀疑恶性病变，并及时做进一步的诊断与治疗。

2. 肺内感染性病变

（1）肺炎：肺炎患者 CT 图像上常表现为边界模糊的斑片状影。因此，某些肺部炎症与表现为磨玻璃样病变的肺癌有时较难鉴别。前者起病较急，通常有明显咳嗽、发热症状，抗炎治疗后阴影逐渐消散。而早期肺癌通常系查体偶然发现或慢性起病，常无明显症状，阴影呈磨玻璃样改变，其内可见含气小腔或支气管充气征，抗炎治疗后不吸收且长期存在缓慢增长。当肺癌堵塞支气管造成远端阻塞性肺炎时，与单纯肺炎也很难区别。如不张肺组织内炎症加剧，甚至可发展成慢性肺脓肿，患者出现发热、咳黄脓痰或咯血，与单纯肺脓肿相似。此时应更加警惕恶性病变风险，可进一步行气管镜检查以获取细胞学或组织学诊断，明确病理诊断。

（2）中叶综合征：广义的中叶综合征为各种原因所致的右肺中叶不张，并伴有慢性炎症或支气管扩张。造成不张最常见的原因是中叶支气管周围淋巴结反复炎症肿大、挤压中叶支气管，造成管腔狭窄，通气受阻。当炎症得到控制，淋巴结缩小，气管受压缓解而恢复通气时，不张的肺泡不能复张。不张肺叶内炎症常反复，患者出现间歇发热、咳嗽、咳黄痰甚至咯血。一般多见于年轻人，病史较长。如果是老年患者，短期内发生中叶肺不张，肺门区出现结节影时，应怀疑肺癌可能，应进一步行纤维支气管镜检查以确诊。

（3）肺脓肿：肺脓肿在急性期有明显感染症状，多脓痰，X 线检查表现为薄壁空洞，内壁光滑，常有液平面，脓肿周围的肺组织或胸膜常有炎性病变。肺癌空洞常表现为偏心、厚壁、内壁规则。

肺内病变良恶性的鉴别在疾病诊治过程中极为重要，但有时也是十分困难的。影像学上可通过下述几项进行鉴别：① 肿物倍增时间，根据 Mayer 公式 $DT=[t\times\log2]/[3\log(Di/D0)]$ 计算，DT 为倍增时间（d），D0 为首次 X 线检查测量直径，Di 为末次 X 线检查测量直径，t 为首次与末次测量的间隔日期，有报告 DT 小于 37 d 或大于 465 d 者均属良性病变。不同病理类型其 DT 也不同，鳞癌为 7～381 d，平均为 100 d；腺癌为 17～590 d，平均为 183 d；小细胞癌为 17～71 d，平均为 33 d。② 肿块体积，如直径大于 5 cm 时，83.9% 的可能性是恶性。③ 边界清晰，见于 86% 的良性病例，恶性中只有 47.8% 边界清晰。④ 外形有分叶，恶性中占 58.4%，良性中仅占 17.2%。⑤ 恶性中仅 0.6%～3.3% 出现钙化，良性中 16.4% 可见钙化。钙化如果集中于病变中心，或以中心钙化为核心层层包围，形成同心圆（又名公牛眼状）或是如“爆米花”样，皆为良性病变的表现。⑥ 恶性病变有毛刺者占 68.4%，良性中仅有 9% 出现毛刺。⑦ 胸膜皱缩，在恶性中占 21.1%，良性中仅 3.3% 可见胸膜皱缩。

八、临床及病理 TNM 分期

1997 年，国际肺癌研究协会（International Association for the Study of Lung Cancer，IASLC）成立了分期及预后因素委员会，整体负责肺癌的分期工作。从委员会成立至今，分期工作共经历了 3 个阶段。第 1 阶段，该分期委员会首先收集了从 1990—2000 年，来自 20 个国家共计 100 869 例患者的数据，并递交给癌症研究及生物分析委员会进行全面分析，形成修改 TNM 分期的初步意见并被国际抗癌联盟（Union for International Cancer Control，UICC）和美国癌症联合会（American Joint Committee on Cancer，AJCC）采纳，形成第 7 版肺癌 TNM 分期。同时，为了对淋巴结转移状态的评估进行统一，IASLC 在 2009 年还制定了淋巴结图谱，对不同解剖位置的淋巴结进行了详细定义，以方便后续数据的标准化采集。在第 2 阶段，IASLC 收集了 1999—2010 年间，来自 16 个国家共 94 708 例患者的数据并进行分析，从而成为第 8 版肺癌 TNM 分期修改的依据，第 8 版分期主要强调了肿瘤长径及转移范围对预后的影响。第 8 版 TNM 分期于 2017 年开始应用至今。第 8 版 TNM 分期公布后，IASLC 开始了第 3 阶段准备工作并着手收集数据，为第 9 版更新做准备，而第 9 版分期的变化是分期委员会开始收集并评估分子标志物对预后的影响，并考虑将分子标志物纳入分期的可能性。本次数据库共纳入来自 25 个国家、75 家中心共计 124 581 例患者，其中 18.9% 的患者通过电子数据采集系统录入。纳入本次分析的数据中，亚裔患者占比首次超过欧洲患者，比例达到 56%，远高于欧洲患者的 25%；此外，中东及非洲患者数首次实现零的突破，占数据来源的 0.1%。剔除病理不明确、生存数据不完善、分期不确定的患者后，最终共纳入 87 043 例患者进行分析及验证（神经内分泌肿瘤及非小细胞肺癌患者分别纳入 8 045 例和 73 197 例）；就治疗方式而言，47% 的患者仅接受手术治疗，手术为最常见的治疗手段。第 9 版 TNM 分期具体如下。

1. **原发肿瘤（T）**

T_X：原发肿瘤无法评估，或者通过痰细胞学或支气管灌洗发现癌细胞，但影像学及支气管镜无法发现。

T_0：无原发肿瘤的证据。

T_{is}：原位癌，包括原位鳞癌及原位腺癌（纯贴壁生长，肿瘤最大径≤3 cm）。

T_1：肿瘤最大径≤3 cm，周围包绕肺组织或脏层胸膜，支气管镜见肿瘤侵及叶支气管，未侵及主支气管。

$T_{1a(mi)}$（微浸润性腺癌）：肿瘤最大径≤3 cm，以贴壁为主，以及浸润灶最大径≤5 mm。

T_{1a}：肿瘤最大径≤1 cm；肿瘤浅表、任何大小、侵犯局限于支气管壁的，可延长至近支气管，也可归类于 T_{1a}，但是这些肿瘤罕见。

T_{1b}：1 cm < 肿瘤最大径≤2 cm。

T_{1c}：2 cm < 肿瘤最大径≤3 cm。

T_2：3 cm < 肿瘤最大径≤5 cm；或有侵犯主支气管但未侵及隆突、侵及脏层胸膜、累及肺门的阻塞性肺炎或者部分或全肺不张 3 种特征任意之一。

T_{2a}：3 cm < 肿瘤最大径≤4 cm。

T_{2b}：4 cm < 肿瘤最大径≤5 cm。

T_3：5 cm < 肿瘤最大径≤7 cm；或者侵及以下任何一个器官，包括胸膜、胸壁、膈神经、心包；或者同一肺叶出现孤立性癌结节。

T_4：肿瘤最大径 >7 cm；或者无论大小，侵及以下任何一个或多个器官，包括纵隔、心脏、大血管、主气管、喉返神经、食管、椎体、膈肌；或者同侧不同肺叶出现孤立癌结节。

2. **区域淋巴结（N）**

N_X：区域淋巴结无法评估。

N_0：无区域淋巴结转移。

N_1:同侧支气管周围和/或同侧肺门淋巴结及肺内淋巴结有转移,包括直接侵犯。

N_2:同侧纵隔内和/或隆突下淋巴结转移。

N_{2a}: 单站淋巴结转移。

N_{2b}: 多站淋巴结转移。

N_3:对侧纵隔、对侧肺门、同侧或对侧前斜角肌及锁骨上淋巴结转移。

3. 远处转移(M)

M_X:远处转移不能被判定。

M_0:没有远处转移。

M_1:远处转移。

M_{1a}:局限于胸腔内,包括胸膜播散(恶性胸腔积液、心包积液或胸膜结节)及对侧肺叶出现癌结节。

M_{1b}:单一胸腔外器官的单个转移灶。

M_{1c1}:单一胸腔外器官系统中的多个转移灶。

M_{1c2}:胸腔外多个器官系统出现多个转移灶。

4. TNM 分期组别

在第 9 版 TNM 分期中,T 分期没有任何变化,N 分期则进一步根据纵隔淋巴结转移状态分为 N_{2a}(单站淋巴结转移)和 N_{2b}(多站淋巴结转移)。M_{1c}则进一步根据患者转移灶涉及的器官系统分为 M_{1c1}(多个胸腔外转移灶但局限于同一器官系统)和 M_{1c2}(多个胸腔外转移灶涉及不同器官系统)。在第 9 版 TNM 分期中,第 8 版分期中ⅡB($T_1N_1M_0$)的患者本次归为ⅡA 期;第 8 版ⅢA 期($T_1N_2M_0$)患者则进一步细分为ⅡB 期($T_1N_{2a}M_0$)和ⅢA 期($T_1N_{2b}M_0$);Ⅳ期患者分期保持不变。TNM 分期组别见表 2.1.1。

表 2.1.1 TNM 分期组别

T/M		N_0	N_1	N_2		N_3
				N_{2a}	N_{2b}	
T_1	T_{1a}	ⅠA_1	ⅡA	ⅡB	ⅢA	ⅢB
	T_{1b}	ⅠA_2	ⅡA	ⅡB	ⅢA	ⅢB
	T_{1c}	ⅠA_3	ⅡA	ⅡB	ⅢA	ⅢB
T_2	T_{2a}	ⅠB	ⅡB	ⅢA	ⅢB	ⅢB
	T_{2b}	ⅡA	ⅡB	ⅢA	ⅢB	ⅢB
T_3	T_3	ⅡB	ⅢA	ⅢA	ⅢB	ⅢC
T_4	T_4	ⅢA	ⅢA	ⅢB	ⅢB	ⅢC
M_1	M_{1a}	ⅣA	ⅣA	ⅣA	ⅣA	ⅣA
	M_{1b}	ⅣA	ⅣA	ⅣA	ⅣA	ⅣA
	M_{1c1}	ⅣB	ⅣB	ⅣB	ⅣB	ⅣB
	M_{1c2}	ⅣB	ⅣB	ⅣB	ⅣB	ⅣB

TNM 分期所采用的数据及随访的时间跨度非常大,因此数据来源往往落后于临床实践。到目前为止,TNM 分期始终都是基于解剖学因素进行评估,但肿瘤诊疗已经进入精准治疗时代,需要将分子标志物纳入预后评估。此外,随着检测技术的进步,肿瘤微小残留灶概念逐渐被接受。越来越多的研

究数据显示，术后存在微小残留的患者，其预后显著差于不存在微小残留的患者。第 9 版 TNM 分期公布后，分期及预后委员会进行了重组，新的委员会将会在第 10 版 TNM 分期中评估这些分子标志物对患者预后的影响，并讨论纳入分期的可能性。

九、治疗

（一）治疗原则

肺癌的治疗方法主要有外科手术治疗、放射治疗（简称放疗）、化学药物治疗（简称化疗）、靶向治疗、免疫治疗等。小细胞肺癌和非小细胞肺癌的治疗原则有很大的不同。小细胞肺癌远处转移早，除早期（$T_{1\sim2}N_0M_0$）患者适合手术治疗外，其他应以非手术治疗为主。非小细胞肺癌的治疗方案应根据肿瘤 TNM 分期进行选择。肺癌治疗原则详见表 2.1.2。

表 2.1.2　肺癌治疗原则

肿瘤分期	治疗方案
ⅠA_1 ~ ⅠA_2 期肿瘤	（1）CTR <0.25，周围型——楔形切除（JCOG0804） （2）CTR≥0.5，肺段切除术（JCOG0802、GALGB140503） （3）0.25≤CTR <0.5，肺段切除（JCOG1211）
ⅠA_3 期肿瘤	（1）CTR <0.5，肺段切除（JCOG1211） （2）CTR≥0.5，肺叶切除
ⅠB 期肿瘤	新辅助治疗（可选）+肺叶切除+系统性淋巴结清扫+辅助治疗（化疗、靶向治疗、免疫治疗、随访等）
Ⅱ ~ ⅢA 期肿瘤	（1）直接手术治疗+术后辅助治疗（化疗、靶向治疗、免疫治疗等） （2）新辅助治疗（靶向治疗、化疗、免疫治疗联合化疗）+根治性手术+辅助治疗（化疗、靶向治疗、免疫治疗、随访等）
ⅢB ~ Ⅳ期肿瘤	综合治疗

（二）手术治疗

外科手术是公认的治疗肺癌的首选方法，同时根治性切除仍是唯一有可能使肺癌患者获得治愈，从而恢复正常生活的手段。

1. 手术适应证

① 临床分期为Ⅰ期、Ⅱ期、部分ⅢA 期及ⅢB 期非小细胞肺癌，即 $T_{1\sim3}N_{0\sim1}M_0$；对于 $T_{1\sim3}N_2M_0$ 是否首选手术治疗仍存有争议。近年来，综合运用新辅助治疗+手术治疗+术后辅助治疗的“三明治”式治疗模式越来越多地应用于 N_2 期预计可切除的肺癌患者，以保证患者最大的生存获益。② 小细胞肺癌要求更严，分期限于Ⅰ期和Ⅱ期。至于手术中才确立的 N_2 病变，如果能达到根治性切除，则不应放弃手术治疗。小细胞肺癌术后一律辅助化疗。③ 随着 LDCT 的普及，周围型孤立性肺结节发现率逐年增加。越来越多的年轻患者以肺小结节就诊，且病变很难获取病理学诊断，从而有赖于手术探查明确。因此，在影像学诊断倾向于肺恶性肿瘤时，应在同患者及家属充分沟通的基础上，积极给予手术治疗，从而达到诊断与治疗并举的目的。④ 有孤立转移病灶的非小细胞肺癌，是肺癌外科的探索性手术适应证，目前主要集中在同时或异时的孤立肺转移、脑转移和肾上腺转移（M_{1b}）。既往有研究表明，切除孤立转移瘤病灶（并切除肺癌原发灶）可改善患者远期生存。

2. 手术禁忌证

手术禁忌证包括已经累及纵隔、心脏、大血管、气管、食管、椎体、气管隆突等;N 级别达到 N_3,如对侧肺门、纵隔、锁骨上、腋下等处淋巴结转移;已有恶性胸液(M_{1a})或有远处脏器多发转移,如转移到肝、骨、脑、肾上腺等处(M_{1c})。此外,禁忌证还包括患者有严重的合并症,如严重肺部慢性感染、肺气肿、通气及换气功能重度低下、心力衰竭、3 个月以内的心绞痛发作史、心肌梗死史、3 个月以内的脑血管意外、肾功能不全、凝血功能障碍等。

3. 围手术期准备

(1)肺功能评估:在进行肺癌手术治疗之前,肺功能评估是至关重要的一步。评估的目的是确保患者在手术后能够维持足够的呼吸功能,避免术后出现严重的呼吸衰竭。肺功能评估通常包括肺活量(vital capacity,VC)、第一秒用力呼气量(forced expiratory volume in first second,FEV_1)、弥散功能等指标的测定。下述患者应进行详细的术前肺功能评估:① 肺功能检查 FEV_1 < 预计值的 80%,或 FEV_1/用力肺活量(forced vital capacity,FVC)<70%;② 有明显胸膜疾病;③ 存在气道梗阻;④ 中心型肺癌;⑤ 既往有肺切除病史。下述患者不适宜行手术治疗或需要详细评估手术风险并选择合适手术方案:① 全肺切除术患者 FEV_1 <2 L,或最大通气量(maximal voluntary ventilation,MVV)<50%,肺叶切除术患者 FEV_1 <1.5 L,或 MVV <35%;② 预计术后 FEV_1 <800 mL;③ 慢性高碳酸血症,动脉血二氧化碳分压 >6.0 kPa(45 mmHg)或运动后出现高碳酸血症;④ 低氧血症,安静时动脉血氧分压 < 6.7 kPa (50 mmHg),运动后血氧分压不增加,低氧血症非肺疾病引起;⑤ 肺弥散功能重度减退,即一氧化碳弥散量 <50%;⑥ 静止肺动脉压 >4.7 kPa(35 mmHg)。

(2)呼吸道准备:肺癌患者多为老年男性,因长期吸烟而有程度不同的慢性支气管炎、肺气肿等合并症。因此,患者术前严格戒烟极为重要,术前戒烟 4 ~6 周能显著减少术后肺部并发症。当患者有慢性支气管炎多年,咳嗽有黄痰时,或因肿瘤堵塞产生部分肺不张甚或阻塞性肺炎时,应及早根据致病菌种的药敏试验结果给予相应的抗生素治疗,力争术前肺内炎症得到有效控制,体温不超过 37.5 ℃。除了全身应用抗生素外,药物雾化吸入的局部治疗也可获得良好的治疗效果。对某些诊断不确定,无法排除肺结核可能,或是肺癌与肺结核并存的患者,术前应有 2 周足量联合抗结核用药的准备,以免术后患者因机体免疫功能低下,缺乏抗结核药物保护而引起结核感染复燃或扩散。

(3)心血管准备:为了增强和保护心肌功能,手术前可适当给予能量合剂(葡萄糖、胰岛素、氯化钾、维生素 C、辅酶 A、肌酐等)。心律失常患者,可以行 24 h 动态心电图检查以明确其种类和严重程度;房性期前收缩或心房颤动可以用维拉帕米或洋地黄类药物控制,室性期前收缩可用利多卡因类或美西律或心律平等药物控制。高血压患者要每天监测血压 2 次,用不同种类的降压药物把血压控制在基本正常范围,应注意若患者既往口服利血平类药物,术前应停药 1 周并更换降血压药物。有心绞痛或心肌梗死病史或已经放置冠状动脉支架者,通常都服用抗血小板药物。一般认为阿司匹林术前可不停药,条件允许的情况下,术后第 3 ~5 d 应早期恢复口服抗血小板药物;氯吡格雷及替格瑞洛一般要求术前停药 5 d 并桥接低分子肝素抗凝治疗。有高凝倾向者,术前 1 d 开始可用小剂量低分子肝素治疗,直至术后 3 ~5 d。为了增加心肺功能储备,可以指导患者进行登楼锻炼。

术后心肺并发症的发生与患者的年龄、术前伴随疾病严重程度、心肺功能状况水平、手术切除多少有功能的肺组织及操作范围的大小、手术相关并发症等有显著相关性。因此,术前风险的评估需要全面综合考虑患者的各方面情况,包括病期、年龄、一般状况、术前伴随疾病、心肺功能状况、手术切除范围等,进而做出综合评价。术前加强合并疾病的控制、选择适当的术式,术中力求操作精细和稳妥,术后加强监护和及时处理,可以避免严重心肺并发症的发生。

4. 外科术式的选择

一直以来,肺叶切除伴系统的淋巴结清扫被认为是早期肺癌的标准外科手术治疗方式;相较于肺叶切除,亚肺叶切除(肺楔形切除和肺段切除)存在更高的局部复发率与死亡风险。如今胸部 CT 检查作为常规体检的一项,逐渐被大众认可,年轻人群愈加关注肺部病变的发生情况,亚肺叶切除逐渐被用于早期肺癌的手术治疗。

(1) ⅠA_1 ~ ⅠA_2 期肿瘤。

对于 CTR <0.25 的患者:JCOG0804/WJOG4507L 研究指出,对于术前 CT 影像上表现为肿瘤最大径 <2 cm,CTR <0.25 的早期恶性病变,亚肺叶切除可以在保证患者最大生存获益的同时减少手术相关并发症,因而优于传统肺叶切除。此项研究中,共有 314 例最终接受亚肺叶切除,包括 258 例的楔形切除和 58 例的肺段切除。研究认为,对于周围型 GGO 最大径≤2.0 cm,CTR <0.25,手术切缘 5 mm 及以上是足够的;与肺叶切除相比,楔形切除后肺功能明显保留;同时对于淋巴结清扫不做强制要求。

对于 CTR≥0.5 的患者:日本学者主导的 JCOG0802/WJOG4607L 研究结果显示,临床分期ⅠA 期肺癌(肿瘤最大径 <2 cm,CTR >0.5)尽管存在更高的局部复发风险,但肺段切除组的 5 年生存率高于肺叶切除组,因而肺段切除可以替代肺叶切除成为早期肺癌的标准手术治疗方式。此项研究中,554 例最终接受肺叶切除,552 例最终接受肺段切除。研究中位随访 7.3 年,肺叶切除组 5 年总生存率为 91.1%,肺段切除组 5 年总生存率为 94.3%。亚组分析结果提示,在男性患者、年龄≥70 岁、实体性肿瘤和非腺癌患者中,肺段切除可带来更大的生存获益。此外,近期大样本多中心的 CALGB140503 研究指出,对于术前 CT 影像上最大径 <2 cm 且术中病理证实肺门及纵隔淋巴结阴性的周围型肺癌,亚肺叶切除较肺叶切除可以在保证患者最大生存获益的同时有效保护患者肺功能。

对于 0.25≤CTR <0.5 的患者:JCOG1211 研究纳入最大径 3 cm 以内、CTR 0.5 以下的磨玻璃影为主的患者,为其行肺段切除术,评价肺段切除的术后复发率、手术安全性、术后 5 年生存率等。生存结局分析显示,所有入组肺段切除患者的 5 年无复发生存率为 98.2%、5 年总生存率为 98.2%。其研究表明,针对最大径不足 3 cm 的磨玻璃改变为主型肺癌,开展肺段切除是安全有效的,并且能有效保护患者肺功能。

淋巴结清扫策略探索:对于肿瘤最大径 <2 cm 的肺结节,术中的淋巴结清扫策略目前存在一定的争议。JCOG0802 研究中共纳入 533 例 mGGO 患者,仅有 3 例纵隔淋巴结转移和 5 例 N_1 淋巴结转移;肿瘤最大径在 1.5 cm 以下的病例无一例转移。而对于纳入的 523 例纯实性肿瘤,55 例(10.4%)出现了淋巴结转移,其中 28 例(5.4%)存在 N_2 淋巴结转移;上叶肿瘤无一例转移至隆突下淋巴结,仅有 1 例基底段肿瘤转移至上纵隔淋巴结;背段肿瘤有 2 例转移至上纵隔淋巴结(选择性清扫区外)。研究认为,对于 mGGO 患者,除上叶肿瘤需要进行上纵隔淋巴结采样以外,部分实性肿瘤无须进行纵隔淋巴结清扫。而对于实性结节患者,选择性清扫对于位于上叶和基底段的纯实性肿瘤已经足够,但对于背段的肿瘤可能不够。

(2) ⅠA_3 期肿瘤。

对于 CTR≤0.5 的患者:参考 JCOG1211 研究,开展肺段切除是安全有效的,并且能有效保护患者肺功能。

对于 CTR >0.5 的患者:肺叶切除合并系统性淋巴结清扫仍是首选手术治疗方案。

(3) ⅠB期、Ⅱ期、部分ⅢA期及ⅢB期肿瘤。

对于这些更晚期的肿瘤,手术治疗的目的是尽可能地切除肿瘤组织,同时保留足够的肺功能以维持患者的生活质量。对于ⅠB期和部分Ⅱ期肿瘤,肺叶切除合并系统性淋巴结清扫依然是主要的治疗方式。然而,对于Ⅲ A期肿瘤,尤其是那些涉及纵隔淋巴结转移的患者,手术治疗的决策需要更加谨慎。在这些情况下,可采取术前新辅助治疗(靶向治疗、化疗、免疫治疗联合化疗)以缩小肿瘤体积,降低手术难度,并提高手术切除的成功率。对于ⅢB期肿瘤,由于肿瘤已经广泛扩散,手术治疗通常不是首选。然而,在某些特定情况下,如孤立性转移或局部晚期肿瘤,综合治疗(包括手术、化疗和放疗)有可能为患者带来一定的生存获益。在这些情况下,手术可能用于缓解症状或作为综合治疗的一部分。

肺叶切除术:目前肺叶切除术是肺癌外科治疗首选的标准切除术式。对于绝大多数周围型肺癌和支气管侵犯范围未超出段支气管开口的中央型肺癌患者,在肺叶血管条件许可的情况下,应争取行肺叶切除。右肺中叶或下叶肺癌邻近或侵犯中下叶支气管间嵴、中间段支气管肺癌、原发肿瘤或转移淋巴结侵犯中下叶肺动脉、原发肿瘤跨叶侵犯中下叶者,可以考虑行右肺中下叶切除。右肺上叶或中叶根部肺癌累及上肺静脉根部或原发肿瘤跨叶侵犯上中叶者,可以考虑行上中叶切除。对于肺癌跨叶侵犯上下叶者,行上下叶切除而保留中叶在技术上可行,但是由于中叶体积较小且单独保留中叶容易发生肺叶扭转,一般采用全肺切除而不主张单独保留中叶。但个别情况下,如中叶体积较大,肺膨胀后胸内残腔不大者可以考虑保留中叶,但术后一定要让患者注意咳嗽排痰,保持肺处于膨胀状态。对于肺癌原发肿瘤跨叶侵犯者,如肿瘤主体位于一个肺叶,跨叶侵犯另一肺叶的体积较小,为保留肺功能,可行主体肺叶切除,并将受累肺叶楔形或肺段切除。无论是开放还是腔镜下肺叶切除,以先解剖肺裂和解剖血管相结合的方式行肺叶切除较方便实用,这样可能更容易彻底清扫淋巴结。但在叶裂发育不全的情况下,可以考虑单向式肺叶切除,即向一个方向顺序离断肺叶的血管和支气管。偶遇肿瘤或转移淋巴结侵及肺门血管情况下,先用无创血管钳或弯头无创止血钳游离控制血管近心端和肿瘤的远心端,然后将肿瘤侵犯的血管壁予以侧壁切除或袖状切除,用4-0 Prolene血管缝合线缝合血管,必要时可以取部分心包做成血管片或先缝合成口径与离断血管口径相当的代血管进行间置吻合。

支气管和血管成形切除术:支气管和血管成形切除术是最能体现最大限度地切除肿瘤和最大限度地保留生理功能这一肿瘤外科基本原则的手术方式,尤其是对于心肺功能不能耐受全肺切除的患者,扩大了外科治疗的适用范围。研究显示,支气管袖状肺叶切除术后患者不仅肺功能与标准肺叶切除术后相当,远期生存亦无明显差异。应用支气管成形术时,应注意支气管切缘肿瘤残存的问题。术前支气管镜检查所见的肿瘤侵犯范围和肿瘤的病理类型,对于判断是否可以选择应用支气管成形术非常重要,术中应常规行支气管切缘快速冰冻切片检查以保证切缘无肿瘤残存;如不能保证充分切缘,应在心肺功能允许的情况下毫不犹豫地改行全肺切除。肺癌原发肿瘤和转移性肿瘤的肺门纵隔淋巴结可以侵犯肺动脉,根据其受侵犯的范围不同,可以选取不同的肺动脉成形术以避免因肺动脉血供原因行全肺切除,比较局限的侵犯可以采用简单的肺动脉侧壁切除直接缝合,或自体血管或心包及人工材料血管缺损修补技术,而更大范围的受累可能需要采用肺动脉袖状切除对端吻合技术或人工血管重建技术。

全肺切除术:全肺切除术目前仅适用于即使应用了支气管成形和血管成形技术,由于解剖因素仍不能通过肺叶切除、双肺叶切除实现肿瘤完全切除,且通过仔细评估心肺功能能够耐受该术式者。术前应严格评估患者一般情况并谨慎选择术式。下述患者可考虑行全肺切除术:① 肿瘤侵犯主支气管或支气管分叉部位,无法通过支气管成形技术完成肺叶切除者;② 肿瘤侵犯肺动脉主干或分支,无法通过血管成形技术完成肺叶切除者;③ 肿瘤侵犯上、下肺静脉分叉及以上部位,必须一同处理者;

④ 巨大肿瘤累及多个肺叶，各肺叶病变均不适合局部切除者；⑤ 由于肿瘤性或非肿瘤性原因，肺叶血管或支气管无法解剖分离者；⑥ 术中因解剖血管发生意外情况被迫行全肺切除者。临床上若考虑行全肺切除术，术前需要行支气管镜检查以明确病变范围；一般要求术前行支气管镜活检或刷片，或术中获得明确病理为非小细胞肺癌；同时应考虑到患者经全肺切除能达到根治，尤其应注意纵隔淋巴结转移情况，对于多站或多个淋巴结转移或单站淋巴结肿大转移超过 2 cm 者一般不建议行全肺切除。

纵隔淋巴结清扫：系统性纵隔淋巴结清扫是肺癌根治性切除的重要组成部分。但对于清扫淋巴结个数、淋巴结站数，学者们尚未完全达成共识。欧洲学者认为至少清扫肺门及纵隔各站共 6 枚淋巴结，其中必须包括隆突下淋巴结。也有一些共识会议推荐至少清扫 3 站（肺门或纵隔各站）淋巴结共 10 枚。但在临床实际中往往存在一些特殊情况，如在 8 区、9 区淋巴结很少甚至没有，4L 区淋巴结常因清扫困难而难以完整切除。

（4）Ⅳ期肿瘤。

Ⅳ期肿瘤的治疗应采取综合治疗模式。综合治疗模式包括个体化的多学科治疗方案，旨在提高患者的生活质量并尽可能延长生存期。对于Ⅳ期肺癌患者，治疗策略通常包括靶向治疗、免疫治疗、化疗、放疗及对症支持治疗。

对于部分孤立性脑或肾上腺转移的非小细胞肺癌，手术治疗可作为综合治疗的一部分（表 2.1.3）。

表 2.1.3　孤立性脑或肾上腺转移治疗方案

分期	分层	治疗方案
孤立性脑或肾上腺转移	PS＝0～1 分、肺部非 N_2 病变预计可完全切除	（1）脑或肾上腺转移灶切除＋肺原发病变完全切除＋系统性全身化疗 （2）脑 SRS（SRT）＋肺原发病变完全切除＋系统性全身化疗 （3）脑或肾上腺转移灶 SRS/SRT/SBRT＋肺原发病变 SBRT＋系统性全身化疗
	PS＝0～1 分、肺部为 T_4 或 N_2 病变	脑或肾上腺转移灶 SRS/SRT/SBRT＋肺部病变同步或序贯放化疗＋系统性全身化疗

注：PS 为体力状况（performance status）评分，是帮助量化癌症患者总体活动能力和日常生活活动能力的系统。PS 评分通常分为六个等级，0 级指患者可以正常活动，没有症状或症状极轻，不影响日常生活和工作；1 级指患者症状轻微，生活自在，能从事轻体力活动；2 级指患者可以耐受肿瘤引起的症状，虽然可以生活自理，但白天卧床时间不超过 50%，可能已丧失工作能力；3 级指患者症状较严重，生活仅能部分自理，日间一半以上时间卧床或坐轮椅；4 级指患者病情严重，长时间卧床，无法生活自理，需要他人照顾；5 级代表患者已经死亡。SRS 为立体定向放射外科（stereotactic radiosurgery）。SRT 为立体定向放疗（stereotactic radiation therapy）。SBRT 为体部立体定向放疗（stereotactic body radiation therapy）。

对于部分孤立性骨转移的非小细胞肺癌，手术治疗亦可作为综合治疗的一部分（表 2.1.4）。

表 2.1.4　孤立性骨转移治疗方案

分期	分层	治疗方案
孤立性骨转移	PS＝0～1 分、肺部非 N_2 病变预计可完全切除	（1）肺原发病变完全性手术切除＋骨转移病变放疗＋系统性全身化疗＋双膦酸盐/地舒单抗治疗 （2）肺原发病变放疗＋骨转移病变放疗＋系统性全身化疗＋双膦酸盐/地舒单抗治疗
	PS＝0～1 分、肺部为 T_4 或 N_2 病变	肺原发病变序贯或同步放化疗＋骨转移病变放疗＋双膦酸盐/地舒单抗治疗

5. **外科手术治疗疗效的影响因素**

影响肺癌切除术后远期疗效的因素比较多，主要为手术性质（根治/姑息）、有无淋巴结转移、肿瘤的大小及外侵程度、病理类型和分化程度等。即使是 Ⅰ A 期肺癌，行根治性切除后仍然存在恶性程度高、易复发而致预后差的情况。相关研究显示，以浸润性腺癌成分为主的 Ⅰ A 期肺癌中，当存在实体及微乳头成分时，即使存在成分≤5%，其也更易出现合并淋巴管、血管浸润，胸膜、淋巴转移等情况，患者的未复发持续时间（手术至术后第一次发现复发的时间）及疾病特异性生存期（手术至肿瘤引起死亡的时间）均显著低于其他患者，因而其也预示着更差的预后。再者，存在气道内播散（spread through air spaces，STAS）的 Ⅰ A 期肺腺癌患者行亚肺叶切除伴随着更高的术后复发率，因而对于这部分患者，行肺叶切除伴系统的淋巴结清扫的预后显著优于亚肺叶切除。江口（Eguchi）等人的研究指出，Ⅰ A 期肺癌患者中存在气道内播散者接受亚肺叶切除术后具有更高的局部复发率，其中切缘距离和肿瘤比值≥1 和 <1 的 5 年累积复发率分别为 16% 和 25%；蔡（Chae）等人的研究结果表明，CT 影像上表现为部分实性结节的 Ⅰ A 期肺浸润性腺癌患者存在气道内播散的 5 年无复发生存率（62.4%）显著低于未伴气道内播散的患者（97.9%）。同时，相关研究指出，肺浸润性黏液腺癌更易出现气道内播散，因而术后更易复发，预后较差；另有大样本单中心的研究指出，肺浸润性黏液腺癌的恶性程度高于中分化及高分化浸润性腺癌，因而常提示不良预后。此外，病理结果提示存在脉管累及（lymphovascular invasion，LVI）、脏层胸膜浸润（visceral pleural invasion，VPI）及跨叶生长（adjacent lobe invasio，ALI）的早期肺癌患者，5 年无复发生存率及总生存率显著降低。因此，对于部分术后病理结果提示肿瘤含实体或微乳头成分，包含黏液腺癌成分，存在气道内播散、脉管累及、脏层胸膜浸润、跨叶生长、淋巴结转移等肿瘤恶性程度高的情况，因而预后差的高危肺浸润性腺癌患者，在患者基础条件允许的情况下，肺叶切除伴系统淋巴结清扫较亚肺叶切除更为合适。即使患者不能耐受肺叶切除，也应选择保证足够切缘的亚肺叶切除伴系统的淋巴结清扫。

6. **肺部外科术后常见并发症及处理**

（1）术后出血。

术后出血常见原因包括：① 巨大肿瘤广泛粘连浸润，累及胸内众多脏器和大血管，术中剥离面广泛渗血。② 解剖剥离创面电凝暂时止血，以后血凝痂脱落，或术时结扎血管不牢固。③ 切口出血，胸骨正中劈开骨面或剖胸切口的肋骨端、肋间血管出血。④ 患者本身有出血性疾病及凝血机制障碍，产生术后出血。

若胸腔引流量每小时超过 150 mL，连续 2～3 h，提示胸内有进行性出血，应立即急诊开胸探查。术中出血量大时，应及时补充全血，必要时成分输血，增加血小板，适当补充钙剂、维生素 K 等止血药物。手术后密切观察胸腔闭式引流量。

（2）肺部感染。

术后肺部通气量的减少、支气管分泌物清除能力的减弱及误吸，是引发肺部感染的主要因素。麻醉镇痛药物的影响、手术切口的疼痛、术后体位的限制、胃肠道功能的受限导致的腹部胀满，以及咽喉部和气管内的异物（如鼻胃管、气管插管）等因素，均在不同程度上限制了胸部呼吸运动，削弱了支气管分泌物的清除能力。这些分泌物在肺内积聚，不仅影响了肺的通气功能，而且为致病微生物的繁殖提供了条件。加之患者所处的应激状态及肺部原有的基础疾病，极易导致肺部感染。此外，术中及术后误吸往往会导致病情的急剧恶化。

对于术后肺部感染的预防和治疗，首先应着手于增强支气管分泌物的清除能力，尽快恢复肺脏的通气功能，而不应过度依赖抗生素的使用。对于吸烟患者，术前应严格戒烟 2 ~4 周，并且应严格进行胸式呼吸训练，尽可能控制肺部的基础疾病。术后应及时清除呼吸道分泌物，并在条件允许的情况下尽早拔除气管插管。若患者咳嗽功能受限，应指导患者进行深呼吸运动。鼓励患者尽早下床活动。一旦确诊为肺部感染，应依据本单位的细菌流行病学资料及患者的细菌学检查结果，选择针对性的治疗性抗生素。

（3）支气管胸膜瘘。

支气管胸膜瘘的病因包括支气管断端内膜的活动性结核、肿瘤残留、断端炎症，以及化疗或放疗后的状况。全身性疾病，如严重营养不良、贫血、低蛋白血症、糖尿病等，亦是潜在因素。外科手术技巧不当是导致支气管胸膜瘘发生的主要原因，包括断端缝合过疏或过密、缝合不严实、打结过松或过紧，以及支气管剥离范围过广或过度光滑，断端受到过度挤压，这些均可能导致断端对合不良，从而产生支气管胸膜瘘。目前，由于器械闭合支气管残端技术的改进，因技术原因导致的支气管胸膜瘘已较为罕见。但术后胸膜腔内感染，断端长期暴露于感染性积液中，亦可导致继发感染，形成残端瘘。支气管胸膜瘘的主要临床表现包括发热、咳嗽，痰液量多且带有腥味，有时痰中带有血丝，或咳出的痰液与胸腔积液相似。一旦瘘管形成，患者体温可能下降，胸腔内大量积液和积气会导致呼吸困难，偶尔患侧大量感染的胸腔积液可能溢入健侧肺内，存在突发性窒息死亡的风险。诊断方法包括胸片显示液气胸合并余肺膨胀不全，胸腔穿刺抽出的液体与咳出的液体相同，以及胸内注入亚甲蓝后咳出蓝染的痰液。小的支气管胸膜瘘可通过胸腔闭式引流自行恢复。较大的支气管胸膜瘘自愈的可能性极小。在瘘管发生早期，若胸腔污染不严重，可考虑进行二次手术，直接修补瘘口并用带蒂肌肉瓣或大网膜覆盖。对于较大的支气管胸膜瘘，在急性期修补瘘口往往成功率不高，可行胸腔闭式引流，待局部感染得到控制后，再行开胸手术进行修补。

（4）肺栓塞。

肺栓塞作为手术后一种可能致命的并发症，通常由下肢、腹腔及盆腔静脉内的血栓脱落，随静脉血流进入肺动脉所致。该病往往急性发作，主要症状包括呼吸困难和胸痛，有时伴有咯血现象。肺栓塞的临床表现及其预后与血栓的位置和严重程度密切相关。若血栓较小，且阻塞在肺动脉的远端分支，受影响的肺组织范围有限，患者可能仅表现出轻微的胸痛和呼吸困难，有时甚至未引起足够重视。相反，若血栓位于肺动脉主干，可能会迅速导致循环和呼吸功能衰竭，甚至猝死。因此，诊断肺栓塞的难点在于轻症患者症状不典型，难以早期确诊；而重症患者虽然症状典型，但对治疗而言可能为时已晚。

确诊肺栓塞的可靠手段是进行肺动脉造影。鉴于重症肺栓塞的严重性和治疗的复杂性，预防措施在手术患者的临床管理中显得尤为重要。术前应常规检查患者的出、凝血功能，既要关注患者的出血倾向，也要对高凝状态的患者给予特别关注。对于已知患有深静脉血栓者，术前应进行相应治疗，必要时可采取预防性下腔静脉滤网置入手术。在围手术期使用肝素进行抗凝治疗，可以降低血栓脱落的风险。一旦发生肺栓塞，应在积极维持生命体征的同时，采用溶栓和抗凝治疗，并在必要时考虑进行肺动脉血栓取出术。

（5）心律失常。

在胸部疾病手术后，患者高龄、既往心血管疾病史、术中血压控制不当、大量失血及术后呼吸功能障碍等因素，可能导致术后出现低血压和低氧血症，进而引发心律失常。手术的刺激亦可能扰乱自主神经的平衡，导致术后出现室性期前收缩、心动过速等心律失常现象，其中心房颤动是最为常见的临床表现。心律失常可能是暂时性的或突发性的，患者可能会感到心悸、呼吸困难和焦虑等。一旦出现上述情况，应立即进行心电图检查以协助诊断，并根据心律失常的类型采取相应的治疗措施。对于严重且持续的心律失常，应立即请求心内科医生会诊以协助处理。除了药物治疗外，还应处理心律失常的原因，如纠正低氧血症，维持血压在正常范围内，保持水、电解质平衡，并使用抗焦虑药物（肌内注射地西泮或静脉给药），以保持患者的稳定状态。对于室上性心律失常或心房颤动患者，可考虑静脉注射毛花苷C或β受体阻滞剂；若出现室性期前收缩，则可使用利多卡因；对于严重的室性心律失常，可考虑电击复律。在发现室性心律失常时，应迅速检测血钾水平，因为低钾血症容易诱发室性期前收缩。

7. 外科治疗在小细胞肺癌中的应用

小细胞未分化肺癌是肺癌中恶性程度最高的一种，其发生率占全部肺癌的15%~20%。临床特点是生长迅速，淋巴和血运转移早，适合手术治疗者少，外科治疗病例中仅占4.2%~8.1%。临床上，小细胞未分化肺癌以内科化疗和放疗为主。只有较早期的小细胞未分化肺癌适合先手术治疗，且术后需要辅助化疗以提高疗效。大量的回顾性研究表明，对于高度选择的局限期小细胞未分化肺癌，尤其是$T_{1\sim2}N_{0\sim1}M_0$期，手术切除后再辅以化疗可以明显提高患者远期生存率。

【附：肺结节的诊治策略】

1. 肺结节的定义及分类

定义：影像学表现为最大径≤3 cm的局灶性、类圆形、较肺实质密度增高的实性或亚实性阴影，可为孤立性或多发性，不伴肺不张、肺门淋巴结肿大和胸腔积液。

分类：

（1）单个病灶定义为孤立性，2个及以上的病灶定义为多发性。

（2）肺结节中最大径≤5 mm者定义为微小结节，最大径5~10 mm定义为小结节。

（3）密度分类：可分为实性肺结节和亚实性肺结节。① 实性肺结节（solid nodule）：肺内圆形或类圆形密度增高影，病变密度足以掩盖其中走行的血管和支气管影。② 亚实性肺结节（subsolid nodule）：所有含磨玻璃密度的肺结节均称为亚实性肺结节，其中磨玻璃病变指CT显示边界清楚或不清楚的肺内密度增高影，但病变密度不足以掩盖其中走行的血管和支气管影。亚实性肺结节中包括纯磨玻璃结节（pure ground-glass nodule，pGGN）、磨玻璃密度和实性密度均有的混杂性结节（mixed ground-glass nodule，mGGN），后者也称为部分实性结节（part solid nodule）。如果磨玻璃病灶内不含有实性成分，称为pGGN；如含有实性成分，则称为mGGN。

2. 肺结节高危人群的定义及筛查方法

2011年美国国家肺癌筛查试验（national lung screening trial，NLST）结果显示，与胸部X线相比，采用胸部LDCT对肺癌高危人群进行筛查，可使肺癌病死率下降20%；与美国和欧洲相比，我国吸烟及被动吸烟人群比例较高，且有证据表明我国肺癌发病趋于年轻化。因此，鉴于早期肺癌患者平均年龄在50岁左右，建议将肺癌筛查年龄降至40岁，且具有下述任一危险因素者：① 吸烟指数≥400年支（或20包年）；② 环境或高危职业暴露史（如石棉、铍、铀、氡等接触者）；③ 合并COPD、弥漫性肺纤维化或曾患肺结核者；④ 曾患恶性肿瘤或有肺癌家族史者，尤其一级亲属家族史。推荐每年采用胸部LDCT对肺癌高危人群进行筛查。上述肺癌高危人群定义能够最大限度地加强我国肺癌二级预防的“早发现”，提高我国肺癌5年生存率。

在筛查方式的选择上，与胸部X线相比，胸部CT扫描可提供更多信息，如肺结节位置、大小、形态、密度、边缘及内部特征等；推荐肺癌高危人群进行LDCT筛查。对于筛查或机会发现的肺结节，对病灶处行薄层CT或薄层高分辨CT扫描，以便更好地显示肺结节的特征。近年来随着AI的大力发展及其在交叉学科的运用，中国国家药品监督管理局（National Medical Products Administration，NMPA）和美国食品药品监督管理局（Food and Drug Administration，FDA）已批准了部分AI影像辅助诊断系统上市，目的是提高工作效率，临床研究主要集中在影像学专家手动选择的结节检测或诊断支持上。与常规影像学比较，应用AI辅助评估和管理肺结节有如下优点：① 精准测定肺结节最长径、体积和密度；② 更全面评估边缘和浸润状态；③ 精准评估结节内血管及其生长状态，进而尽可能多地发现良、恶性结节的特征性差别。

在血清肿瘤标志物的选择上，不推荐把单一肿瘤标志物作为亚厘米的小结节和微小结节筛查和评估的指标。组合标志物（ProGRP、SCC、CEA、CYFRA21-1）在随访中不断升高或集体升高，以及与临床信息（结节最大径、毛刺）等组成的综合诊断模型，其预测肺结节恶性风险优于单一指标模型，且具有一定的临床应用潜力。

3. 肺结节恶性概率评估

采集与诊断和鉴别诊断相关的信息，如年龄、职业、吸烟史、慢性肺部疾病史、个人和家族肿瘤史、治疗经过及转归，可为鉴别诊断提供参考意见。尽管不能准确区分肺结节的良恶性，但基于临床信息和影像学特征评估肺结节的恶性概率仍具有重要意义，有助于选择合适的后续检查方法和随访模式（表2.1.5）。

表2.1.5 肺结节恶性概率评估

评估标准	恶性肿瘤风险		
	低危（≤5%）	中危（5%~65%）	高危（≥65%）
临床特征	中青年、无吸烟史、无肿瘤病史、结节小且边缘规则	低危及高危特征混合	年长、长期吸烟史、恶性肿瘤病史、结节大且边缘不规则
PET-CT结果	低FDG-PET活性	弱或中等的FDG-PET扫描活性	SUV值增高的结节
气管镜、TTNA活检	明确良性	不能明确	可疑恶性肿瘤
CT随访	结节进行性缩小；实性结节超过2年无增长；亚实性结节超过3年无增长	不适用	明确的增长证据

4. 孤立性实性结节的诊治

（1）最大径8~30 mm实性结节的诊治见表2.1.6。

表2.1.6 孤立性实性结节（最大径8~30 mm）的诊治

结节恶性肿瘤风险评估	措施
低危结节	3~6个月、6~9个月、9~12个月随访
中危结节	（1）PET-CT评估结节无摄取或轻度摄取，随访或非手术活检； （2）PET-CT评估结节中等或高摄取，非手术活检或手术切除
高危结节	（1）PET-CT辅助分期评估后预计可手术完全切除则选择手术； （2）部分无法耐受手术的人群可选择SBRT或消融； （3）PET-CT辅助分期评估后考虑N_2、N_3转移则明确病理后综合治疗

（2）最大径≤8 mm 实性结节。

孤立性实性结节最大径≤8 mm 且无肺癌危险因素者，建议根据结节大小选择 CT 随访的频率与持续时间：① 结节最大径≤4 mm 者应该接受有经验医生的建议随访，如果不随访，应告知患者不随访的潜在危害；② 结节最大径 4～6 mm 者应常规年度随访；③ 结节最大径 6～8 mm 者在 2 年内应在 6～12个月随访，如未发生变化，则改为常规年度检查。

存在一项或更多肺癌危险因素的最大径≤8 mm 的孤立性实性结节者，建议根据结节的大小选择 CT 随访的频率和持续时间：① 结节最大径≤4 mm 者应常规年度随访；(2) 结节最大径 4～6 mm 者应在6～12个月随访，如果没有变化，则在 18～24 个月再次随访，其后转为常规年度随访；(3) 结节最大径6～8 mm者应在最初的 3～6 个月随访，随后在 9～12 个月随访，其后每 6 个月随访，如果 2 年后没有变化，转为常规年度检查。

5. 孤立性亚实性结节的诊治

密度均匀的 pGGO，尤其是最大径 <5 mm 的 pGGO 提示不典型腺瘤样增生（atypical adenomatous hyperplasia，AAH）；密度不均匀的 mGGO，实性成分超过 50% 常提示恶性可能性大，多为微浸润腺癌（minimally invasive adenocarcinoma，MIA）或浸润性腺癌（invasive adenocarcinoma，IA）。持续存在的 GGO 大多数为恶性，或有向恶性发展的倾向。GGO 的平均 CT 值对鉴别诊断具有重要参考价值，密度高则恶性概率大，密度低则恶性概率低。亚实性结节的诊治策略见表 2.1.7。

表 2.1.7　孤立性亚实性结节的诊治

结节类型		措施	补充说明
pGGO	最大径≤5 mm	6 个月 CT 随访后年度随访	如果结节增大（尤其是最大径 >10 mm），或出现实性成分增加，通常预示为恶性转化，需要进行非手术活检和/或考虑手术切除
	最大径 >5 mm	3 个月 CT 随访若无变化则年度随访	
mGGO	最大径≤8 mm	3 个月、6 个月、12 个月、24 个月 CT 随访，无变化者转为年度随访	(1) 如果混杂性结节增大或实性成分增多，通常提示为恶性，需要考虑切除，而不是非手术活检 (2) PET-CT 不推荐用于判断实性成分最大径≤8 mm 的混杂性病灶 (3) mGGO 最大径 >15 mm 者可直接考虑进一步行 PET-CT 评估、非手术活检和/或手术切除
	最大径 >8 mm	3 个月影像学检查随访，若结节持续存在，建议 PET、非手术活检、手术切除评估	

6. 多发性结节的诊治

对于多发性 pGGN，若至少存在 1 个病变最大径大于 5 mm 且小于 10 mm，且无显著突出病灶，建议首次检查后 3 个月进行 CT 复查；若无变化，其后至少 3 年内每年进行 1 次 CT 随访，之后亦应持续随访，但随访间隔可适度延长。若观察到病灶出现变化，应调整随访频率。若结节数量增多、体积增大或密度增高，应缩短随访间隔，或根据病灶位置、大小及肺功能状况，选择性地对变化显著的结节进行局部切除；若结节数量减少、密度降低或吸收，则可延长随访间隔或停止随访。

尽管 PET-CT 在鉴别最大径≤8 mm 结节的性质方面存在困难，但 PET-CT 扫描对于诊断多发肺结节是否为肿瘤转移仍具有辅助作用，可指导进一步的评估。

对于存在一个以上肺结节的肺癌患者，在进行分类和选择最佳治疗方案时若遇到困难，建议进行多学科讨论。同时可考虑采用新兴技术，如经支气管镜腔内超声（endobronchial ultrasonography，EBUS）、虚拟支气管镜导航（virtual bronchoscopic navigation，VBN）和电磁导航支气管镜（electromagnetic navigation bronchoscopy,ENB),这些技术能够在单次检查中对多个较小的周边病灶进行活检和组织病理学评估。

通常认为,超过 10 个弥漫性结节很可能伴随症状,可能由胸外恶性肿瘤转移或活动性感染引起,而原发性肺癌的可能性相对较低。然而,单一主要结节伴随一个或多个小结节的情况日益常见,需要进行细致的鉴别诊断。

7. 化疗

尽管随着医学发展,靶向治疗、免疫治疗已经成为肿瘤治疗的趋势,但化疗依旧是肺癌不可替代的治疗方法。

(1) 术后辅助化疗:ⅠB 期(高危)~Ⅲ期患者术后辅助化疗可改善生存,推荐此类患者行铂类为基础的辅助化疗。尽管其他恶性肿瘤如乳腺癌、结直肠癌等的术后辅助化疗较早就确立了明显的优势地位,但在非小细胞肺癌领域,直到 2004 年,IALT 研究证实辅助化疗能改善患者的 5 年总生存率,才初步确立了化疗的地位。IALT 研究是首个证实非小细胞肺癌完全切除术后辅助化疗可提升生存率的临床研究,共有 1 867 名患者参与(其中Ⅰ期占 36.5%,Ⅱ期占 24.2%,Ⅲ期占 39.3%)。这些患者被随机分为两组,一组接受 3~4 周期以顺铂为基础的辅助化疗($n=932$),另一组则进行观察($n=935$)。研究的主要终点是总生存率。辅助化疗中使用的药物包括依托泊苷(56.5%)、长春瑞滨(26.8%)、长春花碱(11.0%)和长春地辛(5.8%)。结果显示,5 年生存率为 44.5% 对比 40.4%,风险比为 0.86,P 值小于 0.03;5 年无病生存率为 39.4% 对比 34.3%,风险比为 0.83,P 值小于 0.003。有 7 名患者(占 0.8%)因化疗相关毒性死亡。尽管化疗的累积毒性可能对患者的长期生存获益产生影响,但辅助化疗在预防疾病复发方面仍具有显著作用。

(2) 晚期患者化疗:目前以铂类为基础的一线双药化疗的疗效已进入平台期。但对于身体状态良好(PS 评分 0~1)的患者,一线含铂双药化疗相比最佳支持治疗仍然可以延长患者生存期、改善症状、提高生活质量。一线含铂双药化疗的客观缓解率为 25%~35%,无进展生存期为 4~6 个月,中位生存期为 8~10 个月,1 年生存率为 30%~40%,2 年生存率为 10%~15%。

8. 放疗

放疗作为肺癌的经典治疗手段也在不断推陈出新。针对部分难以耐受手术的早期肺癌患者,放疗提供了另一种有效的治疗选择。SRT 或 SBRT 在早期肺癌治疗中显示出良好的局部控制率和较低的毒性反应。对于无法手术切除的早期肺癌患者,SBRT 已成为一种重要的替代治疗手段。多项研究显示,SBRT 在ⅠA 期和ⅠB 期肺癌患者中的局部控制率可达到 85% 以上,且治疗相关毒性较低,患者的生活质量得到显著改善。

对于局部晚期肺癌患者,放化疗联合治疗是标准治疗方案。通过同步放化疗,可以提高局部控制率,延长患者的生存期。研究显示,同步放化疗相比单纯放疗,可以显著提高患者的总生存率和无进展生存期。对于身体状态良好的患者,采用以铂类为基础的化疗与放疗同步进行,可以进一步提高疗效。在晚期肺癌患者中,放疗还可以用于缓解症状,如缓解骨转移引起的疼痛、脑转移引起的神经症状等。精准放疗技术如质子治疗和重离子治疗,因其对周围正常组织的保护作用,为某些特定情况下的患者提供了新的治疗选择。

随着医学影像技术的进步,放疗计划的精确度不断提高,四维 CT 和 PET-CT 的使用使得放疗计划能够更好地适应肿瘤和正常组织在呼吸运动中的变化,从而提高治疗的精确度和安全性。通过多学科综合治疗,结合外科手术、化疗和放疗,可以为肺癌患者提供更为全面和个性化的治疗方案,从而提高疗效,改善患者的生活质量。

9. **靶向治疗**

肺癌常见基因突变类型及基于相关临床试验制订的药物治疗方案阐述如下。

（1）EGFR 突变:EGFR 是肺腺癌（非小细胞肺癌）中最普遍的突变靶点，其在亚裔人群中的发生率介于 40%～60%之间。IPASS 研究和 OPTIMAL 研究确立了一代 EGFR 酪氨酸激酶抑制剂（tyrosine kinase inhibitor，TKI）吉非替尼和厄洛替尼在晚期 EGFR 敏感突变非小细胞肺癌中作为一线治疗的显著地位。随后，CONVINCE 研究证实了国产埃克替尼的相似疗效，并获得了中国市场的批准。上述一代 EGFR-TKI 治疗的客观缓解率为 60%～70%，中位无进展生存期为 7～12 个月。Lux-lung 3 和 Lux-lung 6 两项研究进一步明确了二代 EGFR-TKI 阿法替尼在 EGFR 突变非小细胞肺癌中作为一线治疗的显著地位。此外，Lux-lung 2/3/6 研究的事后分析显示，阿法替尼治疗 EGFR 罕见突变（G719X/L861Q/S768I）非小细胞肺癌患者的客观缓解率为 71%，中位无进展生存期为 11 个月。因此，阿法替尼在 2018 年被美国 FDA 批准用于 EGFR 罕见突变人群的治疗。然而，无论是口服一代还是二代 TKI，几乎所有患者最终都会遇到耐药问题。T790M 突变是最常见的耐药机制之一，因此开发了能克服 T790M 突变的三代 EGFR-TKI 奥希替尼。在 ADURA3 研究中，奥希替尼与对照组化疗相比，在客观缓解率和无进展生存期方面均显示出更优的疗效。基于该项研究，奥希替尼被批准用于 EGFR-T790M 突变非小细胞肺癌的二线治疗。FLAURA 研究则是将奥希替尼提升至一线治疗地位，并与一代 EGFR-TKI 进行了直接比较。结果证实，一线奥希替尼能延长患者的中位无进展生存期（18.9 个月对比 10.2 个月，风险比为 0.46，$P<0.001$）和中位总生存期（38.6 个月对比 31.8 个月，风险比为 0.80，$P=0.046$），并且能降低 52% 的脑转移进展或死亡风险。因此，奥希替尼目前已成为一线优选治疗方案，而且获批了辅助治疗适应证。后续，FURLONG 研究及 AENEAS 研究采用类似研究设计证实了国产三代 EGFR-TKI 伏美替尼和阿美替尼在 EGFR 突变非小细胞肺癌患者中的卓越疗效并获批上市。EGFR-TKI 联合治疗有望进一步提高单药治疗的疗效，改善患者的预后。

（2）ALK 融合：在非小细胞肺癌中，ALK 阳性病例的检出率介于 3%～7%之间，又称为“钻石突变”。自 2011 年 PROFILE1014 研究结果公布以来，克唑替尼作为第一代 ALK-TKI，成为首个被批准用于治疗晚期 ALK 阳性非小细胞肺癌患者的靶向药物，从而结束了这一患者群体仅能依赖化疗的历史。然而，由于克唑替尼在治疗晚期 ALK 阳性非小细胞肺癌患者时无进展生存期较短，且中枢神经系统（central nervous system，CNS）复发率较高，因此后续出现了第二代和第三代 ALK-TKI 药物。ALEX 研究是一项关键性的Ⅲ期临床研究，它成功地确立了第二代 ALK-TKI 阿来替尼作为晚期 ALK 阳性非小细胞肺癌一线治疗的标准。与克唑替尼组相比，阿来替尼组患者的中位无进展生存期接近 3 年（34.8 个月对比 10.9 个月，风险比为 0.43，$P<0.0001$），5 年总生存率达到 62.5%，并且显著降低了 CNS 转移进展的风险，降幅达 84%（风险比为 0.16，$P<0.0001$）。此外，还有其他第二代 ALK-TKI 药物如塞瑞替尼、布格替尼，以及国产新药恩沙替尼和伊鲁阿克等，已被批准用于一线治疗。劳拉替尼属于第三代 ALK-TKI，与第一代和第二代 ALK-TKI 相比，劳拉替尼对已知的 ALK 耐药突变具有更广泛的覆盖范围，并展现出良好的 CNS 渗透性。随着众多有效药物的出现，ALK 阳性非小细胞肺癌有望成为一种可控的慢性疾病。

（3）ROS1 基因融合：在非小细胞肺癌中，ROS1 基因融合阳性病例的检出率介于 1%～2%之间。Ⅰ期 PROFILE1001 研究与单臂Ⅱ期 0012-01 研究均证实了克唑替尼在 ROS1 基因融合阳性非小细胞肺癌患者中的治疗效果，客观缓解率达到 71.7%～72%，中位无进展生存期为 15.9～19.3 个月。依据这两项研究的数据，克唑替尼已分别获得美国 FDA 和国内批准，用于 ROS1 融合阳性晚期非小细胞肺癌的一线治疗。恩曲替尼是目前获准上市的第二款靶向ROS1的TKI。在ALKA-372-001/STARTRK-1/STARTRK-2的合并分析中，恩曲替尼治疗的客观缓解率为67.1%，中位无进展生存期为15.7个月，颅内转移的客观缓解率为79.2%。瑞普替尼作为新一代ROS1抑制剂，在TRIDENT-1研究中展现了其一线治疗的潜力，客观缓解率为79%，中位无进展生存期达到35.7个月。此外，瑞普替尼对于先前接受ROS1-TKI治疗后出现G2032R突变的患者亦显示出疗效，客观缓解率达到59%。基于这些研究结果，FDA于2023年11月15日正式批准瑞普替尼用于治疗ROS1阳性的局部晚期或转移性非小细胞肺癌。

（4）V-raf鼠肉瘤病毒癌基因同源体（V-raf murine sarcoma viral oncogene homolog，简称BRAF）：在非小细胞肺癌中，BRAF基因突变的发生率为1.5%～3.5%，其中V600E突变占据了所有突变类型的半数。先前进行的VE-BASKET篮式试验表明，使用BRAF抑制剂维莫非尼单独治疗携带BRAF V600E突变的晚期非小细胞肺癌患者，其客观缓解率为37.1%，而中位无进展生存期仅为6.5个月。这表明单药BRAF抑制剂的治疗效果有限。BRF113928研究是一项第二阶段的临床试验，旨在比较达拉非尼（一种BRAF抑制剂）联合曲美替尼（一种MEK抑制剂）的双靶点组合疗法与达拉非尼单药疗法在治疗携带BRAF V600E突变的晚期非小细胞肺癌患者中的疗效差异。研究结果显示，对于初治患者，双靶点组合疗法的客观缓解率达到63.9%，中位无进展生存期为14.6个月，中位总生存期为24.6个月。目前，双靶点方案已被批准作为携带BRAF V600E突变的晚期非小细胞肺癌患者一线治疗方法。

（5）HER2突变：Trastuzumab-deruxtecan（DS-8201，T-DXd）是目前唯一获得美国FDA批准，用于治疗HER2基因突变的非小细胞肺癌患者的抗HER2抗体药物偶联物。在DESTINY-Lung 02研究中，T-DXd作为二线或后续治疗方案用于HER2突变非小细胞肺癌患者，展现了显著的临床疗效，治疗组的客观缓解率达到49%，而中位无进展生存期长达9.9个月。

随着精准医疗的不断发展，未来可能会有更多的靶向药物和治疗方案被开发出来，为非小细胞肺癌患者提供更多的治疗选择。同时，个体化治疗方案的制订将更加依赖于患者的基因突变类型、肿瘤异质性及免疫微环境等多方面因素。通过不断优化治疗策略，有望进一步提高非小细胞肺癌患者的生存率和生活质量。

10. 免疫治疗

尽管以根治性切除为标志的外科手术治疗发展迅速，已经成为早期和局部晚期非小细胞肺癌患者的主要治疗方式，并取得了显著的疗效，但仍然有30%～55%的患者术后出现复发。既往以化疗为代表的新辅助及辅助治疗对非小细胞肺癌患者预后的改善极为有限。肺癌辅助顺铂评估协作组（lung adjuvant cisplatin evaluation，LACE）的荟萃分析确立了术后辅助化疗的标准地位，然而完全切除的Ⅱ～ⅢA期及部分有高危因素的ⅠB期非小细胞肺癌经辅助化疗后5年生存率仅提高5.4%。近年来，基于免疫检查点抑制剂（immune checkpoint inhibitor，ICI）的免疫治疗在癌症治疗新模式中备受瞩目。其通过阻断下游免疫调节因子，激活T细胞介导的抗肿瘤免疫应答，进而促进免疫衰竭的恢复；用于预计可切除非小细胞肺癌患者的新辅助治疗时，不仅可以在术前降低肿瘤负荷进而增加手术R_0切除率，还可以降低肿瘤早期微转移概率，从而减少复发风险改善患者的预后。不仅如此，化疗可以通过诱导免疫原性肿瘤细胞的死亡、增加树突状细胞的抗原递呈、刺激淋巴细胞反应及抑制肿瘤诱导的免疫抑制，从而在与免疫治疗联合用于新辅助治疗时强化抗肿瘤免疫应答作用。相关临床试验表明，新辅助免疫单药或联合化疗与单一新辅助化疗相比，可显著提高患者的病理完全缓解

(pathologic complete response,pCR)率及主要病理缓解(major pathologic response,MPR)率,进而改善患者的预后,使非小细胞肺癌的治疗格局发生巨大的变化。目前围手术期免疫治疗模式主要有3种:术前新辅助免疫治疗、术后辅助免疫治疗及新辅助免疫+手术+辅助免疫治疗。

(1)术前新辅助免疫治疗:旨在缩小肿瘤体积,提升手术的可操作性,增加 R_0 切除率,并消除潜在的微小转移病灶。CheckMate 816研究是首个关键性的Ⅲ期随机对照临床试验,旨在评估程序性死亡受体1(programmed death-1,PD-1)抑制剂纳武利尤单抗在ⅠB至ⅢA期可切除非小细胞肺癌患者新辅助免疫治疗中的应用。该研究的主要终点为pCR和无事件生存期(event-free survival,EFS),而总生存期则作为次要终点。最新研究结果显示,免疫联合化疗组与单纯化疗组的pCR率分别为24.0%和2.2%;患者的中位EFS分别为31.6个月和20.8个月(风险比为0.63,95%置信区间为0.43～0.91)。免疫联合化疗组的pCR率相较于单纯化疗组显著提高近10倍,这对患者的生存益处极为显著。从安全性角度分析,免疫联合化疗并未对患者的手术产生负面影响。尽管新辅助免疫治疗为部分患者带来了益处,但未来研究仍需要进一步筛选最有潜力的新辅助免疫治疗人群(尤其是更早期的Ⅰ期和Ⅱ期患者),并优化新辅助免疫治疗方案(包括方案选择和治疗周期等),以便为患者提供更加个性化的治疗策略。

(2)术后辅助免疫治疗:IMpower-010研究标志着辅助免疫治疗领域的一个重要里程碑。该研究是全球首次针对ⅠB至ⅢA期非小细胞肺癌患者进行的术后辅助免疫治疗的临床试验。PD-L1抑制剂阿替利珠单抗在此研究中首次被证明,与安慰剂相比,其能够显著提高PD-L1表达水平≥1%的Ⅱ至ⅢA期非小细胞肺癌患者的无病生存期(disease free survival,DFS),具体表现为未达到(not reached,NR)与35.3个月(风险比为0.66),但在PD-L1阴性患者中未观察到显著差异。此外,PEARLS/KEYNOTE-091研究是一项评估PD-1抑制剂帕博利珠单抗在完全切除的ⅠB至ⅢA期非小细胞肺癌患者术后辅助免疫治疗中的效果的Ⅲ期临床试验。研究分析显示,帕博利珠单抗相较于安慰剂组,能够将DFS延长11.6个月(风险比为0.76)。目前,这两种药物均获得了FDA批准,用于非小细胞肺癌术后辅助免疫治疗。然而,关于术后辅助免疫治疗的最佳适用人群及最佳疗程等问题,仍需要进一步的研究数据来提供更明确的答案。

(3)新辅助免疫+手术+辅助免疫治疗:2023年,三项关键的“三明治”治疗模式的临床研究报道,开启了围手术期非小细胞肺癌免疫治疗长期生存探索。在美国临床肿瘤学会(American Society of Clinical Oncology,ASCO)首次公布的KEYNOTE-671研究,评估了可切除的Ⅱ至ⅢB期非小细胞肺癌患者接受帕博利珠单抗联合化疗作为新辅助免疫治疗,以及术后单药辅助免疫治疗的疗效。作为首个同时将EFS和总生存期作为主要终点的临床研究,KEYNOTE-671研究的结果具有重大的意义。联合治疗组显著延长了患者的中位EFS(47.2个月对比18.3个月,风险比为0.59,$P<0.000\ 01$)和总生存期(未达到对比52.4个月,风险比为0.72,$P=0.005\ 17$)。AEGEAN研究是另一项评估度伐利尤单抗作为可切除的Ⅱ至ⅢB期非小细胞肺癌患者围手术期免疫治疗的Ⅲ期临床研究,主要终点中化疗联合度伐利尤单抗组及化疗组的中位EFS分别为未达到和25.9个月(风险比为0.68)。此外,由中国学者发起的NEOTORCH研究再次证实了特瑞普利单抗围手术期免疫治疗在Ⅲ期可切除非小细胞肺癌患者中显著的EFS获益(风险比为0.40)。未来更长时间的随访数据有望揭示围手术期免疫治疗的EFS是否能转化为总生存期获益,实现早期非小细胞肺癌患者达到“治愈”效果。

【典型病例1】

患者男性,67 岁,因“咳嗽咳痰伴咯血 1 周余”入院。

现病史:患者 1 周前无明显诱因出现咳嗽、咳痰伴咯血;咳嗽为阵发性,休息后可逐渐缓解;同时咳出少量白黏痰,无泡沫,一天 10 次左右;近 1 周来出现 3 次咯血,色暗红,部分呈血凝块状,每次约 10 mL。患者无发热、无头晕乏力、无胸闷气急、无胸痛心悸、无恶心呕吐、无腹痛腹泻等明显不适主诉。患者昨日于当地医院就诊,查胸片提示右上肺占位。患者为求进一步诊治,胸外科拟“肺部阴影(右)”收住入院。病程中,患者神志清、精神可、食纳睡眠可、大小便正常,体重无明显变化。

既往史:患者有高血压病史 10 余年,平素口服苯磺酸氨氯地平 5 mg(每日 1 次)控制血压,平素血压控制在 130 ~ 140/75 ~ 85 mmHg。患者 5 年前脑梗死,无明显后遗症,平素口服阿司匹林 100 mg(每晚 1 次)抗凝治疗。患者否认其他特殊病史。

个人史:患者有吸烟史 40 余年,30 支/d,入院当天未戒烟。

入院后完善胸部平扫 CT,相关影像如图 2.1.4 所示。

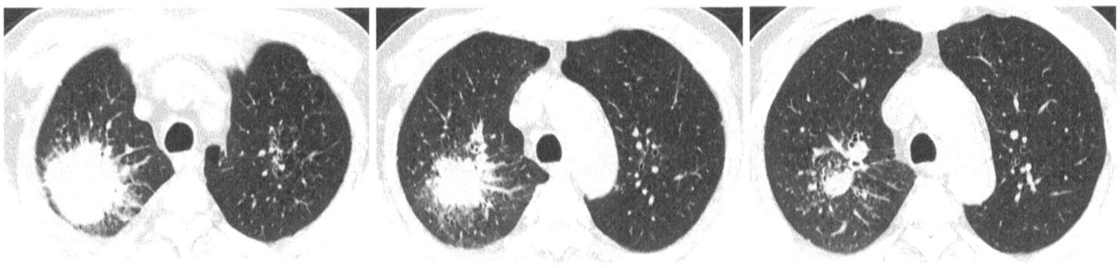

(a)　(b)　(c)

图 2.1.4　患者胸部平扫 CT

问题 1:患者如需进一步诊断,需要完善哪些检查(可按照实验室检查、影像学检查及特殊检查进行归纳)?

1. 实验室检查

(1) 血常规及血生化:评估患者是否有感染,是否有贫血等血液系统异常;评估肝肾功能、电解质和血糖水平等。

(2) 肿瘤标志物:如 CEA、CA125、CYFRA21-1 等。

(3) 痰液细胞学检查:检查痰液中是否有癌细胞,有助于诊断肺癌。

(4) 痰液培养及药敏试验:排除感染因素并指导抗生素治疗。

2. 影像学检查

(1) 胸部增强 CT 扫描:更详细地评估肺部占位的大小、形态、位置,进一步判断病变性质,评估是否存在肿瘤转移。

(2) 头颅 MRI:排除脑转移瘤,特别是考虑到患者有脑梗死病史时。

(3) 全身骨扫描:检查是否有骨转移。

(4) 腹部超声:评估肝脏、胆囊、胰腺、脾脏及双肾等腹部器官情况,排除转移。

(5) 血管超声:明确有无血栓、血管狭窄等病变,评估血栓和缺血性病变的风险。

3. 特殊检查

(1) 纤维支气管镜检查:直接观察气管和支气管情况,取活检或灌洗进行病理学检查(活检也可经皮穿刺)。

(2) PET-CT 扫描:全身扫描,有助于发现其他部位的隐匿性转移灶(可选做)。

(3) 心电图、心脏超声:评估心脏功能,排除心肌梗死、心律失常及结构性心脏病。

(4) 肺功能测试:评估患者肺功能,为后续治疗和手术提供参考。

问题2:患者胸部增强 CT 提示右上肺占位,最大径约 5.3 cm,增强扫描见明显强化;PET-CT 提示右上肺肿块 SUVmax = 12.2;胸腔内其余部位未见明显 FDG 代谢增高;同时患者支气管刷检见异型细胞。患者的最终诊断(包含 TNM 分期)是什么?

T 分期:根据胸部增强 CT 提示右上肺占位最大径约 5.3 cm,并且增强扫描见明显强化,可以初步判断为 T_3(肿瘤最大径大于 5 cm 但不超过 7 cm)。

N 分期:PET-CT 未见明显 FDG 代谢增高的淋巴结,提示无明显区域淋巴结转移,因此初步判断为 N_0(无区域淋巴结转移)。

M 分期:根据目前的检查结果,未发现远处转移,因此初步判断为 M_0(无远处转移)。

最终诊断:右上肺癌,ⅡB 期,$pT_3N_0M_0$。具体病理分型须待气管镜或经皮穿刺活检组织病理结果回报。

问题3:患者后续治疗方案如何选择?

考虑到患者的最终诊断为ⅡB 期($pT_3N_0M_0$)右上肺癌,治疗方案的选择应综合考虑肿瘤的分期、患者的整体状况,以及可能的治疗效果和风险。

(1) 手术治疗:对于ⅡB 期肺癌患者,手术切除是主要的治疗手段之一。鉴于肿瘤较大(T_3),手术中可能需要进行肺叶切除,并进行彻底淋巴结清扫。如果患者的一般状况良好,无明显手术禁忌证,可考虑手术治疗。

(2) 术后辅助治疗:由于患者为ⅡB 期,术后辅助治疗是推荐的治疗方案。如果患者存在特定的基因(如 EGFR、ALK 等)突变,可考虑使用相应的靶向药物。此外,对于某些患者,免疫检查点抑制剂(如 PD-1/PD-L1 抑制剂)也可作为治疗选择,术后免疫联合化疗对于 PD-L1 高表达患者的预后具有明显改善作用。

(3) 新辅助治疗 + 手术治疗 + 术后辅助治疗:"三明治"式治疗模式因其不俗的疗效正逐步推广应用于临床。对于 PD-L1 高表达患者,可尝试运用新辅助免疫治疗 + 化疗 3 个周期后再次评估新辅助治疗疗效及手术治疗方案,序贯术后辅助治疗可极大改善患者预后。需要注意的是,并非所有患者都可以从新辅助治疗中获益,需要仔细评估合适的患者。

(4) 综合治疗:对于肺癌患者,综合治疗模式,即手术、化疗、放疗和免疫治疗的合理组合,可提供最佳的治疗效果。

在制订治疗方案时,应充分考虑患者的具体情况,包括年龄、合并症、肿瘤特征、患者意愿等因素,并与患者充分沟通,以确定最适合的治疗策略。同时,患者在治疗过程中应接受定期随访,以监测治疗效果和及时发现可能的复发或转移。

问题4:患者有脑梗死病史,长期口服阿司匹林,若拟行手术治疗,术前准备需要注意什么?

入院后应桥接低分子肝素治疗至少 3 d,一支足量,每日 1 次(部分研究现已认为术前无须停药)。

问题5:部分肺癌患者表现为咳嗽、咳痰且 CT 上出现明显阻塞性肺炎表现,需要如何与肺炎患者鉴别诊断?

(1) 病史采集:详细询问患者的病史,包括咳嗽、咳痰、发热、体重下降等症状的持续时间和变化情况。肺癌患者通常有长期的吸烟史,而肺炎患者可能有近期的感染史。

（2）影像学检查：虽然CT扫描在肺癌和肺炎的诊断中都有应用，但肺癌患者CT上通常会显示肿块或占位性病变，而肺炎患者则表现为肺部炎症性改变。增强CT扫描有助于进一步区分肿瘤和炎症。

（3）痰液细胞学检查：通过痰液细胞学检查，可以发现肺癌患者的痰液中存在癌细胞，而肺炎患者则主要表现为炎症细胞。

（4）血清肿瘤标志物检测：中晚期肺癌患者血清中的肿瘤标志物（如CEA、CA125、CYFRA21-1等）可能有较显著的升高，而肺炎患者通常无显著升高或仅有个别不显著的升高。

（5）纤维支气管镜检查或经皮穿刺：通过纤维支气管镜检查，可以直接观察气管和支气管情况，明确有无脓液或新生物，并取活检进行病理学检查，有助于明确诊断和病变范围。周围型病变也可改行经皮穿刺。

（6）抗生素治疗试验：对于疑似肺炎的患者，可以行抗生素治疗试验。如果患者对抗生素反应良好，症状和影像学表现均明显改善，则更倾向于肺炎的诊断；反之，若无明显改善或持续恶化，则需要考虑肺癌的可能。

【典型病例2】

患者男性，45岁，因“体检发现左上肺结节3月余”入院。

现病史：患者3个多月前常规体检胸部CT提示左上肺见一磨玻璃结节，最大径约1.2 cm，内见血管穿行。当时予以莫西沙星口服抗感染2周后，嘱患者3个月后复查胸部CT。患者今于胸外科门诊就诊，复查胸部CT提示左上肺见一磨玻璃结节，最大径约1.2 cm，内见血管穿行，较前相仿。病程中，患者无发热、无头晕乏力、无胸闷气急、无胸痛心悸、无恶心呕吐、无腹痛腹泻等明显不适主诉。患者为求进一步诊治，拟“孤立性肺结节”收住入院。病程中，患者神志清、精神可、食纳睡眠可、大小便正常，体重无明显变化。

既往史：患者否认相关特殊病史。

个人史：患者有吸烟史20余年，30支/d，已戒烟3月余。

门诊复查CT图像如图2.1.5所示。

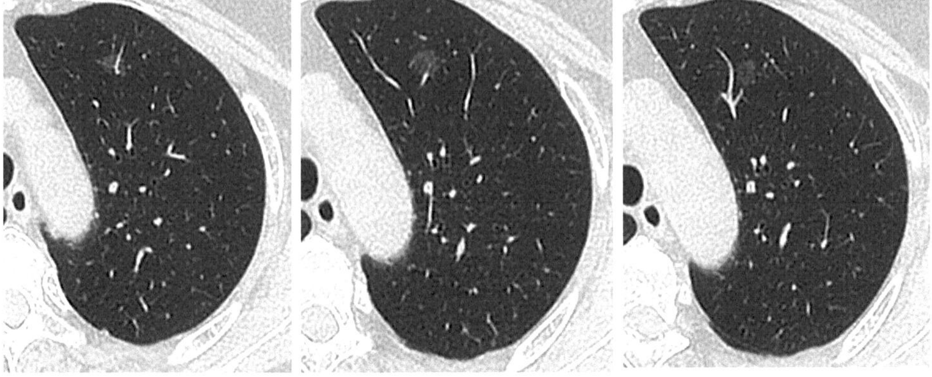

（a）　　（b）　　（c）

图2.1.5　患者复查CT图像

问题1：患者的初步诊断及下一步治疗方案分别是什么？

患者的初步诊断：孤立性肺结节（左上肺，$cT_{1b}N_0M_0$）。

治疗方案：首选亚肺叶切除。JCOG0804/WJOG4507L 研究指出对于术前 CT 影像上表现为肿瘤最大径 <2 cm，CTR <0.25 的早期恶性病变，亚肺叶切除可以在保证患者最大生存获益的同时减少手术相关并发症，因而优于传统肺叶切除。患者病灶偏深，可进一步完善三维重建后以肺段切除为核心制订合适的手术切除方案。

问题 2：CT 上表现为 pGGO 的随访策略是什么？

pGGO 的随访策略如表 2.1.8 所列。

表 2.1.8　pGGO 的随访策略

结节类型		措施	补充说明
pGGO	最大径≤5 mm	6 个月 CT 随访后年度随访	如果结节增大（尤其是最大径 >10 mm），或出现实性成分增加，通常预示恶性转化，需要进行非手术活检和/或考虑手术切除
pGGO	最大径 >5 mm	3 个月 CT 随访，若无变化则年度随访	如果结节增大（尤其是最大径 >10 mm），或出现实性成分增加，通常预示恶性转化，需要进行非手术活检和/或考虑手术切除

问题 3：吸烟患者行肺部手术，有哪些相关术前准备？

吸烟患者的相关术前准备如下：

（1）停止吸烟：术前需要停止吸烟 2 周以上，以减少肺部感染等术后并发症的风险。

（2）呼吸功能评估：进行肺功能测试，包括 FVC、FEV_1 和弥散能力测试，以评估患者肺部功能，确保其能够耐受手术。

（3）心血管系统评估：进行全面的心电图和心脏超声检查，评估心脏功能，排除潜在的心脏疾病。

（4）呼吸道准备：适当予以雾化吸入、祛痰、舒张支气管等治疗，改善呼吸功能。

（5）抗生素使用：对于部分术前合并脓痰患者，可适当使用抗生素。

【思考题】

1. 名词解释

（1）霍纳综合征（Horner 综合征）。

（2）纯磨玻璃结节（pure ground-glass opacity，pGGO）。

（3）空气支气管征。

2. 简答题

（1）肺癌常见的扩散转移途径有哪些？

（2）肺癌局部进展期相关临床表现有哪些？

（3）CT 影像上最大径≤2 cm 的实性肺结节的诊治策略有哪些？

第二节　肺转移性肿瘤

一、定义及流行病学

肺转移性肿瘤是指原发于身体其他部位的恶性肿瘤通过血液、淋巴系统或直接侵犯等途径扩散到肺部,形成新的肿瘤结节或肿块。这种情况是肿瘤晚期的表现,最常见的原发肿瘤部位包括乳腺、结肠、胃、胰腺、肾、黑色素瘤、前列腺、肝、甲状腺、肾上腺、男性生殖器官、女性生殖器官等。

流行病学情况:在恶性肿瘤患者中,20%~30%的病例会发生肺转移,80%~90%的肺转移瘤为多发性,即在肺部出现多个肿瘤结节。肺转移瘤的发病率与原发肿瘤的性别和年龄分布有关。例如,乳腺癌多见于女性,而结直肠癌则在男性和女性中都较为常见。

肺转移瘤常见于多种实体肿瘤。肺是仅次于肝的常见转移器官,是肿瘤细胞通过血液循环最常见的转移部位。肺转移瘤的发生与原发肿瘤的生物学行为、机体的免疫状态有关。

二、原发肿瘤与转移途径

肺转移性肿瘤的病因通常是指原发于身体其他部位的恶性肿瘤,这些肿瘤通过不同的途径扩散到肺部。以下是肺转移性肿瘤的病因和转移途径的详细描述。

(一)原发肿瘤

(1)乳腺癌:乳腺癌是女性中最常见的恶性肿瘤之一,它可以通过血液或淋巴系统转移到肺部。乳腺癌肺转移通常表现为多发性肺结节。

(2)结直肠癌:结直肠癌是一种常见的原发肿瘤,它可以通过门静脉系统进入肝脏,然后通过血液传播到肺部。结直肠癌肺转移的发生率较高,且通常为多发性。

(3)胃癌:胃癌也可能转移到肺部,尤其是进展期胃癌。转移通常通过血液途径发生,可以是多发性或孤立性肺转移。

(4)胰腺癌:胰腺癌是一种侵袭性较强的肿瘤,它可以通过血液或淋巴系统转移到肺部。胰腺癌肺转移往往预后较差。

(5)肾癌:肾癌可以转移到肺部,通常表现为多发性肺转移瘤。肾癌肺转移的发生率在所有肾癌患者中占有一定比例。

(6)黑色素瘤:黑色素瘤是最容易发生远处转移的皮肤癌类型,它可以通过血液传播到肺部。黑色素瘤肺转移通常预后不良。

(7)前列腺癌:前列腺癌较少直接转移到肺部,但一旦发生,通常预示着疾病的晚期。

(8)肝癌:肝癌可以通过血液途径转移到肺部,尤其是在肝硬化和门静脉高压的情况下。肝癌肺转移通常表现为多发性结节。

(9)甲状腺癌:甲状腺癌转移到肺部的情况较为常见,尤其是未分化甲状腺癌。转移可以是单发性或多发性。

(10)妇科肿瘤:如卵巢癌、子宫内膜癌等,也可以通过血液或淋巴系统转移到肺部。

(11)其他罕见肿瘤:包括骨肉瘤、软组织肉瘤、神经母细胞瘤等,它们也可能转移到肺部。

(二)转移途径

1. 血行转移

血行转移是最常见的肺转移途径。肿瘤细胞从原发肿瘤处脱落,进入血液循环,随着血流到达肺部。在肺部,这些细胞可能会在毛细血管床中停滞,并穿过血管壁,进入肺实质,形成转移性肿瘤。血行转移通常会导致多发性肺转移瘤,因为肿瘤细胞可以通过全身血液循环到达双侧肺部。

2. 淋巴转移

淋巴转移途径中,肿瘤细胞首先侵入原发肿瘤附近的淋巴管,然后通过淋巴系统传输。在淋巴系统中，癌细胞可以到达局部淋巴结，也可以通过胸导管最终进入血液循环，再转移到肺部。淋巴转移可能与血行转移相结合，共同促进肿瘤细胞在肺部的定植。

3. 气道转移

气道转移通常是由位于气道附近的肿瘤，如中央型肺癌、食管癌等，直接扩散到支气管和肺泡。肿瘤细胞脱落后，可以通过咳嗽、呼吸等动作沿着气道传播，导致肿瘤细胞在气道内种植，形成转移性肿瘤。

4. 直接侵犯

直接侵犯是指邻近肺部的恶性肿瘤直接生长或延伸进入肺组织。例如，胸膜肿瘤、纵隔肿瘤或胸壁肿瘤可能直接侵犯肺组织，导致肺转移。这种转移方式通常是由于物理性的接触和压迫，使得肿瘤细胞能够直接进入肺实质。

5. 胸膜转移

胸膜转移是指癌细胞通过胸膜扩散，可能首先形成胸膜上的结节，这些结节可以是单个或多个，随后可能侵犯到肺实质。胸膜转移可能通过胸膜上的淋巴管进一步扩散到肺组织。

6. 种植性转移

种植性转移通常发生在胸腔内，特别是与胸膜有关的肿瘤，如胸膜间皮瘤。肿瘤细胞可以脱落到胸膜腔内，像种子一样在胸膜腔内“种植”，形成多个转移性肿瘤结节。这种情况在肺癌、乳腺癌和其他胸腔内肿瘤中较为常见。

三、临床表现与体征

（一）临床表现

肺转移瘤的临床表现可能因个体差异和原发肿瘤的类型而异。一些患者可能没有明显症状，肺转移瘤是在常规体检或其他原因进行的影像学检查中意外发现的。除原发肿瘤引起相关系统症状外，当肺转移瘤引起症状时，常见的临床表现包括如下几项。

（1）咳嗽：当肺转移瘤影响到气管或支气管时，可能出现干咳或伴有痰液，有时咳嗽可能加重或持续存在。

（2）呼吸困难：当肺功能受损或转移瘤引起大气道受阻、肺不张等情况时，患者可能会感到呼吸急促或困难。

（3）胸痛：肿瘤侵犯胸膜或胸壁时，可能会引起胸部不适或疼痛，疼痛可能随呼吸或咳嗽而加剧。

（4）咯血：肿瘤侵犯血管可能导致痰中带血或咯血。

（5）发热：肺部肿瘤堵塞气道引起肺部炎症或感染时，可能引起发热。此外，原发肿瘤或肿瘤综合征也可能导致发热的情况。

（6）体重减轻：由于肿瘤消耗或影响食欲，患者可能会经历非自愿的体重减轻。

（7）疲劳和乏力：由于全身性疾病的影响，患者可能会感到持续的疲劳和缺乏活力。

（8）声音嘶哑：如果肿瘤侵犯或压迫喉返神经，可导致声音嘶哑。

（9）上腔静脉综合征：当上腔静脉受到压迫时，可能出现面部、颈部和上肢的肿胀。

（10）Horner 综合征：肺尖部的肿瘤（Pancoast 瘤）可能压迫颈部交感神经，导致瞳孔缩小、眼睑下垂和面部无汗。

（11）同时存在他处转移时可能出现的症状：例如，肿瘤转移到脑部，可能会出现头痛、恶心、呕吐、视力改变或癫痫发作。

（二）体征

肺转移瘤除原发肿瘤可能引起的体征外，在肺部及全身其他部位也可能引起相应症状。

（1）呼吸音改变：在胸部听诊时，可能听到异常呼吸音，如喘鸣音或湿啰音。

（2）胸膜摩擦音：在胸膜受到侵犯，胸膜炎症渗出时，可能听到摩擦音。

（3）淋巴结肿大：在颈部或锁骨上区域可能触及肿大的淋巴结。

（4）胸腔积液：在肺转移瘤侵犯胸膜或导致胸膜渗出明显的情况下，可能在胸部X线或CT扫描中发现胸腔积液。

（5）皮肤或黏膜出血：在某些情况下，如血小板减少或凝血功能障碍，可能导致皮肤瘀点或黏膜出血。

（6）杵状指（趾）：长期缺氧可能导致手指或脚趾末端变粗，形成杵状指（趾）。

需要注意的是，肺转移瘤的症状和体征可能与其他肺部疾病相似，因此确诊通常需要进一步的影像学检查和组织学检查。

四、辅助检查

肺转移瘤的辅助检查是诊断和评估病情的重要手段，可以帮助医生确定肿瘤的存在、位置、大小、数量，以及是否有其他器官的转移。

（一）影像学检查

（1）胸部X线检查：最基础的影像学检查，可以显示肺部的大致情况，如结节、肿块、胸腔积液等，但对于小的或早期的转移瘤可能不够敏感。

（2）胸部CT扫描：辅助诊断肺转移瘤最常用的方法，能够提供更详细的肺部影像，有助于发现小的转移灶，评估肿瘤的大小、位置和数量。

（3）PET-CT扫描：结合了PET和CT扫描，可以评估肿瘤的代谢活性和解剖位置，有助于区分良性和恶性病变，以及监测治疗效果。

（4）MRI扫描：在某些情况下，如对CT对比剂过敏的患者，可以使用MRI来评估肺部病变。同时，对于颅脑内的病变，MRI往往比CT检查更有针对性。

（5）超声检查：对于靠近胸壁的病变，超声检查可以提供有用的信息，尤其是用于引导穿刺活检。

（二）实验室检查

（1）血液检查：包括全血细胞计数、肝肾功能、电解质和肿瘤标志物等，可以评估患者的一般健康状况和肿瘤的生物学特性。

（2）肿瘤标志物：如CEA、NSE、CA125、AFP等。虽然它们通常不用于诊断肺转移瘤，但在监测某些特定类型肿瘤（如结直肠癌、小细胞肺癌等）的治疗效果时可能有用。

（3）细胞学或病理学检查：对通过痰液细胞学检查、支气管镜检查、经皮肺穿刺活检或手术活检获取的组织样本进行病理学分析，可以确诊肺转移瘤。

（三）其他检查

（1）支气管镜检查：可以直接观察支气管内部情况，获取组织样本进行病理学检查，有助于诊断和评估肿瘤的位置。

(2) 经皮肺穿刺活检:在 CT 或超声引导下,通过皮肤穿刺到达肺部病变处获取组织样本,用于病理学诊断。

(3) 胸腔镜检查:对于胸腔积液或胸膜上的病变,胸腔镜可以提供直接的视野,并允许医生获取组织样本。

(4) 骨扫描:用于评估是否有骨转移,因为某些类型的肿瘤(如乳腺癌、前列腺癌)更容易转移到骨骼。

这些辅助检查方法的选择取决于患者的具体病情、原发肿瘤的类型及医生的临床判断。综合这些检查结果,医生可以制订最合适的治疗方案。

五、诊断与鉴别诊断

(一) 诊断

1. 临床病史

了解患者是否有已知的恶性肿瘤病史,特别是那些已知易于发生肺转移的肿瘤,如乳腺癌、结直肠癌、肾癌等。

2. 影像学检查

(1) 胸部 X 线检查:可显示肺部的异常阴影,但对小的或早期的转移瘤可能不够敏感。

(2) 胸部 CT 扫描:诊断肺转移瘤最常用的方法,能够显示肺部的详细情况,包括结节的大小、形状、边缘特征,以及是否有多发性结节。

(3) PET-CT 扫描:有助于评估肿瘤的代谢活性,区分良性和恶性病变,以及评估肿瘤的侵袭性和转移情况。

3. 病理学检查

(1) 细胞学或病理学检查:对通过痰液细胞学检查、支气管镜检查、经皮肺穿刺活检或手术活检获取的组织样本进行病理学分析,可以确诊肺转移瘤,是确诊转移瘤的"金标准"。

(2) 免疫组化:有助于确定肿瘤的原发部位。

4. 实验室检查

肿瘤标志物水平可能有助于提示原发肿瘤。

(二) 鉴别诊断

(1) 原发性肺癌:特别是周围型肺癌,需要通过病理学检查来区分。

(2) 肺炎:细菌、病毒或真菌引起的肺炎可能在影像学上呈现类似肺转移瘤的结节或斑片状影。

(3) 肺结核:结核杆菌引起的感染可能在肺部形成结节或空洞,需要通过痰液培养和病理学检查来鉴别。

(4) 肺脓肿:通常有感染症状,如发热、咳嗽、咳痰,通过影像学和微生物学检查可以鉴别。

(5) 肺结节病:一种系统性肉芽肿性疾病,可能在肺部形成多发性结节,需要通过病理学检查和临床症状来鉴别。

(6) 肺良性肿瘤:如错构瘤、脂肪瘤等,通常生长缓慢,影像学特征和病理学检查有助于鉴别。

(7) 肺纤维化或其他间质性肺疾病:可能在影像学上呈现类似转移瘤的网状或结节状改变,需要通过病理学检查和临床病程来鉴别。

在鉴别诊断过程中，医生需要综合考虑患者的临床病史、影像学特征、病理学结果及实验室检查结果，以确保做出准确的诊断。

六、治疗

治疗肺转移瘤需要综合考虑患者的整体状况、原发肿瘤的类型、转移瘤的数量和位置，以及患者的肺功能等因素。

（一）内科治疗

（1）化疗：根据原发肿瘤的类型和转移瘤的生物学特性，选择相应的化疗药物。化疗可以是全身性的，也可以是针对特定转移部位的局部化疗。

（2）靶向治疗：针对肿瘤细胞上的特定分子靶点进行治疗，如可使用 EGFR 抑制剂、血管内皮生长因子（vascular endothelial growth factor，VEGF）抑制剂等。

（3）免疫治疗：通过激活或增强患者自身的免疫系统来攻击肿瘤细胞。

（4）放疗：对于不能手术切除的肺转移瘤，或者作为手术前后的辅助治疗，可以采用 SBRT 或调强放疗（intensity-modulated radiotherapy，IMRT）等技术。

（5）介入治疗：经皮肺穿刺射频消融（radiofrequency ablation，RFA）、微波消融（microwave ablation，MWA）、冷冻治疗、支气管动脉栓塞术（bronchial artery embolization，BAE）、经皮肺穿刺酒精注射、放射性粒子植入、经皮穿刺瘤内药物注射等。

（二）外科治疗

1. 适应证

（1）原发肿瘤已控制：原发肿瘤已经得到有效治疗，没有复发迹象。

（2）肺外无其他转移：除了肺部外，其他部位没有发现转移瘤。转移瘤为孤立性或局限性，没有广泛扩散。

（3）可完全切除：转移瘤的数量和位置允许通过手术完全切除。

（4）良好的肺功能：患者有足够的肺功能储备，能够承受手术带来的肺组织损失。

（5）基础状况：患者整体健康状况良好，能够耐受手术和术后恢复。

2. 禁忌证

（1）原发肿瘤未控制：原发肿瘤仍在进展或有复发迹象。

（2）转移瘤无法完全切除：转移瘤数量多、分布广泛，无法通过手术完全切除。这种情况下，除诊断病理需求或局部病灶减瘤后患者获益较大外，不建议手术。

（3）肺功能不足：患者肺功能差，无法承受手术带来的肺组织损失。

（4）全身状况差：患者有严重的心、肝、肾等器官功能障碍，或有未控制的感染等。

（5）手术风险过高：患者存在较高的手术风险，如高龄、严重凝血功能障碍等。

外科手术的具体方法包括肺楔形切除、肺段切除、肺叶切除等，具体手术方式取决于转移瘤的位置、大小和数量。术前评估和术后管理同样重要，需要多学科团队的合作来确保患者获得最佳治疗效果。

七、并发症及预后

（一）常见并发症

（1）胸腔积液：肺转移瘤可能引起胸膜反应，导致胸腔积液。

（2）肺部感染：肺功能受损和免疫系统抑制可能增加肺部感染的风险。

（3）呼吸衰竭：在严重的情况下，肺转移瘤可能导致呼吸衰竭。

（4）肺栓塞：肿瘤患者可能存在血液高凝状态，增加肺栓塞的风险。

（5）上腔静脉综合征：如果肺转移瘤压迫上腔静脉，可能导致上腔静脉综合征，表现为面部、颈部和上肢的肿胀。

（6）Horner 综合征：肺转移瘤可能压迫颈部交感神经，导致 Horner 综合征，表现为瞳孔缩小、眼睑下垂和面部无汗。

（7）恶病质：晚期肿瘤患者可能出现体重下降、肌肉萎缩和全身状况恶化的恶病质症状。

（二）预后

恶性肿瘤转移到肺部通常意味着癌症已经进展到较晚的阶段，此时的预后往往不佳。然而，通过积极的治疗，一些患者仍然有可能获得一定的治疗效果，从而延长生存期。外科手术是处理肺部转移瘤的一个重要方法，尽管它通常只能缓解症状，并不能根治疾病。是否进行手术，需要根据原发肿瘤的类型及化疗的效果来决定。

影响肺部转移瘤预后的因素包括：① 原发肿瘤是否已经被彻底治愈；② 原发肿瘤的组织学类型，对化疗敏感的肿瘤通常预后较好；③ 无病间隔期，即从原发肿瘤治疗结束到肺部转移出现的时间；④ 是否有肺门或纵隔淋巴结的转移；⑤ 肿瘤的生物学特性，包括侵袭性；⑥ 转移瘤的大小和数量；⑦ 其他因素，如转移的具体部位和患者的整体健康状况。

不同原发肿瘤类型的肺转移瘤患者，在手术后的生存率有显著差异。有研究显示，660 例接受肺转移瘤手术的患者，5 年生存率在 25%～40% 之间。不同肿瘤类型的肺转移瘤手术切除后，5 年生存率分别为大肠癌 16%～62%，乳腺癌 14%～50.3%，软组织肉瘤 18%～35%，肾癌 13%～55%，头颈部肿瘤 40%～41%，黑色素瘤 14%～39%，骨肉瘤 20%～40%。这些数据表明，尽管肺转移瘤的治疗挑战很大，但根据不同的肿瘤类型和个体情况，患者仍有可能获得较好的治疗效果。

【典型病例】

患者男性，64 岁，因“结肠癌术后 2 年，发现左肺肿物 1 月”入院。患者 3 年前因乙状结肠癌行乙状结肠癌根治术，术后正规治疗。1 个月前复查胸部 CT 提示左下肺直径 2 cm 肿物。

问题：请问该患者还需要完善哪些辅助检查？若患者各项检查排除其他部位转移，则接下来该采取哪种治疗方案？

需要完成胸部增强 CT、颅脑增强 MRI、骨 ECT、PET-CT、肿瘤标志物（如 CEA）等检查，判断肺肿物是否为转移瘤可能，是否存在其他部位转移情况。如其他部位无转移，心肺功能允许的情况下，应采取手术局部切除肺肿物 + 药物治疗的方案。

【思考题】

简答题

肺部多发转移灶该如何治疗？

第三节　肺良性肿瘤

肺良性肿瘤的发生率相对较低，只占所有肺部肿瘤的 8%～10%。在某些文献中，这一比例甚至更低，只有 1%；而在另一些报道中，最高可达 17%。有研究指出，这些肿瘤在被切除的肺部肿瘤中所占的比例不到 1%。尽管它们的发病率不高，但肺良性肿瘤涵盖了一大类来源多样、分类方式各异的肿瘤。这些肿瘤既可以是真正的肿瘤，也可以是类似肿瘤的病变，它们可能发生在支气管和肺实质的任何地方。

肺良性肿瘤与瘤样病变的分类如下。

（1）上皮源性良性肿瘤：支气管乳头状瘤；支气管与肺内腺瘤，如支气管腺瘤、肺多形性腺瘤、黏蛋白囊腺瘤、Clara 细胞腺瘤（Ⅱ型肺泡乳头状腺瘤）、肺泡细胞腺瘤。

（2）间叶源性良性肿瘤：肺错构瘤、肺炎症性肌纤维母细胞肿瘤、肺硬化性血管瘤、肺平滑肌瘤、肺血管瘤、肺脂肪瘤、肺良性支气管内纤维组织细胞瘤、肺内软骨瘤、肺内纤维瘤、淋巴管病变。

（3）其他肿瘤：肺颗粒细胞肌母细胞瘤、肺透明细胞瘤（糖瘤）、肺副神经节瘤（化学感受器瘤）、肺畸胎瘤、原发性肺胸腺瘤、肺结节样淀粉样变性、肺透明肉芽肿、其他更为少见的肿瘤。

（4）多发性肿瘤：肺内良性转移性平滑肌瘤、肺淋巴管平滑肌瘤病、血管网织细胞瘤、囊性纤维组织细胞瘤（间充质囊性错构瘤）。

由于肺良性肿瘤的相关特性，各类肺良性肿瘤在临床表现、辅助检查、诊断与鉴别诊断、治疗方式、并发症、预后上均有相似的特点。下文介绍时，对其中相似部分不再过多阐述，相关内容可参考肺错构瘤部分的叙述。

一、肺错构瘤

（一）定义及流行病学

1904 年阿尔布雷克特（Albrecht）首次提出错构瘤的定义，认为错构瘤是正常肺组织器官组成成分的异常混合，是一种先天性肿瘤样畸形，而非真性肿瘤。然而，近年来多数学者认为错构瘤是一种真正的肿瘤，起源于支气管的未分化间质细胞，是一种真正的间叶性良性肿瘤。

错构瘤在成人尸检资料中占比约为 0.3%，在全部肺良性肿瘤中占比约为 77%。如果以肺原发肿瘤计算，错构瘤仅占 1%～3%。由于病例资料来源不同，文献报道的发生率亦不相同。

错构瘤可以发生在任何年龄，但以青壮年居多，无性别差异。患者的症状与错构瘤的位置密切相关。大约 60% 以上的患者无症状，在胸部 X 线检查时偶然发现肺部阴影。

（二）病因、病理及分类

1. 病因

肺错构瘤的病因尚不完全清楚，有研究认为可能与先天的起源发育失常或基因异常有关；也有研究认为与后天性因素，如创伤和炎症有关。

2. 病理

错构瘤的组织学特征是它们包含多种类型的组织，如软骨、脂肪、平滑肌和纤维组织等，这些组织在错构瘤中以不正常的方式混合生长。

（1）大体形态：肺错构瘤多为单发，形态规则，呈圆形，边界清晰，有时可见分叶状，有薄层纤维包膜，容易与周围肺组织分离。

（2）切面特征：肿瘤切面呈黄白色，半透明，质地硬而脆，少数病例可见斑点状钙化或骨化，部分有黏液。

（3）组织构成：错构瘤的成分较为复杂，主要含有软骨和纤维组织，也有平滑肌、腺体和上皮细胞等。

（4）生长特性：错构瘤生长缓慢，X 线随访可能长期无显著变化。

（5）细胞成分：显微镜下，错构瘤的细胞成分多样，包括软骨细胞、成纤维细胞、平滑肌细胞等。

3. 分类

错构瘤的分类主要基于它们的位置和生长特性，可以分为以下两类。

（1）肺内型错构瘤：这类错构瘤发生在肺实质内，是更为常见的类型。它们通常表现为体检时偶然发现的肺部肿块影。有时可表现为胸部疼痛，但多数患者无症状。

（2）支气管内型错构瘤：这种类型的错构瘤会造成管腔阻塞，可能表现为咳嗽、痰中带血、咯血、反复或持续的肺部感染、肺不张等症状。由于它们位于支气管内，胸片上可能难以发现，大多在病灶远端出现肺实变、肺不张、反复或持续感染时，通过支气管镜检查及活检才能明确诊断。

此外，根据肿瘤的形态和生长方式，错构瘤还可以描述为单发型和多发型。

（三）临床表现与体征

1. 临床表现

（1）无症状：肺内型错构瘤患者多无症状，很多情况下是在健康体检或因其他原因进行胸部 X 线检查时偶然发现的。

（2）胸部疼痛：有时患者可能会表现为胸部疼痛，但通常没有特异性症状，可能与其生长位置接近胸膜有关。

（3）咳嗽、痰中带血、咯血：如果是支气管内型的肺错构瘤，可能会造成管腔阻塞，导致咳嗽、痰中带血、咯血等症状。

（4）反复或持续的肺部感染：支气管内型肺错构瘤可能会引起远端的肺实变、肺不张或者反复或持续的感染。

（5）肺不张：如果错构瘤压迫到支气管，可能会引起部分肺叶或肺段的不张。

（6）胸膜炎和胸膜粘连：位于肺表面的错构瘤，可能引起胸膜炎和胸膜粘连，导致胸痛。

2. 体征

肺错构瘤的临床表现多为无症状，肿瘤压迫支气管可出现咳嗽、咯血等症状，但体征通常不明显，很多情况下是通过影像学检查偶然发现的。

（四）辅助检查

1. 影像学检查

（1）X线检查：X线检查是发现肺错构瘤的初步检查方法。错构瘤通常表现为肺内边缘光滑的圆形或椭圆形阴影，可能伴有钙化。

（2）CT扫描：CT可以提供更详细的图像，显示错构瘤的特征，如“爆米花”样钙化和脂肪密度，这些特征有助于诊断肺错构瘤。

（3）MRI：在某些情况下，MRI可以提供有关肺错构瘤的额外信息，尤其是当CT扫描的图像不清晰或者需要进一步明确肿瘤与周围组织的关系时。

（4）PET-CT：可以评估肿瘤的代谢活性，但通常良性肿瘤的代谢活性较低，此项检查更多用于鉴别恶性肿瘤。

（5）影像学动态监测：对于难以确诊的病例，定期进行影像学检查以监测肿瘤的变化，可以提供额外的诊断信息。

2. 实验室检查

血液检查、痰液细胞学检查等实验室检查通常不直接用于诊断肺错构瘤，但可以用于评估患者的整体健康状况和排除其他疾病。

3. 其他检查

（1）经皮肺穿刺活检：对于部分难以通过影像学特征确诊的病例，可以采用经皮肺穿刺活检获取组织样本进行病理学检查，以明确诊断。

（2）支气管镜检查：如果错构瘤位于支气管内或靠近支气管，支气管镜可以直接观察肿瘤，并可进行活检。

这些辅助检查手段可以单独使用，也可以结合使用，以便更准确地诊断肺错构瘤并评估其性质。医生会根据患者的具体情况选择最合适的检查方法。

（五）诊断与鉴别诊断

1. 诊断

因患者通常无明显临床症状，肺部病灶常为体检发现，该疾病诊断通常依靠影像学特点，或通过手术/穿刺活检获取的组织样本进行病理学检查，最终得以确诊。

2. 鉴别诊断

（1）肺结核球：多伴有空洞，多个钙化灶、引流支气管症及卫星病灶等，可有结核中毒症状。

（2）肺周围型肺癌：X线表现与早期肺癌极其相似，特别是无错构瘤特征的病例术前较难鉴别。错构瘤有钙化者显著高于肺癌者，错构瘤多无胸膜凹陷征及边缘毛刺征、空洞和淋巴结肿大、咯血、消瘦等肺癌的特征性改变。

（3）炎性假瘤：除两者均缺少特异性症状、体征外，影像学上都可呈团块状影，两者也都可以长期不变，但炎性假瘤在CT上可以有空洞、积液的表现，却不会出现软骨和脂肪阴影的对比差异。

（4）其他良性肺部肿瘤：如脂肪瘤、纤维瘤、平滑肌瘤等，需要通过病理学检查进行鉴别。

（5）恶性肿瘤转移：包括肺癌、转移性肿瘤等，通过影像学特征、病理学检查等进行鉴别。

在诊断肺错构瘤时，医生会综合考虑患者的临床症状、体征、影像学特征及病理学检查结果，以排除其他可能的疾病,确保准确诊断。

（六）治疗

1. 内科治疗

（1）支气管镜下治疗:对于支气管内型的错构瘤,可通过支气管镜进行摘除或激光治疗。

（2）观察和随访:对于无症状、影像学特征典型的错构瘤,尤其是那些病灶较小、诊断明确、无恶性征象的患者,可以选择观察和定期随访,通过定期的影像学检查监测肿瘤的变化。

（3）其他:文献中提到,有学者报道支气管成形术后给予小剂量激素治疗 7 ~ 10 d,可以减少吻合口狭窄的发生率,这可能对于支气管内型错构瘤的治疗有一定的参考价值。

2. 外科治疗

肺错构瘤虽为良性肿瘤,但存在恶性变的可能,并且与早期周围型肺癌的鉴别诊断存在一定的困难。为防止对早期肺癌的漏诊,一般主张采取手术治疗。

VATS 作为胸外科微创治疗方式,具有创伤小、出血少、恢复快的特点,是外科治疗的首选。手术方法包括肺楔形切除、肺段切除、肺叶切除,具体手术方式取决于肿瘤的大小、位置。

在选择治疗方案时,医生会综合考虑患者的年龄、健康状况,肿瘤的大小、位置及其是否侵犯周围组织,以及患者的意愿等因素,制订个体化的治疗计划。

（七）并发症及预后

1. 并发症

（1）肺部感染:支气管内型肺错构瘤可能因为管腔阻塞而引发反复或持续的肺部感染。

（2）咯血:由于肿瘤表面的血管较为脆弱,可能会发生咯血,尤其是当肿瘤受到损伤或者体积较大时。

（3）肺不张:如果肿瘤位于较大的支气管内,可能会引起远端的肺组织不张。

（4）胸痛:位于肺表面的错构瘤,可能会引起胸膜炎和胸膜粘连,导致胸痛。

（5）恶性变:虽然大多数肺错构瘤是良性的,但存在潜在的恶性变风险,尽管这种可能性相对较低。

2. 预后

肺错构瘤手术切除后,大多数患者可以完全治愈,复发或肉瘤样变罕见。另外,患者的年龄、健康状况,以及肿瘤的大小和位置等因素都可能影响预后。总的来说,肺错构瘤的预后通常是良好的,尤其是当肿瘤被完全切除后。对于无症状且肿瘤体积小的患者,选择观察和随访也是一种合理的管理策略。医生会根据患者的具体情况和肿瘤的特征来制订最佳的治疗和随访计划。

二、硬化性肺细胞瘤(肺硬化性血管瘤)

（一）定义及流行病学

硬化性肺细胞瘤(pulmonary sclerosing pneumocytoma,PSP),曾用名为肺硬化性血管瘤(pulmonary sclerosing hemangioma,PSH),是肺内一种较为少见的良性肿瘤,生长缓慢,约占肺内良性肿瘤的 11%。它是一种具有多种组织学特征的肿瘤,包括乳头状、实性、血管瘤样和硬化性区域。硬化性肺细胞瘤的形态特征为血管增生伴有硬化倾向,呈乳头样突起,有出血,肺泡及基质内有成片的类似于组织细胞的圆形细胞浸润。

硬化性肺细胞瘤多发生于中老年女性，平均年龄在 40～60 岁之间。女性患者约占 80%，男性患者较为少见。此瘤多见于无吸烟史的女性。大多数硬化性肺细胞瘤位于肺的外周部分，95% 为单个结节，4%～5% 可多发或双侧发生。50%～87% 的硬化性肺细胞瘤患者临床无症状，部分患者可有咳嗽、咳痰（泡沫样或黄黏液样）、咯血及胸痛等症状。由于其组织学特征复杂，诊断通常依赖于病理检查。

（二）病因与病理

1. 病因

硬化性肺细胞瘤的组织发生起源经历过较长时间的争议，有多种学说，包括内皮、间皮、肺泡上皮、神经内分泌细胞等来源。研究表明，硬化性肺细胞瘤可能来源于原始肺上皮细胞。

2. 病理

（1）大体所见：界限清楚的肺实质内肿瘤，无包膜或有假包膜，实性，质软或韧，灰黄色、灰褐色，有散在红棕色出血区，偶有囊性变和钙化。

（2）镜下所见：肿瘤由两类细胞组成，包括圆形的间质细胞和表面细胞。圆形细胞小，细胞界限不清，胞核圆形或卵圆形，位于中心。表面细胞呈立方形，表现出细支气管肺泡上皮和活跃的Ⅱ型肺泡细胞的形态。

（3）免疫组化染色：圆形细胞表达 TTF-1 和 EMA，但不表达广谱细胞角蛋白。表面细胞表达 TTF-1、EMA、SP-A 和广谱细胞角蛋白。

（4）组织学：肿瘤的主要成分为 4 种基本结构——乳头瘤样区、实性区、血管瘤样区和硬化区。有 2 种主要的细胞成分，即表面立方上皮细胞和圆形或多边形浅染细胞。瘤细胞之间伴有散在肥大细胞。瘤内某些区域小血管明显增生，管壁透明变性或硬化，形成大小不等的蜂房状空团块。

三、肺平滑肌瘤

（一）定义及流行病学

平滑肌瘤是一种来源于平滑肌细胞的良性肿瘤，它可以发生在身体的多个部位，包括子宫、肠道、皮肤和其他软组织。在肺部，肺平滑肌瘤是一种罕见的良性肿瘤，起源于肺部的平滑肌细胞，如支气管平滑肌或肺动静脉平滑肌。它们通常表现为边界清晰的圆形或椭圆形肿块，质地坚硬，颜色可能为灰白色。

肺平滑肌瘤在普通人群中的发病率非常低，因为这是一种罕见的肿瘤。它可以发生在任何年龄，但通常在中年人中诊断出来。在肺平滑肌瘤患者中，女性略多于男性。没有特定的种族或地理分布倾向，但可能与某些环境因素有关，如长期暴露于某些有害物质。许多肺平滑肌瘤无症状，通常是在胸部 X 线检查或其他影像学检查中偶然发现的。肺平滑肌瘤的预后通常良好，手术切除后复发率低。

（二）病因与病理

1. 病因

肺平滑肌瘤被认为起源于肺内的平滑肌细胞，这些细胞可能来自支气管、血管或其他肺内结构的平滑肌层。虽然大多数平滑肌瘤是散发的，但某些情况下，它们可能与遗传综合征（如神经纤维瘤病）相关。与其他肿瘤一样，长期暴露于某些环境因素（如烟草烟雾、石棉或其他有害化学物质）可能会增加患病风险，尽管这种联系在肺平滑肌瘤中并不明确。

2. 病理

肺平滑肌瘤由成熟的平滑肌细胞组成，这些细胞通常排列成束状或编织状。肿瘤细胞呈梭形，具有长的细胞核和丰富的胞质。核分裂象不常见，这有助于区分良性平滑肌瘤与恶性肿瘤。肺平滑肌瘤通常有良好的血液供应。肿瘤生长缓慢，通常在无意中通过影像学检查发现。

四、肺神经鞘瘤

（一）定义及流行病学

肺神经鞘瘤是一种起源于肺内神经鞘细胞的罕见良性肿瘤。它与神经纤维瘤病有关，尤其是神经纤维瘤病 2 型，这是一种遗传性疾病。肺神经鞘瘤是由神经鞘细胞（施万细胞）组成的肿瘤，这些细胞是周围神经的髓鞘形成细胞。它们通常包裹在神经纤维周围，负责神经冲动的快速传递。当这些细胞异常增殖时，可能会形成肿瘤。

肺神经鞘瘤在普通人群中的发病率非常低，因为它们是罕见的肿瘤。这种肿瘤可以在任何年龄出现，但通常在成年早期到中期被诊断出来。性别差异在肺神经鞘瘤的发病率上并不明显，男女都可能受到影响。

（二）病因与病理

1. 病因

肺神经鞘瘤与神经纤维瘤病 2 型有关。神经鞘细胞是周围神经的髓鞘形成细胞，当这些细胞异常增殖时，可能会形成肿瘤。尽管没有明确的证据，但一些环境因素，如辐射和某些化学物质，可能增加患病风险。

2. 病理

肺神经鞘瘤由成熟的神经鞘细胞组成，这些细胞通常排列成束状或编织状。肿瘤细胞呈梭形，具有长形的细胞核和丰富的胞质。核分裂象不常见，这有助于区分良性神经鞘瘤与恶性肿瘤。肺神经鞘瘤通常有良好的血管供应。肿瘤生长缓慢，通常在无意中通过影像学检查发现。

五、肺脂肪瘤

（一）定义及流行病学

肺脂肪瘤是一种由成熟的脂肪细胞组成的良性肿瘤，通常发生在支气管内或肺实质中。肺脂肪瘤的发病率非常低，占所有肺部肿瘤的比例不到 1%。这种肿瘤可以发生在任何年龄，但更常见于成人，且没有明显的性别差异。肺脂肪瘤可以发生在肺的任何部位，但更常见于肺的边缘。

（二）病因与病理

1. 病因

肺脂肪瘤可能起源于肺内的脂肪细胞或来自间充质的多潜能细胞。虽然大多数脂肪瘤是散发的，但某些遗传综合征（如 Bloom 综合征）可能与脂肪瘤的发生有关。目前没有明确的环境因素与肺脂肪瘤的发生有关。

2. 病理

肺脂肪瘤由成熟的脂肪细胞组成，这些细胞排列成片状或巢状。肿瘤细胞与正常的脂肪细胞相似，具有圆形或多边形的细胞核和丰富的胞质。核分裂象不常见，这有助于区分良性脂肪瘤与恶性肿瘤。肺脂肪瘤通常有良好的血管供应。肿瘤生长缓慢,通常在无意中通过影像学检查发现。

六、肺纤维瘤

(一) 定义及流行病学

肺纤维瘤是由纤维母细胞增生形成的良性肿瘤,通常表现为肺实质内的孤立性结节。这种肿瘤由成熟的胶原纤维和梭形的成纤维细胞组成,质地坚硬,边界清晰。

肺纤维瘤在普通人群中的发病率非常低,是一种罕见的肿瘤。这种肿瘤可以发生在任何年龄,但通常在成人中诊断出来。肺纤维瘤没有明显的性别差异,没有特定的种族或地理分布模式。

(二) 病因与病理

1. 病因

肺纤维瘤可能起源于肺部的间充质细胞,如成纤维细胞。虽然大多数纤维瘤是散发的,但某些遗传综合征可能与纤维瘤的发生有关。长期暴露于某些环境因素(如石棉或其他有害化学物质)可能会增加患病风险,但这种联系在肺纤维瘤中并不明确。

2. 病理

肺纤维瘤由成熟的胶原纤维和梭形的成纤维细胞组成,排列成束状或编织状。肿瘤细胞呈梭形,具有长的细胞核和丰富的胞质,细胞核通常呈现为杆状。核分裂象不常见,这有助于区分良性纤维瘤与恶性肿瘤。

七、肺内软骨瘤

肺内软骨瘤是一种由软骨细胞组成的良性肿瘤,它可以发生在气管、支气管或肺实质中。这种肿瘤通常表现为肺内的单个结节,极少情况下可能向恶性转化。肺内软骨瘤的发病率非常低,可以发生在任何年龄,但更常见于成人。肺内软骨瘤没有明显的性别差异,没有特定的种族或地理分布模式。

肺内软骨瘤可能起源于气管或支气管的软骨组织,或者是肺实质中的软骨细胞。肺软骨瘤可以发生在肺实质内,也可能发生在支气管内。某些遗传病可能与软骨瘤的发生有关,但这种联系在肺内软骨瘤中并不明确。目前没有明确的环境因素与肺内软骨瘤的发生有关。

肺内软骨瘤由成熟的软骨组织构成,包括透明软骨、纤维软骨或骨软骨。肿瘤细胞与正常的软骨细胞相似,具有圆形或椭圆形的细胞核和丰富的胞质。核分裂象不常见,这有助于区分良性软骨瘤与恶性肿瘤。

八、肺黏液腺瘤

肺黏液腺瘤是一种罕见的良性肺肿瘤,起源于支气管腺体或肺泡的黏液腺上皮细胞,主要特征是含有黏液的腺上皮细胞和表皮样细胞的混合,通常发生在支气管内,但也可能发生在肺实质中。本病女性患者略多于男性,没有特定的种族或地理分布模式。

韦斯(Weiss)在1961年将支气管良性黏液腺瘤从黏液表皮样癌和腺样囊性癌中区分出来,作为一个独立的类型,以此来表明它与支气管低度恶性肿瘤的不同。从大体观察来看,这种肿瘤主要发生在2~3级支气管分支开口处的黏膜,部分肿瘤表面呈现粗糙颗粒状。在切面观察时,可以看到类似果冻的小囊。

在光学显微镜下观察,可以看到类圆形的外突和内陷性瘤结节位于黏膜下与软骨之间,由含有黏液、大小不等的腺腔构成。这些腺腔或囊的内表面被覆柱状上皮或扁平上皮,偶尔可以看到纤毛柱状细胞或增生的细胞呈乳头状突入囊腔。间质结缔组织的量不一,有少量的慢性炎细胞浸润。通过电子显微镜和免疫组化染色观察,细胞角蛋白、S-100 和肌动蛋白均呈现阳性反应,这表明瘤内存在肌上皮。增殖细胞核抗原和 Ki-67 偶尔呈现阳性表达,这可以作为与黏液表皮样癌的鉴别要点,后者的阳性表达率(5%~19%)比黏液腺瘤要高。

九、肺内畸胎瘤

肺内畸胎瘤是指纵隔无畸胎瘤而原发于肺内者,是罕见的肺良性肿瘤。前上纵隔畸胎瘤可侵犯肺而被肺组织包裹,易被误认为肺内畸胎瘤。畸胎瘤的多发部位是卵巢、睾丸、前上纵隔、后腹膜、骶前、尾骨区、松果体、颅内及颈前等,肺内畸胎瘤很少见。1978 年仅收集到 20 例肺内畸胎瘤病例,近年国内只有散在的个案报道。

本病可能是迷走的胚胎组织沿着支气管下行,为肺胚基包绕形成的肿瘤,与错构瘤同属发育性肿瘤。肺内畸胎瘤位于肺实质内,或位于支气管腔内,多为圆形实质性或囊性肿块,大小不等。肺内畸胎瘤绝大多数是良性囊性畸胎瘤,但亦有少数病例病理检查为恶性。囊性畸胎瘤的腔内充满皮脂、胶冻样物,浅黄色或棕色,腔壁厚薄不一,可与支气管相通,有结节向腔内突出。组织学检查可见含有 3 个胚层发生的组织,来自外胚层的皮肤及其附件、毛发、神经细胞、牙齿,来自中胚层的横纹肌、平滑肌、血管、软骨和生血组织,以及来自内胚层的支气管上皮、肠上皮、甲状腺等。

肺内畸胎瘤多发生于肺上叶,尤以左上叶为多。文献收集 20 例肺内畸胎瘤病例中,有 15 例位于上叶肺内,其中有 10 例位于左肺上叶。本病男性患者多于女性,可发生于任何年龄,文献报道年龄最小 1 例为 10 个月的患儿,年龄最大者 76 岁,以 20~40 岁患者为多。本病患者大多缺乏特征性临床表现,主要表现为反复咳嗽、咯血及胸痛等,合并感染者可出现发热、咳脓痰。咯血是本病最常见的症状,咯血量不等,少者痰中带血丝,多者大口咯血,每次达数十毫升,甚至数百毫升,个别报道有达千毫升者。患者可出现杵状指。咳出毛发或皮脂样物是本病的特征性临床表现,但很少见。由于肺内畸胎瘤多发生在肺周围,直径在 4 cm 以上,临床上患者可出现压迫血管、气管、食管、喉返神经、交感神经等症状,以及形成胸壁瘘。本病一般从开始出现症状到确诊,间隔时间多为数年至十几年,初诊时往往被误诊为肺结核、肺脓肿及其他肿瘤,导致长时间误诊。造成误诊的原因有:① 临床症状无特异性,未咳出毛发;② 患者多次发病,均因对症治疗后缓解,未进一步查明其原因;③ X 线胸片表现酷似空洞性肺结核,抗结核治疗后未密切观察病灶吸收情况;④ 本病罕见,不易被重视。所以询问病史、查体及辅助检查应尽可能详细,以免造成误诊、误治。

肺内畸胎瘤术前正确诊断颇为困难,主要靠 X 线检查及临床表现。X 线胸片显示在左肺上叶有团块样阴影或大片密度增高阴影,其内出现半月形、半圆形条索状或蜂窝样透光区,有钙化、骨化或牙齿样影像,有助于本病的诊断。如合并感染,往往以脓肿、肺内炎症、肺不张为主要 X 线特征,同时与胸膜、纵隔及心包粘连。临床上长期间断性咳嗽、咯血、胸痛且病灶变化不大,应考虑此病。咳出毛发或皮脂样物是该病的特征。

本病治疗以手术切除为主。肺内畸胎瘤有一半左右的病例合并感染症状。因此,对已有感染的患者,术前应充分准备,积极控制肺部或胸膜腔感染就显得更为重要。对疑似恶性病例,应在术中进行纵隔及支气管旁淋巴结清扫,必要时置标志,便于术后放疗标记。对于良性病例,手术是最好的治疗方法，预后良好。

十、肺假性淋巴瘤

肺假性淋巴瘤通常表现为肺内的淋巴细胞浸润，这些浸润可能被误认为是淋巴瘤。肺假性淋巴瘤是一种非肿瘤性的淋巴细胞增生性疾病，它在形态上与真正的淋巴瘤或其他恶性肿瘤相似。这种病变通常局限于肺实质，并且可能与慢性感染或炎症有关。假性淋巴瘤也被称作黏膜相关性淋巴瘤，是一种良性的病变。随着免疫组化、分子生物学和细胞遗传学技术在肿瘤诊断中的运用，越来越多的证据显示，假性淋巴瘤实际上可能是一种低级别的原始 B 细胞淋巴瘤，发生在黏膜淋巴样组织中。在显微镜下，这些病变表现为由散布在浆细胞团中的小淋巴细胞构成，肿瘤细胞沿着肺泡间隔浸润，形成典型的淋巴上皮样病变。由于肿瘤通常局限在淋巴滤泡周围，因此常常呈现出结节状。1990 年，沃瑟斯庞（Wotherspoon）等人报道了一个具有明显假性淋巴瘤组织学特征的肺部病变案例，在对该病例进行基因研究时，发现 B 淋巴细胞具有异常的染色体特征，即带有转位 t(1：14) 基因。

大多数假性淋巴瘤患者没有症状，通常是在体检时发现肺部结节。少数患者可能会经历胸痛或发热。1964 年，哈钦森（Hutchinson）等人报道认为，肺部假性淋巴瘤是由炎性肿块包围小支气管形成的，但这些肿块并不会压迫支气管，因此在 X 线胸片中，可以在病灶区域看到支气管充气征。然而，并非所有假性淋巴瘤患者都表现出这一特征，而且没有明确的放射学特征能够将假性淋巴瘤与其他类型的肿瘤区分开来。

由于假性淋巴瘤与恶性肿瘤的鉴别较为困难，一旦发现，应尽快进行手术切除，如果需要，还可以辅以放疗或化疗。

十一、肺透明细胞瘤

肺透明细胞瘤，也称为糖瘤，是一种罕见的肺部良性肿瘤，它属于间质起源的肿瘤，通常发生在支气管内。肺透明细胞瘤由上皮细胞和丰富的间质组成，间质中含有透明细胞。透明细胞具有丰富的胞质和清晰的细胞边界，胞质中含有糖原，这是其名称的由来。

肺透明细胞瘤可能起源于呼吸道上皮的多潜能基底细胞。目前研究未显示明确的遗传倾向。与其他肺部肿瘤一样，长期吸烟或暴露于有害环境中可能增加患病风险，但这种联系在肺透明细胞瘤中并不明确。

肺透明细胞瘤最初由列堡（Liebow）和卡斯尔曼（Castleman）在 1963 年描述，它是一种罕见的肿瘤。根据 1990 年加菲（Gaffey）等人的综述，此前仅有 21 例被记录在案。这种肿瘤通常无症状，往往在胸部 X 线检查中意外发现，表现为肺周边的单个结节。男性和女性的发病率大致相同，大多数病例年龄在 40 ~ 60 岁之间。到目前为止，这种肿瘤普遍被认为是良性的，但塞尔（Sale）和库兰德（Kulander）曾报道过一例因肺透明细胞瘤转移而死亡的患者。

在显微镜下，这种肿瘤与转移性肾细胞癌非常相似。Gaffey 等人尝试利用临床特征、组织学特点、免疫组织化学和超微结构特征在病理学上进行区分。透明细胞瘤的特点是角化细胞的存在。所谓的“透明细胞”可能真的拥有透明的细胞质，但通常也含有颗粒状的嗜红细胞质。由于这些细胞周围雪夫（Schiff）酸反应呈强阳性，这些颗粒更可能是糖原。当颗粒数量众多时，细胞质中的嗜伊红现象更为明显。细胞核没有显著特征，大小不一，通常不发生有丝分裂。染色质呈细颗粒状，偶尔可以观察到细胞核内的细胞质嵌入。尽管肿瘤没有明显的包膜，但它很容易从周围的肺组织中分离出来。病变通常位于肺的周边组织中,直径一般小于 2 cm。现在通过免疫组化分析可以明确诊断肺透明细胞瘤,并将其与肾细胞癌区分开来。手术治疗这种肿瘤的效果通常很好。

第四节 肺结核

一、定义及流行病学

肺结核是一种由结核分枝杆菌(mycobacterium tuberculosis,MTB)引起的慢性传染病,主要侵犯肺部,也可累及全身多个器官。肺结核是指发生在肺组织、气管、支气管和胸膜的结核病,包含肺实质的结核、气管/支气管结核和结核性胸膜炎。

肺结核主要通过空气传播。当活动性肺结核患者咳嗽、打喷嚏或说话时,会把含有结核分枝杆菌的微滴排入空气中,其他人吸入这些微滴后可能感染结核分枝杆菌。肺结核的病理特点是结核结节和干酪样坏死,易形成空洞,临床上多呈慢性过程,少数可急起发病。

全球约有 20 亿人曾受到结核分枝杆菌的感染。结核病的流行状况与经济水平大致相关,WHO 把印度、印度尼西亚、中国、菲律宾、巴基斯坦、尼日利亚等 30 个国家列为结核病高负担国家,占全球病例的 87%。

据 2010 年我国第五次结核病流行病学抽样调查估计,结核病年发病 100 万例,发病率为 78/10 万;全国现有活动性结核患者 499 万例,患病率为 459/10 万;痰涂片阳性肺结核患者 72 万例,患病率为 66/10 万;菌阴肺结核患者 129 万例,患病率为 119/10 万;结核病年死亡人数 5.4 万例,死亡率为 4.1/10 万。结核病地区差异大,西部地区的活动性肺结核患病率、痰涂片阳性肺结核和培养阳性肺结核患病率明显高于全国平均水平。

老年人群是肺结核的高发人群,这与老年人免疫功能下降、合并其他慢性疾病等因素有关。在《老年肺结核诊断与治疗专家共识(2023 版)》中,老年肺结核的特点被概括为“四高二低一易”,即高发病率、高患病率、高构成比、高病死率、低病原学阳性率、低治疗成功率、易延误诊治。艾滋病患者感染肺结核的概率是常人的 30 倍。随着艾滋病在全球的蔓延,肺结核患者也在增加。此外,多种抗药性结核病菌株的产生,增加了肺结核防治的难度。

二、病因、病理及分类

肺结核主要是由结核分枝杆菌引起的。此外,近年来非结核分枝杆菌、多耐药结核菌株的感染也呈现出增加趋势。

(一)病因

当人体吸入含有结核分枝杆菌的飞沫微滴后,结核分枝杆菌会在体内繁殖并引发感染。当宿主免疫力低下,如人类免疫缺陷病毒(human immunodeficiency virus,HIV)感染、长期使用免疫抑制剂、糖尿病、慢性肾病、营养不良等都可能增加感染结核分枝杆菌的风险。同时,环境因素方面,拥挤的居住环境、不良的卫生条件、吸烟等都可能增加感染的机会。

（二）病理

初次感染结核分枝杆菌后，通常在肺部形成原发病灶，并通过淋巴管传播到局部淋巴结，形成原发综合征。在原发感染后，结核分枝杆菌可能通过血液播散到全身多个器官，尤其在儿童中较为常见，可能导致急性粟粒性结核病。在原发感染后，由于免疫力下降或其他因素，潜伏在体内的结核分枝杆菌可能重新激活，形成继发型肺结核。

肺结核的病理变化包括渗出、增殖、干酪样坏死和纤维化。结核结节是肺结核的特征性病理改变，由上皮样细胞、朗格汉斯巨细胞和周围的淋巴细胞组成。在慢性感染过程中，结核病变可能发生坏死并形成空洞，空洞内的结核分枝杆菌可通过咳嗽传播给他人。

（三）分类

根据病变部位及胸部影像学表现的不同，肺结核可分为以下类型。

1. 原发型肺结核

原发型肺结核指初次感染即发病的肺结核，包括原发综合征及胸内淋巴结结核。多见于儿童，胸部影像学主要表现为肺内原发病灶及胸内淋巴结肿大，或单纯胸内淋巴结肿大。儿童原发型肺结核也可表现为空洞、干酪性肺炎，以及由支气管淋巴瘘导致的支气管结核。

2. 血行播散型肺结核

血行播散型肺结核包括急性血行播散型肺结核、亚急性及慢性血行播散型肺结核。急性血行播散型肺结核胸部影像学表现为两肺均匀分布的大小、密度一致的粟粒结节；亚急性或慢性血行播散型肺结核的弥漫病灶多分布于两肺的上中部，大小不一，密度不等，可有融合。儿童急性血行播散型肺结核有时表现为磨玻璃样阴影，婴幼儿粟粒病灶周围渗出明显，边缘模糊，易于融合。

3. 继发型肺结核

继发型肺结核是由于初次感染后体内潜伏病灶中的结核分枝杆菌复燃增殖而发病，是成人肺结核的最常见类型。继发型肺结核胸部影像表现多样，轻者主要表现为斑片、结节及索条影，或表现为结核瘤或孤立空洞；严重者可表现为大叶性浸润、干酪性肺炎、多发空洞形成和支气管播散等；反复迁延进展者可出现肺毁损，毁损肺组织体积缩小，其内多发纤维厚壁空洞、继发性支气管扩张，或伴有多发钙化等，邻近肺门和纵隔结构牵拉移位，胸廓塌陷，胸膜增厚粘连，其他肺组织出现代偿性肺气肿和新旧不一的支气管播散病灶等。根据不同的影像学特点，继发型肺结核可分为 5 个亚型。

（1）浸润性肺结核：渗出性病变和纤维干酪增殖灶多发生在上叶，影像学表现为小片状或斑点状阴影。

（2）空洞性肺结核：空洞大小不一，多为干酪渗出病变溶解形成的洞壁不明显、多个空腔的虫蚀样空洞；伴周围浸润病变的薄壁空洞，当引流支气管出现炎症伴阻塞时，可形成薄壁的张力性空洞。

（3）结核球：多由干酪样病变吸收和周围纤维包裹形成，常有钙化，周围有小结节的卫星病灶。

（4）干酪性肺炎：机体免疫力减退者受到大量结核分枝杆菌感染，或淋巴结中的大量干酪样物经支气管进入肺内而发生。大叶性干酪性肺炎影像呈大叶性密度均匀磨玻璃状阴影，逐渐出现溶解区，呈虫蚀样空洞，可出现播散灶。

（5）纤维空洞性肺结核：该型病程长，反复进展恶化，肺组织严重破坏，肺功能严重受损，双侧或单侧出现纤维厚壁空洞和广泛的纤维增生，造成肺门抬高和肺纹理呈垂柳样，患侧肺组织收缩，常见胸膜粘连和代偿性肺气肿。

4. 气管/支气管结核

气管/支气管结核指发生在气管/支气管的黏膜、黏膜下层、平滑肌、软骨及外膜的结核病，是结核病的特殊临床类型。气管/支气管结核主要表现为气管或支气管壁不规则增厚、管腔狭窄或阻塞，狭窄支气管远端肺组织可出现继发性不张或实变、支气管扩张及其他部位支气管播散病灶等。依据支气管镜下改变及组织病理学特征，分为Ⅰ型（炎症浸润型）、Ⅱ型（溃疡坏死型）、Ⅲ型（肉芽增殖型）、Ⅳ型（瘢痕狭窄型）、Ⅴ型（管壁软化型）和Ⅵ型（淋巴结瘘型）。

5. 结核性胸膜炎

结核性胸膜炎包括干性胸膜炎和渗出性胸膜炎。干性胸膜炎为胸膜的早期炎性反应，通常无明显异常的影像学表现；渗出性胸膜炎主要表现为胸腔积液，可为少量或中到大量的游离胸腔积液，也可为局限性或包裹性积液，吸收缓慢者常合并胸膜增厚粘连，也可演变为胸膜结核瘤及脓胸等。

三、临床表现与体征

肺结核的临床表现和体征多样，不同患者可表现出不同的症状和体征。

（一）临床表现

1. 全身症状

发热：特别是午后低热，是肺结核的典型症状之一；盗汗：患者在夜间或睡眠中出汗；乏力和疲劳：感觉全身无力，容易疲劳；体重减轻：在没有明显原因的情况下体重下降；食欲减退：对食物的兴趣降低。

2. 呼吸系统症状

咳嗽：持续性干咳或咳少量黏痰，是肺结核最常见的症状；咳痰：痰量可能从少量到大量不等，有时痰中带血；咯血：可以是轻微的血丝到大量的咯血；胸痛：病变累及胸膜时，可能出现胸痛，随呼吸和咳嗽加重；气促：肺功能受损或大量胸腔积液时可能出现；呼吸困难：在病变广泛或有大量胸腔积液时出现。

（二）体征

1. 早期或病变轻微时

早期或病变轻微时可能没有明显体征，或仅有轻微的肺部体征，如呼吸音减弱。

2. 病变范围较大时

叩诊：可能发现患侧肺部叩诊呈浊音；听诊：呼吸音减低，有时可闻及支气管肺泡呼吸音或湿啰音。

3. 肺实变或胸腔积液时

气管移位：大量胸腔积液或肺不张时，气管可能向健侧移位；胸廓变形：如胸膜增厚或肺纤维化，可能引起胸廓变形。

4. 慢性肺结核

杵状指（趾）：长期缺氧可导致指（趾）末端增生，形成杵状指（趾）。

5. 肺外表现

淋巴结肿大：特别是颈部淋巴结结核时，可在颈部触及肿大的淋巴结。

6. 并发症相关体征

气胸：可能出现突发胸痛和呼吸困难；支气管扩张：可能闻及固定而持久的湿啰音。

需要注意的是，肺结核的症状和体征可能因患者的年龄、免疫力状态、病情严重程度及是否有并发症等因素而有所不同。老年人可能症状不典型，有时可能以非呼吸道症状为主。因此，对于有疑似症状的患者，应及时就医进行进一步检查和确诊。

四、辅助检查

（一）基层医疗机构检查

1. X线胸片检查

X线胸片检查是诊断肺结核的常规首选方法。病变多位于上叶尖后段、下叶背段和后基底段，呈多态性，即浸润、增殖、干酪、纤维钙化性病变可同时存在，病变密度不均匀、边缘较清楚、变化速度较慢，易形成空洞和传播灶。

2. 直接涂片抗酸杆菌镜检

直接涂片抗酸杆菌镜检是简单、快速、易行和较可靠的方法，但敏感性较低，通常菌量≥10^4/mL方能检测阳性。痰涂片阳性仅说明痰中存在抗酸杆菌。由于我国的非结核分枝杆菌感染并不多见，故痰中检出抗酸杆菌对诊断肺结核有极重要的意义。一般至少检测2次。

3. 结核菌素皮肤试验（tuberculin skin test，TST）

TST用于判断是否存在结核分枝杆菌感染，而非结核病。皮内注射结核分枝杆菌纯蛋白衍生物5 IU，48～72 h观察皮肤硬结直径≥5 mm作为阳性判断标准，10～14 mm为中度阳性，≥15 mm或局部水泡为强阳性。在我国，由于受到卡介苗接种的影响，TST阳性在临床结核病诊断中的价值低于阴性的价值。重症结核、免疫功能缺陷或抑制者合并结核病时，TST也可为阴性。

4. 胸腔积液检查

存在胸腔积液者可行胸腔穿刺术抽取胸腔积液进行胸腔积液常规、生化、结核分枝杆菌等相关检查。结核性胸膜炎的胸腔积液为渗出液，以单核细胞为主，胸腔积液腺苷脱氨酶（adenosine deaminase，ADA）常明显升高，通常≥40 U/L。

（二）结核病定点专科医院或综合医院检查

1. 胸部CT

胸部CT较普通X线检查更敏感，能发现隐匿的胸部微小病变和气管、支气管内病变，并能清晰显示肺结核病变特点和性质、病灶与支气管的关系，以及纵隔淋巴结有无肿大。增强CT和支气管动脉CT有助于肺结核与肺癌等疾病的鉴别，同时可明确中量以上咯血的责任血管，以指导支气管动脉栓塞术治疗中至大量咯血。

2. 结核分枝杆菌培养

结核分枝杆菌培养为痰结核分枝杆菌检查提供准确可靠的结果，灵敏度高于涂片，常作为结核病诊断的“金标准”。但培养周期较长，一般为2～8周。培养阳性需要行药物敏感性检测，以指导抗结核药物的选择和尽早发现耐药结核。

3. 支气管镜检查或其他病理组织学检查

支气管镜检查常应用于临床表现不典型的肺结核，以及气管、支气管结核的诊断，可以在病变部位钳取活体组织进行病理学检查和结核分枝杆菌培养，同时可采集分泌物或支气管肺泡灌洗液进行结核分枝杆菌的涂片、培养及核酸检测。外周病变性质不清者可通过经皮肺穿刺获得肺组织，考虑结核性胸膜炎者可通过内科胸腔镜获取胸膜进行病理组织学检查。

4. 结核分枝杆菌核酸检测

以核酸扩增技术为基础的多种分子生物学诊断方法可检测标本中结核分枝杆菌的核酸。分子生物学检测比涂片、培养敏感,可选择 WHO 推荐在结核高负担国家使用的结核分枝杆菌及利福平耐药检测系统(Xpert MTB/RIF)、环介导等温扩增、恒温扩增、基因芯片等。

5. 干扰素 γ 释放试验(interferon-γ release assay,IGRA)和结核抗体检测

IGRA 是通过检测结核分枝杆菌特异性抗原早期分泌抗原 6(early secreted antigen-6,ESAT-6)和培养滤液蛋白 10(culture filtrate protein-10,CFP-10)刺激 T 淋巴细胞所产生的干扰素 γ 水平,进一步判断机体是否存在结核分枝杆菌感染。IGRA 结果不受卡介苗接种和非结核分枝杆菌感染的影响。在发达国家,IGRA 正逐渐取代 TST 作为潜伏性结核感染的首选检测方法。也可采集外周血清检测结核抗体。

五、诊断与鉴别诊断

肺结核的诊断和鉴别诊断是一个复杂的过程,需要综合考虑临床症状、体征、影像学检查、实验室检测和患者的流行病学背景。依据《肺结核基层诊疗指南(2018 年)》的指导,肺结核的诊断与鉴别诊断归纳如下。

(一)诊断

1. 疑似病例

符合下列条件之一者为疑似病例。

(1)有肺结核可疑症状的 5 岁以下儿童,同时伴有与痰涂片阳性肺结核患者密切接触史或 TST 强阳性或 IGRA 阳性。

(2)仅胸部影像学检查结果显示有与活动性肺结核相符的病变。

2. 临床诊断病例

符合下列条件之一者为临床诊断病例。

(1)痰涂片 3 次阴性,胸部影像学检查显示有与活动性肺结核相符的病变,且伴有咳嗽、咳痰、咯血等肺结核可疑症状。

(2)痰涂片 3 次阴性,胸部影像学检查显示有与活动性肺结核相符的病变,且 TST 强阳性。

(3)痰涂片 3 次阴性,胸部影像学检查显示有与活动性肺结核相符的病变,且结核抗体检查阳性。

(4)痰涂片 3 次阴性,胸部影像学检查显示有与活动性肺结核相符的病变,且肺外组织病理检查证实为结核病变。

(5)痰涂片 3 次阴性的疑似肺结核病例,经诊断性治疗或随访观察可排除其他肺部疾病者。

(6)支气管镜检查符合气管、支气管结核改变。

(7)单侧或双侧胸腔积液,胸腔积液检查提示渗出液,胸腔积液 ADA 明显升高,伴有 TST 阳性或 IGRA 阳性。

3. 确诊病例

符合下列条件之一者为确诊病例。

(1)痰涂片阳性肺结核。符合下列 3 项之一者:① 2 份痰标本直接涂片抗酸杆菌镜检阳性;

② 1 份痰标本直接涂片抗酸杆菌镜检阳性 + 肺部影像学检查符合活动性肺结核影像学表现;③ 1 份痰标本直接涂片抗酸杆菌镜检阳性 +1 份痰标本结核分枝杆菌培养阳性。

（2）仅培养阳性肺结核。同时符合下列 2 项者:① 痰涂片阴性;② 肺部影像学检查符合活动性肺结核影像学表现 +1 份痰标本结核分枝杆菌培养阳性。

（3）肺部影像学检查符合活动性肺结核影像学表现,分子生物学检测阳性(如 PCR、Xpert MTB/RIF)。

（4）肺或胸膜病变标本病理学诊断为结核病变者。若影像学表现不典型、结核分枝杆菌检查阴性,无法确定是否为肺结核时,可进行以下检查:① TST;② IGRA、结核抗体检测;③ 胸部 CT(须与其他疾病鉴别诊断时);④ 支气管镜检查(怀疑存在气管、支气管结核或肿瘤者);⑤ 气管及支气管黏膜、胸膜、肺组织活体组织检查。

（二）鉴别诊断

1. 肺炎

肺炎主要与继发型肺结核鉴别。各种肺炎因病原体不同而临床特点各异,但大多起病急,伴发热、咳嗽、咳痰。X 线胸片表现为密度较淡且较均匀的片状或斑片状阴影,抗菌治疗后体温迅速下降,1 ~2周左右阴影有明显吸收。

2. COPD

COPD 多表现为慢性咳嗽、咳痰,少有咯血,冬季多发,急性加重期可以有发热。肺功能检查为阻塞性通气功能障碍,胸部影像学检查有助于鉴别诊断。

3. 支气管扩张

支气管扩张表现为慢性反复咳嗽、咳痰,多有大量脓痰,常反复咯血。轻者 X 线胸片无异常或仅见肺纹理增粗,典型者可见卷发样改变,高分辨率 CT 发现扩张的支气管有助于确诊。

4. 肺癌

肺癌患者多有长期吸烟史,表现为刺激性咳嗽、痰中带血、胸痛和消瘦等症状。X 线胸片表现为病灶常呈分叶状,有毛刺、切迹。当癌组织坏死液化后,可以形成偏心厚壁空洞。多次痰标本查脱落细胞和结核分枝杆菌检查,以及病灶活体组织检查是鉴别的重要方法。

5. 肺脓肿

肺脓肿患者多有高热、咳大量脓臭痰,X 线胸片表现为带有液平面的空洞伴周围浓密的炎性阴影。血白细胞和中性粒细胞增高。

6. 纵隔和肺门疾病

原发型结核应与纵隔和肺门疾病相鉴别。小儿胸腺增生在婴幼儿时期多见;胸内甲状腺肿多发生于右上纵隔;淋巴系统肿瘤多位于中纵隔,多见于青年人,症状多,结核菌素试验可呈阴性或弱阳性;皮样囊肿和畸胎瘤多呈边缘清晰的囊状阴影,多发生于前纵隔。

7. 其他发热性疾病

肺结核常有不同类型的发热,须与伤寒、败血症、白血病等发热性疾病鉴别。伤寒有高热、白细胞计数减少及肝脾大等临床表现,易与急性血行播散型肺结核混淆。但伤寒常呈稽留热,伴有相对缓脉、皮肤玫瑰疹,可通过血、尿、便的培养检查和肥达试验确诊。败血症起病急,常伴寒颤,弛张热型,白细胞及中性粒细胞增多,常有近期感染史,血培养可发现致病菌。急性血行播散型肺结核有发热、肝脾大,偶见类白血病反应或单核细胞异常增多,须与白血病鉴别。白血病多有明显出血倾向,骨髓涂片及动态X线胸片随访有助于诊断。

在诊断肺结核时,医生会综合考虑上述各项信息,并排除其他可能的疾病,以确保准确诊断。对于疑难病例,可能需要多次检查和相关科室会诊。

六、治疗

肺结核的治疗主要依赖于药物治疗,但在某些情况下,外科治疗也是一个重要的治疗手段。

(一)药物治疗

结核病化学治疗的基本原则是早期、规律、全程、联合、适量。早期:一旦确诊,立即开始治疗;规律:按照医嘱规律用药;全程:完成整个疗程,避免提前停药;联合:使用多种药物联合治疗;适量:使用适宜的药物剂量。整个治疗方案分强化期和巩固期两个阶段。化学治疗的主要作用为杀菌和灭菌、防止耐药菌产生、减少结核分枝杆菌的传播。常用药物如下。

(1)异烟肼(INH,H):一线抗结核药物中单一杀菌力最强的药物,特别是早期杀菌力。对巨噬细胞内外的结核分枝杆菌均有杀菌作用。成人剂量为每日300 mg,顿服;儿童剂量为每日5~10 mg/kg,最大剂量为每日不超过300 mg。偶发生药物性肝炎、周围神经炎等不良反应。

(2)利福平(RFP,R):对巨噬细胞内外的结核分枝杆菌均有快速杀菌作用,特别是对偶尔繁殖的C菌群有独特杀菌作用。成人剂量为每日8~10 mg/kg,体重在50 kg及以下者为450 mg,50 kg以上者为600 mg,顿服。儿童剂量为每日10~20 mg/kg。主要不良反应为肝损害和过敏反应。

(3)吡嗪酰胺(PZA,Z):具有独特的杀菌作用,主要杀灭巨噬细胞内酸性环境中的结核分枝杆菌。成人每日用药量为20~30 mg/kg,儿童每日30~40 mg/kg。常见不良反应为高尿酸血症、肝损害、皮疹、食欲不振、关节痛、恶心。

(4)乙胺丁醇(EMB,E):成人口服剂量为0.75 g/d。不良反应为球后视神经炎,用于儿童时需要密切观察视野、视力变化。

(5)链霉素(SM,S):对巨噬细胞外碱性环境中的结核分枝杆菌有杀菌作用。肌内注射,注射前需要进行皮试,阴性者方可使用,每日剂量为0.75~1.00 g。不良反应主要为耳毒性、前庭功能损害和肾毒性。

此处仅列出常见药物相关介绍,具体用药方案应参考相应指南进行。

(二)外科治疗

对于药物治疗失败或威胁生命的单侧肺结核,特别是局限性病变,外科治疗是可选用的重要治疗方法。有时,在肺结核出现严重并发症的情况下,如大咯血、支气管狭窄等,也可考虑手术治疗。

在考虑外科治疗时,需要综合评估患者的整体状况、病变的范围和性质、药物治疗的效果,以及患者的手术风险。外科手术应在结核病专科医院或具有结核病手术经验的医疗机构进行。

七、并发症及预后

肺结核是一种严重的传染性疾病,可能会引发多种并发症,这些并发症可能会影响治疗效果和患者的预后。

（一）并发症

1. 咯血

肺结核患者可能会出现咯血，这是由肺部病变侵犯血管所致。轻微的咯血可能只是痰中带血，而严重的咯血可能会危及生命。

2. 自发性气胸

结核病变破坏肺组织和胸膜，可能导致气体在胸腔内积聚，造成肺塌陷。

3. 支气管扩张

慢性肺结核可能导致支气管壁的破坏，引起支气管永久性扩张。

4. 肺不张

结核病变可能导致支气管狭窄或阻塞，使得受影响的肺部无法充气，导致肺不张。

5. 胸腔积液（结核性胸膜炎）

结核感染可能扩散到胸膜，引起胸膜炎症和胸腔积液。

6. 慢性纤维空洞性肺结核

长期存在的空洞可能充满干酪样物质，导致广泛的肺组织破坏和纤维化。

7. 其他器官的结核

结核分枝杆菌可以通过血行播散侵犯 CNS，引起结核性脑膜炎，这是一种严重的并发症，需要紧急治疗；结核分枝杆菌可以通过血行播散到骨骼和关节，引起骨结核和关节结核；结核分枝杆菌也可以侵犯肾脏、膀胱等泌尿系统器官，以及生殖器官，引起泌尿生殖系统结核；结核分枝杆菌可能影响肠道，引起肠道结核；结核分枝杆菌可以引起腹膜炎症，导致结核性腹膜炎。

8. 全身播散性结核（粟粒性结核）

在免疫力低下的患者中，结核分枝杆菌可以通过血液传播到全身多个器官，引起全身播散性结核。

（二）预后

对于肺结核患者，及时诊断和治疗至关重要，可降低并发症的风险。感染肺结核后的预后情况取决于多个因素。

（1）早期诊断和治疗：及时准确的诊断和遵循医嘱的规范治疗是改善预后的关键。如果肺结核在早期被发现并得到有效治疗，预后通常较好。

（2）患者的整体健康状况：年轻、健康的患者通常预后较好。而有其他慢性疾病（如糖尿病、HIV 感染）、营养不良或免疫力低下的患者预后可能较差。

（3）药物敏感性：对一线抗结核药物敏感的肺结核患者通常预后较好。耐药结核（特别是耐多药结核）的治疗更加复杂，预后可能较差。

（4）治疗的依从性：患者是否按照医嘱规律服药对预后有显著影响。不规律治疗可能导致病情恶化或产生耐药性。

（5）社会和经济因素：良好的社会支持和经济条件有助于患者获得更好的医疗资源和治疗依从性，从而改善预后。

（6）并发症：肺结核的并发症，如大咯血、自发性气胸、结核性脑膜炎等，可能对患者的健康造成严重影响，预后可能较差。

(7) 年龄:老年人由于免疫力下降,肺结核的预后可能不如年轻患者。

(8) 肺功能损害:肺结核可能导致肺功能损害,影响患者的呼吸能力和生活质量。

(9) 合并症:肺结核合并其他肺部疾病(如 COPD)可能使治疗更加复杂,预后可能较差。

(10) 医疗资源:在医疗资源充足、抗结核药物可获得性强的地区,肺结核患者的预后通常较好。

总的来说,肺结核是一种可以治愈的疾病,但需要长期规范的抗结核治疗。患者的预后与多种因素相关,及时诊断、规范治疗、良好的治疗依从性和社会支持是改善预后的重要因素。对于耐药结核,新药物的开发和合理使用对改善预后至关重要。

【典型病例】

患者女性,50 岁。午后低热、乏力、食欲减退,合并糖尿病史。胸部 X 线检查提示右肺空洞。

问题 1:该患者下一步应进行哪些检查?

① 病原学检查:痰涂片抗酸染色、痰培养(含结核菌培养)及 Gene-Xpert 检测,鉴定结核分枝杆菌及利福平耐药性。② 免疫学检查:T-SPOT 或 PPD 试验。③ 血糖及并发症评估:监测血糖水平,检查肝肾功能(使用抗结核药物时需监测)。④ 支气管镜或穿刺活检:若痰检阴性或诊断存疑,须获取病理学依据。

问题 2:若该患者痰涂片抗酸染色阳性,CT 示右下肺背段 3 cm 空洞,周围见卫星灶,初始治疗可选择哪些药物?

早期使用异烟肼(H)、利福平(R)、吡嗪酰胺(Z)、乙胺丁醇(E)四联方案,强化期 2 个月后调整为 HR 巩固治疗,总疗程延长至 9 ~ 12 个月(糖尿病合并结核患者需延长疗程)。

【思考题】

简答题

(1) 肺结核临床治愈的标准有哪些?

(2) 肺结核在哪些情况下需要外科干预?

第五节　肺棘球蚴病

一、定义及流行病学

肺棘球蚴病,也称为肺包虫病,是由细粒棘球绦虫(*Echinococcus* granulosus)的幼虫(棘球蚴)引起的一种慢性寄生虫病。这种病通常通过接触受感染的犬类或摄入受污染的食物和水而感染。幼虫在宿主体内形成囊肿,这些囊肿可以生长多年而不引起症状,但随着囊肿的增大,它们可能会压迫周围的组织和器官,导致各种并发症。

肺棘球蚴病在全球范围内分布广泛,特别是在高原和气候寒冷的牧区和半牧区更为常见。这些地区通常有较高的犬类和食草动物(如羊、牛、马等)密度,它们是该病的自然宿主。犬科动物,尤其是家犬和野犬,是棘球绦虫成虫的宿主。多种食草动物,包括牛、羊、马等,以及人类,在摄入受污染的食物或水后,可能会成为幼虫的宿主。

人类通常通过接触受感染的犬粪中的虫卵而感染。虫卵也可能通过受污染的食物、水或土壤进入人体。直接接触犬类,尤其是那些有包虫囊肿的犬类,也可能导致感染。所有年龄段的人群都可能感染肺棘球蚴病,但儿童和与犬类有密切接触的人群感染风险更高。居住在或经常访问流行区域的人群也更容易感染。

控制和减少犬类感染是预防肺棘球蚴病的关键。避免与犬类粪便接触,以及确保食物和水的清洁,可以减少感染的风险。对于生活在流行区域的人群,进行定期的健康教育和公共卫生干预也是重要的预防措施。

肺棘球蚴病的流行病学特点表明,它是一种与特定地理区域、动物宿主和人类行为密切相关的疾病。通过了解这些特点,可以更有效地制订预防和控制策略。

二、病因与病理

(一)病因

肺棘球蚴病是由细粒棘球绦虫的幼虫,即棘球蚴引起的。这种寄生虫病的主要变化过程如下。

(1)寄生虫生命周期:细粒棘球绦虫的生命周期涉及两个主要宿主,即犬类(终宿主)和食草动物(中间宿主),人类可意外成为中间宿主。

(2)感染途径:人类通常通过摄入被棘球绦虫卵污染的食物、水或土壤而感染,这些虫卵通常来自感染犬类的粪便。

(3)虫卵孵化:在小肠内,虫卵孵化释放出六钩蚴,这些幼虫穿透肠壁进入血液和淋巴系统。

(二)病理

(1)幼虫迁移:六钩蚴随血流迁移至身体其他部位,尤其是肝脏和肺部,因为这些器官的血流丰富。

(2)囊肿形成:幼虫在组织内定居并发育成囊状结构,称为包虫囊肿。囊肿由内外两层囊组成。外囊由宿主的结缔组织形成,相对较厚,可发生钙化;内囊由寄生虫本身形成,包括角皮层和生发层。角皮层脆弱,容易破裂;生发层负责囊肿的生长和复制。

(3)囊肿生长:囊肿逐渐增大,可包含多个子囊和原头节。囊肿内充满囊液,这些囊液具有抗原性,可引起宿主的免疫反应。

(4)出现并发症:囊肿可能因增长过大或外部压力而破裂,导致囊液泄漏,引起严重的过敏反应或感染;随着囊肿的增大,它们可能压迫周围的组织和器官,导致功能障碍;如果囊肿破裂进入支气管,囊液中的原头节可能播散到其他部位,形成新的囊肿。

(5)囊肿钙化:随着时间的推移,一些囊肿可能发生钙化,这通常与囊肿的老化和死亡有关。

了解肺棘球蚴病的病因和病理变化过程对于制订有效的预防措施和治疗策略至关重要。早期诊断和治疗可以减少发生并发症的风险,改善患者的预后。

三、临床表现与体征

肺棘球蚴病的临床表现和体征取决于囊肿的大小、数量、位置,以及是否发生并发症。

（一）临床表现

1. 无症状

许多感染者可能多年无症状，因为囊肿可能需要很长时间才能生长到引起症状的大小。

2. 呼吸系统症状

（1）咳嗽：可能是最早出现的症状，尤其是当囊肿增大压迫或阻塞气道时。

（2）咯血：囊肿破裂进入气道可导致咯血，从轻微到严重不等。

（3）胸痛：由于囊肿增大或对周围结构的压迫，患者可能会感到胸部不适或疼痛。

（4）呼吸困难：巨大囊肿或囊肿压迫气道和血管时，可能导致呼吸困难。

3. 全身症状

囊肿破裂或感染时，患者可能会出现发热；慢性感染和消耗性疾病可能导致体重减轻；囊肿破裂时，囊液中的抗原物质可引起过敏反应，如皮疹、瘙痒和哮喘发作。

（二）体征

1. 肺部体征

囊肿较大时，叩诊可能发现浊音区域；囊肿压迫正常肺组织时，可能听到呼吸音减弱或消失；如果囊肿压迫气道，可能听到喘鸣音；囊肿较大时，可能在胸部触及肿块；囊肿破裂引起胸膜炎时，可能触及胸膜摩擦感；巨大囊肿可能导致胸廓变形或不对称。

2. 并发症相关体征

（1）囊肿破裂：囊液进入胸膜腔时，患者可能会感到剧烈胸痛。同时囊肿破裂可能导致气胸或液气胸，表现为突发胸痛和呼吸困难。

（2）感染：囊肿继发感染时，患者可能出现发热，感染性并发症可能导致咳出脓性痰液。

3. 其他体征

（1）Pancoast 综合征：肺尖部囊肿压迫臂丛和颈交感神经节，可引起肩部和上肢疼痛。

（2）Horner 综合征：肺尖部囊肿压迫颈交感神经，可引起 Horner 综合征，表现为瞳孔缩小、眼睑下垂和面部无汗。

肺棘球蚴病的临床表现和体征可能非常多样，且与许多其他肺部疾病相似，因此确诊通常需要借助影像学检查和血清学检测。早期识别和治疗对于改善预后至关重要。

四、辅助检查

（一）影像学检查

1. X 线胸片

作用：初步筛查，显示囊肿的大小、位置和可能的钙化情况。囊肿可能呈现为圆形或椭圆形的密度增高影，边缘清晰。

局限：对于较小的囊肿或复杂位置的囊肿，X 线胸片可能无法提供足够的信息。

2. CT

作用：提供更详细的肺部和纵隔结构图像，有助于评估囊肿的大小、形态、位置、与周围结构的关系，以及是否有并发症如囊肿破裂或感染。增强 CT 有助于区分囊肿的不同组织成分，以及囊肿与周围组织的界限。

3. MRI

作用:在某些情况下,MRI 可以提供比 CT 更清晰的软组织对比,有助于评估囊肿与周围结构的关系,尤其是对于靠近纵隔或胸壁的囊肿。

局限:MRI 对钙化的显示不如 CT 清晰。

4. 超声检查

作用:对于囊肿的实时评估非常有利,尤其是在介入性操作如囊肿穿刺时,可以显示囊肿的内部结构和囊壁的厚度。

局限:对于较深部位的囊肿,超声的穿透力有限。

(二) 实验室检查

1. 血液检查

血常规可能显示嗜酸性粒细胞增多,提示寄生虫感染。其他指标如 CRP 和 ESR 可能在囊肿感染或破裂时升高。

2. 免疫学检测

通过检测血清中的特异性抗体或抗原,如酶联免疫吸附试验(enzyme linked immunosorbent assay, ELISA)和其他免疫学方法,有助于诊断和监测病情。但免疫学检测可能存在假阳性或假阴性,因此通常不作为单独的确诊手段。

3. 细针穿刺活检

在某些情况下,可能需要通过细针穿刺活检来获取囊肿内容物进行细胞学或微生物学检查,以确诊肺棘球蚴病或排除其他疾病。但穿刺活检可能导致囊肿破裂和囊液外溢,引起严重的过敏反应或感染,因此需要谨慎使用。

(三) 组织病理学检查

在手术切除或活检标本中直接观察到典型的棘球蚴囊肿结构,包括内外囊壁和头节,可以确诊肺棘球蚴病。这种方式需要进行侵入性操作,且存在手术风险。

这些辅助检查手段的选择和应用取决于患者的具体病情、囊肿的特征及医生的判断。通常,这些检查手段会结合使用,以获得最全面的诊断信息。

五、诊断与鉴别诊断

肺棘球蚴病的诊断通常基于病史、临床表现、影像学检查和实验室检测的综合评估。

(一) 诊断

1. 病史

询问患者是否有生活在或访问过棘球蚴病流行区的历史;了解患者是否与犬类有接触,特别是狩猎犬或牧羊犬;询问患者是否有摄入可能被犬粪污染的食物或水的历史。

2. 临床表现

评估患者是否有咳嗽、胸痛、呼吸困难、咯血等症状。注意是否有过敏反应、发热或其他全身症状。

3. 影像学检查

X 线胸片检查是否有圆形或椭圆形的密度增高影,边缘清晰;CT 扫描评估囊肿的大小、形态、位置,是否有钙化或囊肿破裂的迹象;MRI 可在必要时提供更清晰的软组织对比。

4. 实验室检测

血液检查:检查嗜酸性粒细胞计数、CRP 和 ESR 等指标;免疫学检测:进行 ELISA 等检测,寻找特异性抗体或抗原。

5. 组织病理学检查

对手术或活检标本进行组织病理学检查,寻找典型的棘球蚴囊肿结构。

(二) 鉴别诊断

1. 肺结核球

肺结核球表现为肺部的球形病变,可能伴有钙化。患者常有发热、盗汗、体重减轻等全身症状。结核菌素试验可能呈阳性。

2. 肺癌

肺癌表现为肺部的实质性肿块,可能伴有分叶、毛刺。患者可能有吸烟史。痰液细胞学检查或活检可能发现恶性细胞。

3. 肺炎性假瘤

肺炎性假瘤是由炎症引起的肿块,可能伴有钙化。患者通常有急性感染的病史。抗生素治疗后肿块可能缩小或消失。

4. 肺脓肿

肺脓肿表现为含有气液平的空洞性病变。患者常有高热、咳脓痰等感染症状。抗生素治疗有效。

5. 肺囊肿

肺囊肿分为先天性和后天性囊肿,通常边界清晰。患者可能无症状或伴有轻微的呼吸道症状。囊肿内容物通常是无菌的。

6. 肺曲霉病

肺曲霉病表现为肺部的坏死性病变,可能形成空洞。常见于免疫抑制的患者。抗真菌治疗有效。

7. 肺转移瘤

肺转移瘤表现为多发性肺部结节或肿块。患者有其他器官恶性肿瘤的病史。活检可能发现转移的恶性细胞。

六、治疗

肺棘球蚴病的治疗主要依赖于外科手术,但在某些情况下也可使用药物治疗。

(一) 外科手术

肺棘球蚴病的手术适应证主要包括囊肿的大小和位置不适合非手术治疗、囊肿引发严重的压迫症状或并发症(如囊肿破裂、感染、出血)、囊肿持续增长或药物治疗无效、多发性囊肿中最为危险或症状最严重的囊肿、囊肿与周围组织界限清楚且预计手术风险较低的情况,以及患者的整体健康状况能够承受手术和麻醉的风险。简而言之,当囊肿的存在对患者的健康构成直接威胁,或者囊肿的特征表明手术切除是安全且可行的,那么手术就成为治疗肺棘球蚴病的首选方式。

(1) 内囊摘除术:通过手术完全摘除内囊,同时尽量保留健康的肺组织。这是最理想的手术方式,因为它可以最大限度地降低复发的风险。

(2) 囊肿切除术:包括内囊完整摘除术和包虫囊肿全切除术,适用于囊肿未侵犯主要支气管或血管的情况。

(3) 肺段或肺叶切除术:当囊肿侵犯较大区域的肺组织时,可能需要切除整个肺段或肺叶。

(4) 胸膜腔灌洗:对于囊肿破裂引起胸膜腔污染的情况,可能需要进行胸膜腔灌洗以清除囊液和碎屑。

(二) 药物治疗

(1) 抗寄生虫药物:如阿苯达唑(ABZ)和甲苯达唑(MBZ),可以作为手术的辅助治疗,或用于无法手术的患者。这些药物可以抑制寄生虫的生长,但通常不能根治已经形成的囊肿。

(2) 抗感染药物:在囊肿破裂或感染的情况下,可能需要使用抗生素治疗。

(三) 介入治疗

介入治疗,如囊肿穿刺引流,通常在手术不可行时进行,或作为手术前的准备。但这种方法风险较高,可能导致囊液外溢和过敏反应。

七、并发症及预后

肺棘球蚴病的并发症可能严重影响患者的健康,及时识别和处理其并发症对改善预后至关重要。

(一) 并发症

1. 囊肿破裂

囊肿破裂后囊液进入支气管可引起剧烈咳嗽、胸痛和呼吸困难,严重时可导致窒息。囊肿破裂后囊液进入胸膜腔可导致急性胸痛、气胸或液气胸,以及化学性胸膜炎。

2. 过敏反应

囊肿破裂后,囊液中的抗原物质可引起过敏反应,表现为皮疹、发热、关节痛等,严重时可导致过敏性休克。

3. 感染

囊肿破裂后,囊液泄漏可能导致继发性感染,如肺炎、肺脓肿或脓胸。

4. 支气管扩张

囊肿压迫或侵蚀支气管可引起支气管扩张,导致慢性咳嗽和反复感染。

5. 肺纤维化

长期囊肿压迫或炎症反应可导致邻近肺组织的纤维化,影响肺功能。

6. 远处播散

囊肿破裂后,原头节可能播散到其他部位,引起新的囊肿形成。

(二) 预后

早期诊断和及时治疗可以减少发生并发症的风险,改善预后。手术切除囊肿是最有效的治疗方法,手术的成功率和安全性直接影响预后。及时识别和妥善处理并发症对改善预后至关重要。患者的整体健康状况和免疫功能影响治疗效果和恢复过程。定期随访和影像学监测有助于及时发现和处理复发或新的并发症。

总的来说,肺棘球蚴病的预后取决于多种因素,包括囊肿的大小和位置、患者的整体健康状况、治疗的及时性和有效性,以及并发症的处理。通过综合治疗和良好的疾病管理,许多患者可以实现良好的预后。

【典型病例】

患者男性，牧民，长期与犬类接触，近期出现咳嗽、胸痛，胸部 CT 显示右肺下叶单发直径 3 cm 的囊性病灶，囊壁呈“双弓征”。

问题：该患者可能的诊断及该病的确诊依据分别是什么？其治疗原则是什么？

该患者诊断为肺棘球蚴病(包虫病)。确诊依据：① 牧区生活史及犬类接触史；② 胸部 CT 典型征象(“双弓征”、囊性病灶)；③ 血清学检测(如 ELISA)或皮内试验阳性。治疗首选手术切除(如内囊摘除术)，若无法手术则用阿苯达唑药物驱虫，并需预防囊液破裂引发过敏或播散。预防强调犬类驱虫及避免接触污染源。

第六节　肺真菌病

肺真菌病是由真菌引起的肺部疾病，主要指肺和支气管的真菌性炎症或相关病变。广义上，肺真菌病可以包括胸膜的病变。肺真菌病的感染途径主要有三种：内源性、外源性和继发性。内源性感染指的是如念珠菌这类通常存在于正常人口腔及上呼吸道内的真菌，在口腔卫生差或机体抵抗力低时，可能侵入肺部引起感染。外源性感染是由吸入带有真菌孢子的粉尘引起的，如肺卡氏菌病、肺曲霉菌病和肺隐球菌病。继发性感染则是指体内其他部位的真菌病通过血行或淋巴系统播散至肺部，或者膈下的病变直接蔓延至肺部。

肺真菌病的流行病学情况表明，该病以往被认为是少见病，主要发生在免疫抑制人群中。但近年来，肺真菌病的发病率呈现快速增长趋势，其流行病学特征也在发生变化。这可能与人口老龄化、器官移植、肿瘤放化疗、造血干细胞移植、超广谱抗生素应用、皮质类固醇激素应用，以及各种导管介入治疗等因素有关。这些因素导致免疫功能受损或免疫功能抑制患者的增加，从而促使肺真菌病的发病率上升。

肺真菌病可以根据其病因、病理特点及感染类型进行分类。以下是一些常见的肺真菌病分类，以及它们各自的病因和病理特点。

(1) 肺曲霉病：由曲霉属真菌引起，如烟曲霉、黄曲霉等。曲霉可在肺空洞内形成球状物(曲菌球)，或引起侵袭性肺曲霉病，导致组织坏死和炎症反应。

(2) 肺念珠菌病：主要由念珠菌属真菌引起，包括白色念珠菌等。可导致支气管肺炎、败血症等。在组织中形成假菌丝和酵母细胞，可引起急性或慢性感染。

(3) 肺隐球菌病：由隐球菌属真菌引起，如新型隐球菌。可引起亚急性或慢性深部真菌病，常见于免疫功能低下的患者，形成肉芽肿性病变。

(4) 肺毛霉病：由毛霉属真菌引起，如根霉、毛霉等。毛霉具有侵袭血管的倾向，可引起血栓形成和组织坏死，病情进展迅速，预后较差。

(5) 肺组织胞浆菌病：由组织胞浆菌属真菌引起，如荚膜组织胞浆菌。可引起原发性肺部感染，也可通过血行播散至其他器官，形成肉芽肿性病变。

(6) 肺球孢子菌病：由球孢子菌引起。主要影响肺部，可引起慢性肉芽肿性炎症，也可播散至其他器官。

（7）肺芽生菌病：由芽生菌属真菌引起，如皮炎芽生菌。可引起慢性肉芽肿性炎症，病变可侵犯皮肤、肺和骨骼等。

这些肺真菌病的病理特点通常包括炎症细胞浸润、组织坏死、肉芽肿形成和纤维化。诊断通常需要结合临床症状、影像学检查、实验室真菌培养和病理学检查。治疗策略依据不同的病因和病情严重程度而定，可能包括抗真菌药物治疗、外科手术及支持性治疗。

一、肺曲霉病

曲霉属丝状真菌，是条件致病菌，广泛存在于自然界中，可寄生于正常人的皮肤和上呼吸道，常见的有烟曲霉、黑曲霉、黄曲霉、土曲霉、棒曲霉、杂色曲霉等。曲霉所产生的分生孢子主要通过呼吸道进入患者体内暂时黏附和寄居，如果吸入量大或人体免疫功能受到损害则萌发菌丝，引起发病。因此，曲霉的感染部位主要集中在肺部，约占全身曲霉感染的90%。曲霉在肺部主要有2种感染途径：血管途径和气道途径。肺曲霉病是在一系列不同生理条件下由曲霉引起的肺内改变构成，可由多种病菌引起，最常见的为烟曲霉，占80%~90%，少数为黄曲霉和黑曲霉。临床表现有咳嗽、咯血、胸痛、低热等，无特征性。较突出的是咯血，有时量大，甚至危及生命。2016年美国感染病学会新版《曲霉病诊治指南》（简称《指南》）在2008年《指南》基础上修订了证据的分级评价标准，并对流行病学易感因素、曲霉病的诊断和治疗、慢性肺曲霉病的管理等方面内容进行了更新。

（一）分类

（1）肺曲菌球：多发生于肺内原有的空洞/空腔性病变内。

（2）变应性支气管肺曲霉病（allergic bronchopulmonary aspergillosis，ABPA）：对曲霉抗原的超敏反应，典型者见于长期哮喘或囊性纤维化患者。

（3）侵袭性肺曲霉病（invasive pulmonary aspergillosis，IPA）：绝大多数的IPA存在于免疫缺陷患者中，此类感染称为潜在致死性机遇性感染，其发病率逐年增加。IPA在极少数情况下也可在无明显免疫缺陷的个体中发生。

（4）慢性肺曲霉病：免疫轻度缺陷。

不同类型肺曲霉病可合并存在，在免疫状态发生变化时又可从某种类型发展为另一类型。

肺曲霉病须与由曲霉引起的外源性过敏性肺泡炎（extrinsic allergic alveolitis，EAA）鉴别，后者因接触了发霉的干草、麦芽和挖井而致病。不同的个体处于相同的暴露中会导致不同的转归：EAA或IPA的发生。暴露于大量真菌孢子环境中更可能导致感染的发生，而不是过敏反应；或者感染和过敏同时出现。另外，从无曲霉感染迹象患者的下呼吸道中分离出曲霉可以被认为是曲霉定植。是定植还是感染，往往通过临床症状来进行判断，虽然也可以通过定量PCR来判断。从定植进展为临床疾病的风险取决于宿主的免疫损害/抑制程度。

（二）易感人群和预防措施

侵袭性肺曲霉病的常见危险因素包括持续中性粒细胞减少、HIV感染、原发性免疫缺陷、造血干细胞移植和肺移植。2016年的《指南》建议，对于住院的造血干细胞移植接受者，应安置在受保护的环境中，以减少霉菌暴露。对于其他免疫功能低下的高危患者，如正在接受化疗的急性白血病患者，应采取相应的防护措施。对于门诊的高危患者，建议采取合理防护措施，如避免园艺和接触装修或施工场地。白血病和移植中心应定期监测侵袭性曲霉菌病（invasive aspergillosis，IA）的感染情况。

（三）诊断

确诊肺曲霉病需要组织病理学和无菌部位的真菌培养。2016 年的《指南》对半乳甘露聚糖（galactomannan，GM）试验给出了详细建议，对于血液系统恶性肿瘤和造血干细胞移植患者，建议使用血清和肺泡灌洗液中的 GM 作为 IA 的精确诊断标志物。G 试验是另一种血清学方法，但缺乏曲霉菌特异性。胸部 CT 扫描是主要的影像学诊断方法，而胸部 X 线检查的诊断价值被否定。对于治疗反应的评估，建议在治疗至少 2 周后进行胸部 CT 扫描。

（四）治疗

1. 内科治疗

2016 年的《指南》基于高等级证据，推荐伏立康唑作为 IPA 的首选治疗药物，并提供了关于联合治疗、替代治疗、补救治疗和经验性治疗的详细建议。治疗和预防 IPA 的药物包括三唑类、两性霉素 B 及其脂质体和棘白菌素类。三唑类药物是大多数患者的优选，但需要注意药物相互作用和不良反应。两性霉素 B 及其衍生物适用于初始治疗和伏立康唑无法给药时的补救治疗。棘白菌素是补救治疗 IPA 的有效药物，但不推荐作为常规单药治疗。疗程至少为 6 周，取决于免疫抑制程度、病灶部位和病情改善的证据。对于需要维持免疫抑制状态的患者，应进行二级预防治疗。在可能的情况下，建议减少免疫抑制剂的用量。对于中性粒细胞减少的患者，可考虑使用细胞集落刺激因子。对于慢性肉芽肿病患者，推荐使用重组干扰素 γ 作为预防治疗。对于易于清除的病灶，应考虑手术治疗。IPA 不是化疗或造血干细胞移植的绝对禁忌证，应在多学科专家的意见下综合考虑。

2. 外科治疗

肺曲菌球通常是肺部慢性空洞性疾病的并发症。由于抗真菌药物难以穿透较厚的空洞壁以达到有效浓度，加之许多患者长期服用抗结核药、抗生素或激素，药物治疗效果往往不佳。对于肺曲菌球患者，无论咯血症状的严重程度如何，只要没有手术禁忌，外科手术通常是首选的治疗方法。

手术的适应证包括：经过规范的抗真菌药物治疗后病变没有明显改善的情况；出现危及生命的大咯血或反复严重咯血，且药物治疗无效的情况；孤立性病灶难以与肿瘤区分的情况；影像学检查显示肺曲菌球增大或数量增加的情况；患者心肺功能足以承受手术的情况。手术方法主要为肺叶切除、肺段切除或肺楔形切除。

随着胸腔镜技术的不断进步，由于其创伤小、外观美观，并且能够减少对肺组织的挤压，避免肿块破裂的风险，从而减少了术后并发症的发生，为手术治疗提供了新的选择。而支气管动脉栓塞术的疗效通常较差，或仅能提供短暂的止血效果，所以通常只作为紧急情况下处理危及生命的大咯血的临时措施。

二、肺隐球菌病

肺隐球菌病是一种由新型隐球菌引起的亚急性或慢性深部真菌感染，这种感染可以扩散至全身，尤其容易侵犯 CNS。新型隐球菌是一种条件致病菌，广泛存在于土壤和鸽子粪便中，人体通常通过吸入空气中的孢子而感染。虽然该病的发病率不高，但当宿主的免疫功能受损时，感染可能导致全身性播散，引发脑膜炎、脑炎、脑肉芽肿等，也可能影响到骨骼、肌肉、淋巴结和皮肤黏膜，引起慢性炎症和脓肿。近年来，由于长期抗生素使用、肿瘤放化疗、器官移植、艾滋病流行和糖皮质激素使用增多等因素，肺隐球菌病的发病率有上升趋势。

（一）临床表现

肺隐球菌病多见于成人，男性患者多于女性。症状无特异性，同一患者可能同时出现多种症状，病情轻重不一，严重时可表现为急性脑膜炎。

（二）影像学表现

影像学上无特异性表现，主要表现为大小不一的结节病变，可能伴有分叶、毛刺或空洞，容易与肺癌混淆。部分患者表现为多发性结节影，不易与肺结核或转移性肿瘤区分。边缘模糊的浸润性炎症改变较少见。

（三）病原学检查

痰液、胸腔积液、支气管刷检和支气管肺泡灌洗液的病原学检查阳性率较低，而经皮肺穿刺活检的阳性率可达 80%～90%。确诊主要依赖于病理诊断，特征性表现为新型隐球菌肉芽肿，多核巨细胞内可见圆形或椭圆形的空泡状隐球菌。

（四）诊断

由于临床表现和胸部影像学的多样性，肺隐球菌病常被误诊为其他疾病，如肺癌、肺炎和肺结核。诊断关键在于提高临床医生的警觉性，确诊主要依据病理检查和呼吸道、脑脊液、病灶内脓液的病原学涂片和培养。结合病史、宿主危险因素、呼吸道症状和胸部影像学表现，对疑似病例应尽早进行病原学检查。

（五）治疗

1. 药物治疗

肺隐球菌病的治疗关键在于评估患者的免疫状态和是否发生全身播散，然后根据症状轻重进行分级诊疗。美国传染病学会推荐的一线治疗药物为氟康唑，重症患者可能需要联用两性霉素 B。肺组织隐球菌培养阳性时，氟康唑剂量为 200～400 mg/d，治疗周期为 3～12 个月，重症患者按照 CNS 隐球菌感染方案治疗。

2. 外科治疗

对于局限性肺隐球菌病，手术治疗是一种有效的诊断和治疗方法。适应证包括：内科抗真菌治疗 3～6 个月后病灶无缩小或增大、难以与其他肺部疾病（尤其是肺癌）鉴别、药物治疗无法控制症状（如咯血、脓肿等），以及诊断不明确的情况。胸腔镜手术因其创伤小、恢复快而成为首选，如操作困难，可辅以小切口常规器械操作。

手术应严格遵循手术指征，尽量进行肺叶切除以降低扩散风险。术中操作要轻柔，避免病灶挤压和过度翻动。警惕术后并发症，如隐球菌脑膜炎、切口感染等，并采取相应处理措施，如充分引流、胸腔内冲洗等。若术后复发，则可考虑内科治疗或再次手术。

第七节　肺脓肿

一、定义及流行病学

肺脓肿是指肺部组织发生局限性感染和坏死，形成含有脓液的空腔。它可能由多种细菌引起，包括厌氧菌和需氧菌，这些细菌可以导致肺实质的局部感染和坏死，进而发展成含有脓液的腔洞。肺脓肿可以是原发性的，如吸入性肺脓肿，也可以是继发性的，如由肺部其他疾病（如肺炎、肿瘤或外伤等）引起的并发症。

原发性肺脓肿通常是由吸入含有细菌的物质引起的，这些物质可能来自口腔、上呼吸道或胃内容物，当人体免疫力下降或存在误吸时，细菌便可能在肺部繁殖并形成脓肿。继发性肺脓肿则可能由肺部其他疾病如肺炎、肿瘤坏死、肺部外伤或手术后并发症等引起。

肺脓肿可以发生在任何年龄，但某些类型的肺脓肿可能在特定年龄段更为常见。例如，吸入性肺脓肿在儿童和年轻人中较为常见，而继发性肺脓肿则更常见于老年人。在某些研究中，男性可能比女性更容易发生肺脓肿，这可能与男性更高的吸烟率、更多的职业暴露及不同的生活习惯有关。

某些类型的肺脓肿可能表现出季节性变化。例如，吸入性肺脓肿可能在冬季或流感季节更为常见，这可能与呼吸道感染的高发有关。社会经济地位较低的人群可能由于居住条件、营养状况、医疗保健服务的获取等因素，而有更高的肺脓肿发病率。

随着医疗条件的改善，特别是抗生素的广泛应用，肺脓肿的发病率和死亡率已经有所下降。然而，在一些医疗资源有限的地区，肺脓肿可能仍然是一个重要的健康问题。

二、病因与病理

肺脓肿的发生与多种危险因素有关，包括慢性肺部疾病（如 COPD）、免疫抑制状态（如艾滋病、长期使用免疫抑制剂的患者）、酗酒、吸烟、口腔卫生不良、牙齿感染、胃食管反流病、意识障碍（如癫痫、昏迷）及吞咽困难等。

（一）病因

（1）吸入性肺脓肿：最常见的病因，通常由吸入含有细菌的物质引起，如口腔、上呼吸道的分泌物或呕吐物。这些物质可能在意识丧失、醉酒、药物过量、癫痫发作、全身麻醉、颅脑外伤等情况下被误吸入肺部。

（2）继发性肺脓肿：由其他肺部疾病发展而来，如肺炎、支气管扩张、肺癌、肺囊肿、肺梗死等。这些病变可能导致局部肺组织感染、坏死和液化，最终形成脓肿。

（3）血源性肺脓肿：细菌通过血液循环传播到肺部，引起肺脓肿。这种情况通常发生在全身性感染或感染性心内膜炎的患者中。

（4）免疫抑制状态：如艾滋病、长期使用免疫抑制剂、慢性疾病等，导致免疫功能下降，容易发生机会性感染，形成肺脓肿。

（5）其他因素：包括胸部外伤、医疗操作（如支气管镜检查、肺穿刺等）引起的感染，以及某些特定病原体（如结核杆菌、真菌、寄生虫）引起的感染。

（二）病理

① 初期：肺实质发生局限性感染和炎症，可能由于吸入感染性物质或细菌直接侵袭肺组织。② 化脓期：感染部位的白细胞浸润，细菌繁殖，导致局部组织坏死和液化。③ 脓肿形成期：坏死组织液化后，形成含有脓液的空腔，即脓肿。脓肿周围可能有炎性反应和纤维化。④ 脓肿发展：脓肿可能扩大，侵犯邻近的肺组织，甚至穿透胸膜引起脓胸。若脓肿与支气管相通，脓液可通过支气管排出，形成气液平面。⑤ 慢性肺脓肿：如果脓肿未能及时治疗或引流不畅，可能会发展为慢性肺脓肿。慢性肺脓肿的壁可能增厚，周围肺组织可能发生纤维化和瘢痕形成。

肺脓肿的病理过程是动态变化的，早期及时的诊断和治疗对预后至关重要。

三、临床表现与体征

（一）临床表现

（1）发热：患者通常会出现高热，这是由感染引起的全身炎症反应。

（2）咳嗽和咳痰：患者会有咳嗽症状，并且咳出脓性痰液，有时痰液会有臭味，这反映了肺部感染和坏死组织的存在。

（3）胸痛、呼吸困难：由于肺部炎症和脓肿的刺激，患者可能会感到胸痛，尤其是在咳嗽时。当脓肿较大或者位于影响呼吸的区域时，患者可能会有呼吸困难症状。

（4）体重下降和夜间出汗：慢性感染和发热可能导致患者体重下降和夜间出汗。

（5）咯血：在脓肿侵蚀到肺内血管时，患者可能会咯血。

（二）体征

（1）叩诊浊音：接近胸膜表面的脓肿所在的区域，叩诊时可能会发现浊音。

（2）呼吸音减弱：听诊时，患侧的呼吸音可能减弱。

（3）啰音：由脓肿导致的肺部炎症和积液，听诊时可能会听到湿啰音。

（4）气管偏移：在某些情况下，气管可能会向健侧偏移。

（5）杵状指（趾）：长期慢性缺氧的患者可能会出现杵状指（趾）。

四、辅助检查

（一）影像学检查

（1）胸部 X 线检查：诊断肺脓肿的常用方法，可以显示肺实质的浸润影、空洞形成及液平面等特征性改变。

（2）胸部 CT 扫描：比 X 线检查更为敏感和特异，能够清晰显示脓肿的大小、位置、形态，以及是否有空洞或液化，有助于评估病变的范围和严重程度。

（3）MRI：在某些特殊情况下，如怀疑胸壁或纵隔受累时，MRI 可能提供额外的信息。

（4）PET-CT：可以帮助区分感染性病变和恶性肿瘤，评估病变的代谢活性。

（二）实验室检查

（1）血常规：可能显示白细胞计数升高，中性粒细胞比例增加，提示有感染存在。

（2）血培养：出现热峰时的血培养，有时可以培养出致病菌，有助于确定病原体和选择敏感的抗生素。

（3）痰液检查：痰涂片检查细菌、真菌或其他病原体；痰培养用于鉴定病原体并进行药物敏感性测试。

（三）其他

（1）支气管镜检查：可以直接观察支气管内的病变，获取分泌物或组织样本进行培养和病理学检查，有助于诊断和排除其他疾病，如肺癌。

（2）肺功能测试：在某些情况下，可能需要评估患者的肺功能，尤其是在考虑手术治疗前。

（3）经皮肺、胸腔穿刺：在需要明确病理诊断时，可以通过经皮肺穿刺获取肺组织样本，但需要注意，肺脓肿的穿刺有可能造成感染播散，加重病情，需要谨慎选择。对于伴有胸腔积液的肺脓肿，可以通过胸腔穿刺抽取脓液进行分析和培养。

五、诊断与鉴别诊断

（一）诊断

1. 临床症状

患者可能会出现发热、咳嗽、咳痰（尤其是脓痰）、胸痛、呼吸困难等症状。在某些情况下，患者可能会咳出有臭味的痰，这可能是肺脓肿的特征之一。

2. 体征

体格检查时可能会发现患侧的呼吸音减弱、叩诊呈浊音、呼吸急促等。

3. 辅助检查

（1）影像学检查：胸部 X 线、CT 扫描可从影像学上辅助诊断。

（2）实验室检查：血常规可能会显示白细胞计数升高，中性粒细胞比例增加；血培养有时可以培养出致病菌，有助于确定病原体。

（3）痰涂片和痰培养：用于鉴定病原体并进行药物敏感性测试。

（4）支气管镜检查：可以直接观察支气管内的病变，获取分泌物或组织样本进行培养和病理学检查。

（二）鉴别诊断

（1）肺炎：尤其是细菌性肺炎，早期可能症状与肺脓肿相似，但通常不形成典型的脓肿空洞。

（2）肺结核：表现为肺实质的浸润和空洞，但常有慢性过程，伴有低热、盗汗、体重下降等症状，痰液检查可发现抗酸杆菌。

（3）肺癌：可能形成空洞，但通常有慢性咳嗽、体重下降、胸痛等症状，影像学上空洞壁较厚，生长速度较快。

（4）肺囊肿：先天性或后天性肺囊肿，通常壁薄，内含空气或液体，发展较慢，无明显感染症状。

（5）支气管扩张：可能伴有反复感染和咳痰，但多有慢性咳嗽、大量脓痰，CT 可见支气管扩张的典型表现。

（6）肺梗死：可能伴有胸痛，但通常有血栓形成的危险因素，如心房颤动、长期卧床等。

（7）其他少见疾病：如肺脓肿样真菌感染、肺吸虫病等，可根据病史、地区流行病学和患者接触史进行鉴别。

综合患者的临床症状、体征、实验室检查和影像学检查结果，可以做出肺脓肿的诊断。在鉴别诊断中，可能需要进一步的检查，如痰液培养、支气管镜检查或经皮穿刺肺活检等。

六、治疗

1. 内科治疗

（1）抗生素治疗：根据细菌培养和药物敏感性测试选择合适的抗生素。治疗初期可能需要广谱抗生素，之后根据培养结果调整为更有针对性的抗生素。

（2）支持治疗：包括充分休息、营养支持、补液、维持水和电解质平衡等。

（3）痰液引流：通过体位引流、胸部物理治疗、雾化吸入等方法帮助患者排出痰液。

2. 外科治疗

（1）脓肿引流术：对于药物治疗无效或脓肿较大、位置较深的患者，可能需要通过外科手术进行引流。

（2）肺切除术：在慢性肺脓肿或脓肿反复的情况下，可能需要切除受累的肺组织。

3. 经皮穿刺引流

某些患者在无法耐受手术的情况下，可以通过经皮穿刺插入导管进行引流。但要注意穿刺引流存在脓肿扩散致胸腔内、皮下感染的风险。

4. 支气管镜治疗

通过支气管镜进行脓液吸引、冲洗和局部药物治疗。

5. 介入治疗

在一些特定情况下，如不能耐受手术的患者，可以考虑通过介入放射学方法进行肺脓肿的栓塞治疗。

6. 中医中药治疗

在一些情况下，中医中药也可能作为辅助治疗手段，以协助改善症状和促进康复。

治疗方式的选择取决于肺脓肿的严重程度、病因、患者的整体状况，以及脓肿的大小和位置。通常，治疗初期会采用内科治疗，如果内科治疗无效或有并发症出现，再考虑外科治疗。在治疗过程中，需要密切监测患者的病情变化，并根据病情的改善或恶化调整治疗方案。

七、并发症及预后

肺脓肿是一种严重的肺部感染，它可以引发多种并发症，这些并发症可能会增加治疗的难度，影响患者的恢复，甚至危及生命。

（一）常见并发症

（1）脓胸：脓肿破裂到胸膜腔，导致胸膜腔内积脓，称为脓胸。这可能需要通过胸腔闭式引流或外科手术来治疗。

（2）支气管胸膜瘘：脓肿侵蚀到支气管，形成与胸膜腔相通的瘘管，导致持续的脓液和气体泄漏。

（3）败血症：感染进入血液循环，导致全身性的感染和炎症反应，可能引起休克和多器官功能衰竭。

（4）感染性休克：严重的败血症可导致血压下降、组织灌注不足和器官功能障碍，是一种潜在的生命威胁状况。

（5）呼吸衰竭：大范围的肺组织破坏和感染可能导致肺部氧气交换能力下降，引起呼吸衰竭，可能需要机械通气支持。

（6）咯血：脓肿侵蚀到肺部血管可能导致咯血，严重时可能出现大量咯血，危及生命。

（7）支气管扩张：反复发作的肺脓肿可能导致支气管壁结构破坏，形成支气管扩张，这是一种慢性肺部疾病，可能导致持续的咳嗽和反复感染。

（8）多器官功能衰竭：在严重的情况下，感染可能扩散到其他器官，导致多器官功能衰竭。

（9）肺脓肿的远处转移：虽然较为罕见，但细菌或真菌可以通过血液传播到身体其他部位，导致远处的脓肿形成。

(10) 营养不良:长期的感染和疾病消耗可能导致营养不良,影响患者的恢复和免疫力。

及时识别和处理这些并发症对于改善肺脓肿患者的预后至关重要。治疗通常包括抗生素治疗、支持性治疗、可能的外科干预,以及对并发症的专门管理。

(二) 预后

肺脓肿的预后受多种因素影响,年龄、基础健康状况、免疫状态、病原体类型、脓肿的大小和位置、并发症、治疗的及时性和适当性、患者的依从性、营养状况、吸烟史等都是影响预后的因素。

【典型病例】

患者男性,60 岁。咳嗽、咳脓臭痰 2 个月。既往有贲门失弛缓症病史。胸部 CT 发现右上肺 4 cm 厚壁空洞,内见气液平面,周围渗出性改变。

问题:首先考虑哪种疾病?还需要补充哪些检查?

首先考虑为肺脓肿可能。患者有贲门失弛缓症病史(易误吸)、脓臭痰及 CT 典型表现(厚壁空洞伴气液平面及周围渗出),均支持该诊断。需补充检查:① 痰液检查,如涂片革兰染色、细菌/真菌培养及药敏试验,排查病原体;② 支气管镜检查,获取深部痰标本或活检,排除结核、肿瘤;③ 血液检查,如血常规(白细胞及中性粒细胞升高提示感染)、CRP/ESR;④ 肿瘤标志物(如 CEA)、结核菌素试验或 T-SPOT,鉴别肺癌及结核;⑤ 增强 CT,评估空洞壁强化特征(脓肿壁多环形强化)及周围结构受累情况。

【思考题】

简答题

(1) 引起杵状指(趾)的肺部疾病有哪些?

(2) 肺脓肿的治疗原则有哪些?

(3) 肺脓肿在哪些情况下需要外科干预?

第八节 支气管扩张

一、定义及流行病学

支气管扩张是以支气管树异常扩张为特征的一种气道慢性炎症性和感染性疾病,以慢性咳痰、反复感染和呼吸道损伤重构为主要特征。主要病因在于支气管及其周围肺组织炎症破坏了管壁弹力层和肌层,引起支气管变形和支气管持续性扩张。这种病变通常涉及直径大于 2 mm 的中等大小的支气管。支气管扩张可以是先天性的,也可以是继发性的。先天性支气管扩张通常与遗传疾病或发育异常有关,而继发性支气管扩张则常常是由慢性感染(如慢性支气管炎、结核病)、支气管内异物、长期吸入有毒气体或烟草烟雾、某些免疫缺陷疾病等因素引起的。

支气管扩张是一种慢性呼吸系统疾病，其流行病学特点受多种因素影响，包括地理位置、环境、遗传、社会经济状况及医疗资源的可及性。伴随支气管扩张的高患病率所带来的沉重医疗负担及人均住院费用的升高，支气管扩张逐渐得到患者与医务人员的重视与关注。

近年来，国际上报道的支气管扩张发病率和患病率有所升高。据统计，截至 2013 年，英国人群的支气管扩张发病率增长到 31.1/10 万，患病率增长到 525.8/10 万，美国成人支气管扩张患病率约为 139/10 万。我国目前尚无大规模支气管扩张流行病学调查数据，2013 年发表的一项在 7 省市城区 40 岁以上居民的电话调查研究结果显示，1.2%（135/10 811）的居民曾被诊断为支气管扩张，其中男性患病率为 1.5%（65/4382），女性患病率为 1.1%（70/6429），支气管扩张的患病率随着年龄增长而增加。我国人群支气管扩张病因谱和发病机制可能与西方存在差异，有待大规模研究进行验证。

二、病因与病理

支气管扩张可分为先天性支气管扩张和继发性支气管扩张两种。先天性支气管扩张是由于支气管先天性发育不良，呈囊状扩张，可伴有心脏异位、副鼻窦炎和胰腺囊性纤维化等；继发性支气管扩张的基本致病因素是支气管-肺反复感染和支气管阻塞，既往常与麻疹或百日咳有关，现在多由革兰阴性杆菌肺炎所致。

反复感染使支气管各层组织，尤其是平滑肌纤维和弹力纤维被破坏，削弱了支气管壁的支撑作用，吸气时支气管腔内压力增高，支气管同时受到胸腔内负压的牵引而扩张。因支气管阻塞，呼气时气体不能排出，大量分泌物长期淤积在支气管腔内，从而加重支气管壁炎症和破坏程度，长此以往，将逐渐发展为支气管扩张。

（一）病因

（1）感染：长期的或反复的呼吸道感染是最常见的原因，尤其是儿童时期的严重呼吸道感染，如百日咳、麻疹、肺炎等。

（2）原发性纤毛运动障碍（primary ciliary dyskinesia，PCD）：这是一种遗传性疾病，纤毛的正常运动受损，导致黏液清除功能下降，容易引发支气管感染和炎症。

（3）免疫缺陷：如常见变异型免疫缺陷病（common variant immunodeficiency disease，CVID）和其他特定的免疫球蛋白缺陷，使患者更容易发生反复呼吸道感染。

（4）慢性支气管炎：长期的咳嗽和炎症可能导致支气管壁的破坏和扩张。

（5）异物吸入：异物长期嵌顿在支气管内，可能导致局部的反复感染和炎症。

（6）其他疾病：如囊性纤维化、艾滋病、一些结缔组织病（如类风湿关节炎）、黄甲综合征等。

（二）病理

（1）支气管壁结构破坏：慢性炎症导致支气管壁的弹性纤维和平滑肌受损，软骨可能被吸收，造成支气管永久性扩张。

（2）黏液分泌增多：炎症刺激支气管腺体和杯状细胞增生，使其分泌大量黏液。

（3）黏液滞留和感染：支气管扩张形成“袋状”结构，黏液排出受阻，容易滞留和滋生细菌，导致反复感染。

（4）炎症和免疫反应：持续的炎症反应引起免疫细胞浸润，释放多种炎症介质，进一步损伤支气管组织。

(5) 肺功能损害:随着疾病的进展,可能发生肺实质的破坏,影响肺的通气和换气功能。

三、临床表现与体征

(一) 临床表现

(1) 慢性咳嗽:患者常有持续性咳嗽,可能在早晨最为严重,这是由黏液分泌和积聚所致。

(2) 大量黏液痰:患者可能会咳出大量黏稠的痰液,有时痰量每天可达数百毫升。感染时痰液可能变稠并呈现黄绿色。

(3) 反复呼吸道感染:由于支气管清除机制受损,患者容易反复发生急性呼吸道感染。

(4) 咯血:部分患者可能出现咯血,从轻微的血丝痰到大量咯血都有可能,这通常与支气管炎症和扩张有关。

(5) 呼吸困难:在严重的情况下,患者可能会感到呼吸困难,尤其是在体力活动时。

(6) 体重下降和疲劳:慢性疾病和反复感染可能导致患者体重下降和感到疲劳。

(7) 胸痛:部分患者可能会感到胸部不适或疼痛,尤其是在咳嗽时。

(二) 体征

(1) 肺部听诊异常:常见有湿啰音、哮鸣音、管状呼吸音。湿啰音是由气道内分泌物积聚所致,在患者呼吸时可听到湿啰音,通常在背部和胸部更为明显。哮鸣音是在某些情况下,由气道炎症和痉挛导致。在严重支气管扩张患者中,由于气道壁的破坏,可能出现类似管状的呼吸音,称为管状呼吸音。

(2) 杵状指(趾):长期慢性缺氧可导致手指或脚趾末端增生,形成杵状指(趾)。

(3) 呼吸困难:在严重的情况下,患者可能出现呼吸急促或呼吸困难。

(4) 胸廓畸形:某些长期患病的患者可能出现胸廓畸形,如桶状胸。

(5) 气管和纵隔移位:一些患者由于肺组织的损伤和气道的扩张,可能出现气管或纵隔的移位。

(6) 胸腔积液体征:如果支气管扩张合并有胸腔积液,患者可能出现叩诊浊音、呼吸音减弱等体征。

(7) 失血、营养不良表现:在有咯血的情况下,患者可能出现面色苍白、脉搏加快等失血体征。长期患病的患者可能出现体重下降、皮肤干燥等营养不良的体征。

(8) 发热:在急性感染期间,患者可能出现发热。

(9) 肺实变体征:在合并有肺部感染的情况下,可能出现叩诊浊音、触诊语颤增强等肺实变的体征。

需要注意的是,支气管扩张的体征可能因人而异,且在疾病的不同阶段可能表现不同。临床通常会结合病史、症状、体征及影像学检查来综合评估患者的病情。

四、辅助检查

支气管扩张的诊断和评估通常需要借助一系列的临床辅助检查,这些检查有助于确认诊断、评估疾病的严重程度及监测治疗效果。

(一) 影像学检查

(1) 胸部 X 线检查:这是初步评估肺部状况的基本检查,可以显示肺部的一些异常,如肺不张、肺实变、支气管壁增厚或肺纤维化等。

（2）高分辨率胸部 CT 扫描：这是诊断支气管扩张的首选影像学方法，能够清晰显示支气管的异常扩张和变形，以及肺实质的损害（图 2.8.1）。

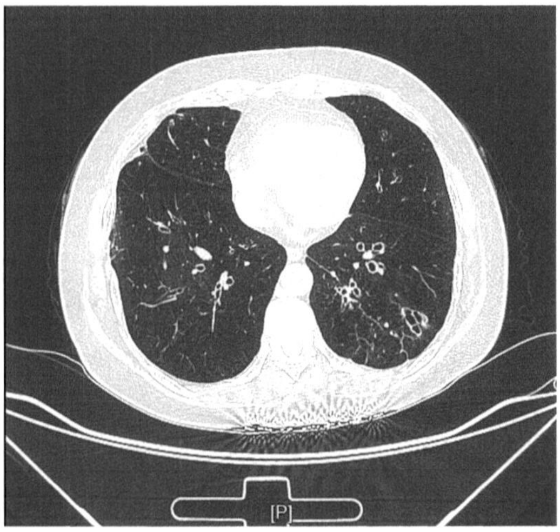

图 2.8.1　支气管扩张的高分辨率 CT 表现

（二）实验室检查

（1）FEV_1/FVC：肺功能损害呈渐进性，表现为阻塞性通气功能障碍，FEV_1、FEV_1/FVC、呼气流量峰值（peak expiratory flow，PEF）降低。残气量占肺总量百分比增高，后期可有低氧血症。

（2）痰液培养和抗酸染色：用于检测和鉴定引起感染的病原体，如细菌、真菌或结核分枝杆菌等，对指导抗生素治疗有重要意义。

（3）血气分析：评估氧合情况和酸碱平衡，对于有呼吸困难或呼吸衰竭的患者尤为重要。

（4）血常规和炎症标志物：血常规可以显示白细胞计数和分类，反映感染和炎症活动。CRP 和 ESR 等炎症标志物的测定有助于评估疾病的活动性和监测治疗效果。

（5）免疫功能检查：对于怀疑有免疫缺陷的患者，可以进行免疫球蛋白水平、补体水平和淋巴细胞亚群的检测。

（6）遗传学检查：对于有家族史或怀疑有遗传性疾病的患者，可以进行相关的基因检测。

（三）其他

（1）支气管镜检查：通过支气管镜可以直接观察支气管内的病变，如黏膜炎症、分泌物积聚、支气管狭窄或异物等。此外，还可以进行黏膜活检或支气管冲洗，取得标本进行细菌培养和病理学检查。

（2）肺功能测试：评估患者的肺通气功能和肺容量，了解气流受限的程度及肺的顺应性。

这些辅助检查方法的选择和应用需要根据患者的具体情况和临床需求来决定。通过综合分析这些检查结果，医生可以更准确地评估患者的病情，并制订合适的治疗计划。

五、诊断与鉴别诊断

支气管扩张的诊断通常基于患者的临床症状、体征，以及一系列的辅助检查。鉴别诊断则需要排除其他具有相似症状的呼吸系统疾病。

（一）诊断

1. 临床症状

慢性咳嗽、大量黏液痰、反复呼吸道感染、咯血等。

2. 体征

肺部听诊可能闻及湿啰音、哮鸣音，有时可有杵状指(趾)。

3. 影像学检查

(1) 胸部X线：可能显示支气管壁增厚、肺不张或肺实变。

(2) 高分辨率胸部CT：显示支气管扩张的直接征象，如支气管直径增宽、支气管壁增厚、"印戒征"等。

4. 支气管镜检查

支气管镜检查可直接观察支气管内的异常，如黏膜炎症、分泌物积聚，并可进行微生物培养。

5. 肺功能测试

肺功能测试可能显示阻塞性或混合性通气功能障碍。

6. 痰液检查

痰液检查包括常规培养、抗酸染色等，以确定病原体。

7. 血气分析

血气分析可评估氧合情况，特别是对于有呼吸困难的患者。

（二）鉴别诊断

(1) 慢性支气管炎：主要表现为咳嗽、咳痰，但影像学表现通常不伴有支气管永久性扩张。

(2) COPD：包括慢性支气管炎和肺气肿，表现为进行性气流受限，但支气管扩张不是主要特征。

(3) 肺结核：可有咳嗽、咳痰、咯血等症状，但影像学检查多表现为肺部的斑片状阴影、空洞等。

(4) 肺癌：可能引起咳嗽、咳痰、咯血，但通常伴有体重下降、乏力等全身症状，影像学检查可见占位性病变。

(5) 肺脓肿：急性起病，有高热、咳嗽、大量脓臭痰，影像学检查可见含气的液平面。

(6) 囊性纤维化：一种遗传性疾病，表现为慢性肺部感染和支气管扩张，通常从儿童时期开始发病。

(7) 过敏性支气管肺曲霉病：表现为反复喘息、咳痰，影像学检查可见中心性支气管扩张。

(8) 免疫缺陷疾病：由于免疫功能低下，易发生反复呼吸道感染和支气管扩张。

在诊断支气管扩张时，需要综合考虑患者的详细病史、临床症状、体征及辅助检查结果。鉴别诊断则需要根据具体情况排除上述提到的其他疾病，有时可能需要多次检查和随访以明确诊断。

六、治疗

支气管扩张的病理改变是慢性炎症和组织破坏的结果，治疗通常需要综合控制感染、清除黏液、改善气流和缓解症状。在某些情况下，可能需要通过外科手术来切除严重受损的肺组织。支气管扩张的治疗方式通常包括药物治疗、物理治疗和手术治疗，具体选择哪种治疗方式取决于病情的严重程度、病变的范围，以及是否有并发症等因素。

（一）药物治疗

(1) 抗生素：用于控制和预防细菌感染，尤其在急性感染期。

（2）黏液调节剂和祛痰剂：帮助稀释痰液，便于咳嗽时排出。

（3）支气管扩张剂：在有气流受阻时使用，帮助改善呼吸困难。

（4）免疫调节剂：对于免疫缺陷的患者，可能需要免疫调节治疗。

（二）物理治疗

（1）胸部理疗：包括体位引流、胸部震荡等，帮助清除气道分泌物。

（2）呼吸训练：教授患者正确的呼吸技巧，以改善呼吸效率。

（三）手术治疗

手术治疗通常是针对药物治疗无效或有并发症的患者。手术治疗的适应证包括以下几点。

（1）局限性病变：当支气管扩张仅局限于肺的某个特定区域，且该区域的病变对药物治疗无反应时，可考虑手术切除。

（2）反复感染：患者反复发生严重的肺部感染，影响生活质量，药物治疗无法控制时，可考虑手术。

（3）大量咯血：药物治疗无效的反复大量咯血，可能需要手术干预。

（4）严重的气流受限：当支气管扩张导致严重的气流受限，影响肺功能时，可考虑手术。

（5）局部并发症：如支气管扩张区域出现脓肿、肺气肿、肺不张等并发症，可能需要手术处理。

（6）广泛性病变：在一些情况下，如果患者有广泛的支气管扩张且症状严重，可能需要肺移植。

手术方法包括肺叶切除术、肺段切除术、楔形切除术，需要依据患者病变累及的范围、基础心肺功能情况等综合判断采取何种术式。在极少数情况下，对于广泛的不可逆性病变，可能考虑肺移植。

考虑手术治疗时，医生会综合考虑患者的整体健康状况、病变范围、预期的手术风险和术后生活质量等因素，手术决策可在多学科团队的评估下做出。

七、并发症及预后

支气管扩张的并发症和预后情况受多种因素影响，包括病变的范围、病情的严重程度、患者的整体健康状况及治疗的有效性。

（一）并发症

（1）呼吸道感染：由于支气管壁的损伤和黏液清除机制的障碍，患者容易反复发生急性呼吸道感染，包括细菌性肺炎、真菌感染等。感染可能加重支气管扩张的症状。

（2）咯血：支气管壁的血管破裂可导致咯血，严重时可出现大量咯血，甚至危及生命。

（3）呼吸衰竭：严重或广泛的支气管扩张患者可能发生呼吸衰竭，尤其是在急性感染加重时。

（4）慢性肺源性心脏病：长期严重的肺部疾病可导致肺动脉高压，进而影响心脏功能。

（5）肺脓肿和支气管囊肿：局部感染加重可形成肺脓肿或支气管囊肿。

（6）胸膜炎和脓胸：感染扩散至胸膜腔可能导致胸膜炎或脓胸。

（7）肺纤维化：长期炎症反应可导致肺组织的纤维化，影响肺功能。

（二）预后影响因素

（1）病变范围：支气管扩张的病变范围越广泛，预后通常越差。

（2）病情控制：有效控制感染和症状，可以改善患者的生活质量和预后。

（3）年龄和基础健康状况：年轻、基础健康状况良好的患者通常预后较好。

（4）治疗响应：对药物治疗和物理治疗有良好响应的患者预后更佳。

(5) 并发症:出现严重并发症,如大量咯血或呼吸衰竭,可能对预后产生不利影响。

(6) 定期随访和监测:定期的医疗随访和适当的监测对于评估疾病进展和调整治疗方案至关重要。

(7) 手术治疗:在适当的病例中,手术治疗可能改善症状和预后。

支气管扩张的预后因人而异,早期诊断和积极治疗对于改善预后至关重要。对患者的教育,如药物的正确使用、物理治疗和生活方式的调整,也是管理该病的重要部分。

【典型病例】

患者女性,50 岁。长期咳脓痰,伴有口臭,偶有咯血。胸部 CT 平扫发现左下肺支气管扩张,扩张支气管可见气液平面。

问题:该患者下一步可行哪些检查?可选择哪些治疗方式?

下一步可行检查:① 痰液检查,如涂片染色、细菌/真菌培养及药敏试验,排查病原体;② 支气管镜检查,观察气道分泌物,排除肿瘤或异物阻塞,获取深部痰标本;③ 免疫学检测,如血清免疫球蛋白(IgG、IgA、IgM)、抗中性粒细胞胞质抗体等,排查免疫缺陷或自身免疫病;④ 肺功能检查,评估通气功能及气流受限程度。

治疗方式:① 抗感染治疗。根据痰培养结果选择敏感抗生素,合并厌氧菌感染时加用甲硝唑。② 排痰管理,如体位引流、雾化吸入黏液溶解剂,辅以振动排痰仪。③ 止血治疗。少量咯血用止血药,大咯血需介入栓塞或手术。④ 外科手术。若病变局限于左下肺且反复感染/咯血,可行肺叶切除术。⑤ 支持治疗,包括戒烟、营养支持、接种疫苗(流感/肺炎疫苗)预防感染。

【思考题】

简答题

(1) 支气管扩张痰液与肺脓肿痰液性状的鉴别要点有哪些?

(2) 外科治疗支气管扩张的手术指征有哪些?

第九节　肺气肿及肺大疱

一、定义及流行病学

肺气肿是常见的严重危害人类健康的慢性阻塞性肺疾病,其病理特征为终末细支气管远端的气道弹性减退,过度膨胀、充气和肺容积增大或同时伴有气道壁破坏的病理状态,病变肺组织回缩力降低,呼吸时小气道塌陷造成阻塞。

肺大疱是指由于各种原因导致肺泡腔内压力升高,肺泡壁破裂,互相融合,在肺组织内形成的直径大于 1 cm 的含气囊腔。肺大疱可以单发,也可以多发,大小不一,形态各异。肺气肿的患者大多会发展成为肺大疱,但肺大疱患者后期并不一定会出现肺气肿。

肺气肿和肺大疱在全球范围内都有较高的发病率。随着人口老龄化、吸烟人数的增加及环境污染等因素的影响,其发病率呈逐渐上升趋势。肺气肿主要发生于中老年人群体,尤其是长期吸烟、长期暴露于污染环境、有家族遗传史及患有慢性呼吸道疾病的人群。据统计,全球约有3亿人患有COPD,其中大部分患者伴有不同程度的肺气肿。肺大疱可发生于任何年龄,但多见于成人,尤其是长期吸烟、患有COPD等慢性肺部疾病的人群。男性发病率略高于女性。

二、病因

(一)肺气肿

(1)吸烟:导致肺气肿最主要的原因。香烟中的有害物质如尼古丁、焦油等可损伤呼吸道黏膜,引起炎症反应,导致气道狭窄和阻塞,进而影响肺的通气和换气功能。长期吸烟可使肺泡壁弹性减退,肺泡过度膨胀,形成肺气肿。

(2)空气污染:长期暴露于污染的空气中,如工业废气、汽车尾气、粉尘等,可刺激呼吸道黏膜,引起炎症反应,导致气道狭窄和阻塞,增加肺气肿的发生风险。

(3)遗传因素:某些遗传因素可能与肺气肿的发生有关。例如,α_1-抗胰蛋白酶缺乏症是一种常染色体隐性遗传病,患者体内缺乏α_1-抗胰蛋白酶,容易导致肺气肿的发生。

(4)感染:反复的呼吸道感染,如肺炎、支气管炎等,可损伤呼吸道黏膜,引起炎症反应,导致气道狭窄和阻塞,进而影响肺的通气和换气功能,增加肺气肿的发生风险。

(5)其他因素:年龄增长、营养不良、长期使用某些药物(如糖皮质激素)等也可能与肺气肿的发生有关。

(二)肺大疱

1. 先天性因素

某些先天性肺发育不良可导致肺大疱的形成。例如,先天性支气管扩张、先天性肺囊肿等疾病可使肺泡壁薄弱,容易形成肺大疱。

2. 后天性因素

(1)肺部感染:肺炎、肺结核等肺部感染性疾病可破坏肺泡壁,导致肺泡融合,形成肺大疱。

(2)外伤:胸部外伤可引起肺泡破裂,进而形成肺大疱。

(3)吸烟:长期吸烟可导致呼吸道黏膜损伤,纤毛运动减弱,痰液排出不畅,容易引起肺部感染和COPD,增加肺大疱的发生风险。

(4)职业因素:长期接触粉尘、化学物质等有害物质的职业人群,如煤矿工人、建筑工人、化工工人等,容易患肺部疾病,增加肺大疱的发生风险。

三、分类与分级

(一)肺气肿

1. 分类

(1)全小叶型肺气肿:病变累及整个肺小叶,表现为肺组织弥漫性膨胀,肺泡间隔破坏,肺大疱形成。

(2)小叶中央型肺气肿:病变主要累及肺小叶中央部分的呼吸性细支气管,表现为肺小叶中央部分的肺泡扩张,周围部分的肺泡正常或轻度扩张。

（3）间隔旁型肺气肿：病变主要累及肺小叶间隔旁的肺泡，表现为肺小叶间隔旁的肺泡扩张，形成大小不等的肺大疱。

（4）瘢痕旁型肺气肿：病变主要累及肺组织瘢痕附近的肺泡，表现为肺组织瘢痕附近的肺泡扩张，形成肺大疱。

2. 分级

美国胸科学会（American Thoracic Society，ATS）分级：根据肺功能检查结果，肺气肿分为轻度、中度、重度和极重度四个等级。

（1）轻度肺气肿：患者的肺功能基本正常或仅有轻微异常。通常在日常活动中，患者可能没有明显的呼吸困难等症状，或仅在剧烈运动后出现轻微的气短。肺功能指标 $FEV_1 \geq 80\%$ 预计值；FEV_1/FVC 通常在正常范围内，但也可能有轻微下降。

（2）中度肺气肿：患者开始出现较为明显的呼吸系统症状，对日常活动有一定影响。在一般体力活动时，如爬楼梯、快走等，患者可能会出现呼吸困难、胸闷等症状。咳嗽、咳痰可能较频繁，尤其是在早晨或天气变化时。肺功能指标 $FEV_1 \geq 50\%$ 预计值且 $<80\%$ 预计值；FEV_1/FVC 进一步下降，低于正常范围。

（3）重度肺气肿：患者的呼吸系统症状较为严重，日常活动明显受限。即使在休息状态下，患者也可能感到呼吸困难。患者可能出现乏力、食欲减退、体重下降等全身症状，且频繁咳嗽、咳痰，痰液可能为脓性。肺功能指标 $FEV_1 \geq 30\%$ 预计值且 $<50\%$ 预计值；FEV_1/FVC 显著降低。

（4）极重度肺气肿：患者病情非常严重，生活质量严重下降，可能需要长期吸氧等支持治疗。呼吸困难持续存在，患者基本无法进行任何体力活动，甚至在休息时也可能感到极度气短。患者可能出现口唇发绀、杵状指（趾）等缺氧表现，还可能并发肺心病、呼吸衰竭等严重并发症。肺功能指标 $FEV_1 < 30\%$ 预计值；FEV_1/FVC 极度降低。

（二）肺大疱

1. 分类

肺大疱按数量可分为单发型和多发型肺大疱，按病因可分为先天性与后天性肺大疱。

（1）单发型肺大疱：单个的肺大疱，一般体积相对较小，对肺功能影响通常不大，多在体检或因其他疾病检查时偶然发现。

（2）多发型肺大疱：多个肺大疱同时存在，可分布在一侧或双侧肺叶，对肺功能影响较大，容易引起胸闷、气短等症状。

2. 分级

肺大疱的分级目前尚无统一标准，一般可从大小和对肺功能影响两方面考虑。从大小上，小型肺大疱直径通常小于 1 cm，对肺功能影响小；中型肺大疱直径在 1 ~ 3 cm，可能对周围肺组织有一定压迫，影响肺功能；大型肺大疱直径大于 3 cm，可明显压迫周围肺组织，严重影响肺功能。从对肺功能影响来看，轻度影响时，肺大疱小且数量少，肺功能检查指标基本正常或轻微下降；中度影响时，肺大疱较大或数量较多，活动后出现呼吸困难，肺功能指标明显下降；重度影响时，巨大肺大疱严重压迫周围肺组织，休息时也可能出现呼吸困难，肺功能指标显著下降。

四、临床表现与体征

肺气肿与肺大疱在临床表现和体征方面既有相似之处，也存在一些差异。

（一）肺气肿

（1）咳嗽、咳痰：早期症状不明显，可仅有咳嗽、咳痰等症状。咳嗽一般为长期、慢性咳嗽，咳痰多为白色黏液痰，清晨起床时较多，合并感染时可变为脓性痰。

（2）呼吸困难：随着病情的进展，患者逐渐出现呼吸困难。早期仅在活动后出现呼吸困难，如爬楼梯、快走等，休息后可缓解。随着病情的加重，呼吸困难逐渐加重，甚至在休息时也可出现呼吸困难。

（3）胸闷、气短：患者常感到胸闷、气短，尤其是在活动后症状明显加重。

（4）其他症状：部分患者可出现乏力、食欲减退、体重下降等全身症状。严重的肺气肿患者可出现口唇发绀、杵状指（趾）等缺氧表现。

除上述症状外，查体可见患者胸廓前后径增大、肋间隙增宽、肋骨平行、膈降低且变平，呈桶状胸。双侧语颤减弱。双肺呈过清音，心浊音界缩小，肝浊音界下移。呼吸音减弱，呼气延长，部分患者可闻及干、湿啰音。

（二）肺大疱

较小的肺大疱一般无明显症状，多在体检或因其他疾病进行胸部影像学检查时偶然发现。

（1）胸闷、气短：较大的肺大疱可压迫周围肺组织，导致胸闷、气短等症状。患者在活动后症状加重，休息后可缓解。

（2）胸痛：当肺大疱破裂时，可引起自发性气胸，患者出现突然的胸痛，疼痛呈针刺样或刀割样，持续时间较短，随后可出现胸闷和呼吸困难。

（3）咳嗽：部分患者可伴有咳嗽，多为干咳，少数患者可伴有咳痰。

（4）其他症状：少数患者可出现咯血、发热等症状，一般较为少见。

除上述症状外，肺大疱患者查体一般无明显特殊体征。当肺大疱巨大时，可使胸廓局部隆起。患侧胸部语颤可减弱或消失，叩诊可呈鼓音，呼吸音可减弱或消失。当肺大疱破裂引起自发性气胸时，可出现气胸的相应体征。

五、辅助检查

1. 胸部X线检查

（1）肺气肿：表现为胸廓前后径增大、肋间隙增宽、肋骨平行、膈降低且变平、两肺野透亮度增加等，有时可见肺大疱形成。

（2）肺大疱：可表现为圆形或椭圆形的透光区，边界清晰，周围肺组织受压。较大的肺大疱可占据一侧胸腔，使纵隔向健侧移位，有时与气胸难以鉴别。

2. 胸部CT检查

（1）肺气肿：能够更清晰地显示肺气肿的病变部位、范围和程度。在CT图像上，肺气肿表现为肺组织密度降低，肺纹理稀疏，可见大小不等的肺大疱（图2.9.1）。

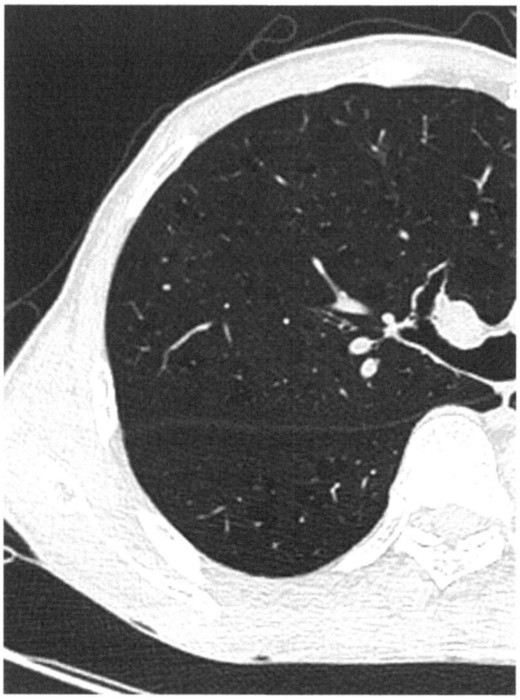

图 2.9.1　肺气肿

注:CT 可见肺内局部透亮度增加,肺纹理稀疏,有多发薄壁的低密度区,边界清晰。

(2) 肺大疱:可更准确地显示肺大疱的大小、数量、位置,以及周围肺组织的情况(图 2.9.2)。

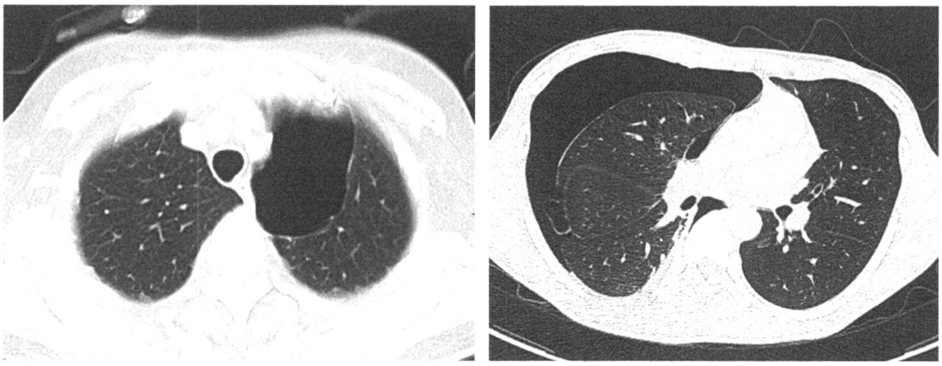

(a)　　(b)

图 2.9.2　肺大疱

注:左为肺大疱未破裂,右为肺大疱破裂。可见肺表面或肺内较大的含气囊腔,破裂时可出现气胸表现。

3. 肺功能检查

(1) 肺气肿:肺功能检查是诊断肺气肿的重要手段之一。结果通常表现为肺活量(vital capacity,VC)降低、FEV_1 降低、FEV_1/FVC 降低。

(2) 肺大疱:肺功能检查主要用于评估肺大疱对肺功能的影响。较小的肺大疱对肺功能影响较小,较大的肺大疱可导致肺功能下降,表现为 VC、FEV_1 等指标降低。但应注意,因为行肺功能检查时气道内压力增大,部分较大的肺大疱在检查时存在破裂并导致气胸发作的风险。因此,如无必要,可不进行此检查。

4. 血气分析

当病情严重时,血气分析可了解患者的缺氧和二氧化碳潴留情况。

六、鉴别诊断

（1）肺囊肿：一种先天性肺发育异常，多为单发，边界清晰，囊壁较薄。胸部 X 线和 CT 检查可与肺大疱相鉴别。

（2）肺结核空洞：多有结核病史，空洞内可有液平面，周围常有卫星灶。胸部 X 线和 CT 检查可与肺大疱相鉴别。

（3）支气管哮喘：多在儿童或青少年时期发病，常有过敏史，表现为发作性喘息、气急、胸闷或咳嗽等症状。肺功能检查可表现为可逆性气流受限，支气管舒张试验阳性。

（4）COPD：肺气肿是 COPD 的一种病理表现。COPD 患者除了有肺气肿的临床表现外，还常有慢性咳嗽、咳痰等症状。肺功能检查可表现为不可逆性气流受限，支气管舒张试验阴性。

（5）间质性肺疾病：一组以弥漫性肺实质、肺泡炎症和间质纤维化为主要病理改变的疾病。患者主要表现为进行性呼吸困难、干咳等症状。胸部 X 线和 CT 检查可表现为弥漫性网状、结节状阴影。肺功能检查可表现为限制性通气功能障碍。

七、治疗

（一）保守治疗

肺气肿的治疗方案主要为内科保守治疗。在一般治疗方面，患者应戒烟、避免接触有害气体和粉尘、预防呼吸道感染、适当进行体育锻炼。药物治疗可使用支气管舒张剂缓解气道痉挛，如 β_2 受体激动剂、抗胆碱能药物等；可使用糖皮质激素减轻气道炎症；可使用祛痰药促进痰液排出。康复治疗包括呼吸肌训练、有氧运动等。严重患者可考虑手术治疗，如肺减容术、肺移植术等，以改善呼吸功能和生活质量。

对于无症状的肺大疱患者，一般无须治疗，定期复查胸部 X 线或 CT 即可。患者应避免剧烈运动、用力咳嗽、屏气等，以免肺大疱破裂。同时，应戒烟，避免接触有害气体和粉尘，预防呼吸道感染。

（二）手术治疗

1. 适应证

（1）自发性气胸或血气胸：当肺大疱破裂导致自发性气胸或血气胸时，手术通常是必要的。患者会突然出现气急、呼吸困难、发绀、咳嗽等症状，若不及时治疗，可能会对患者生命造成严重影响。一般来说，通过胸腔闭式引流手术，可以将气胸所产生的气体引流到体外，同时缓解患者胸闷的症状，观察肺大疱是否愈合。若是肺大疱持续漏气，且患者有持续胸闷、气短等相关不适症状，可以选择行手术治疗。手术治疗可以对肺大疱破裂引起的气胸进行有效的处理。

（2）出现明显压迫症状：当肺大疱体积大，压迫健康肺组织引起症状时，也往往需要考虑手术治疗。如果肺大疱体积过大，压迫其他组织和器官，患者可能出现胸闷、气短等症状。一般来说，当肺大疱大于一侧胸腔的 1/3，压迫周围肺组织，改变通气血流比值时，手术治疗可能效果良好。

（3）合并反复感染：肺大疱本身常合并感染，一旦反复感染，保守治疗无效时，就需要进行手术治疗。反复的感染不仅会给患者带来身体上的痛苦，如咳嗽、咳痰、发热、原有的哮喘症状加重等，还会影响患者的心理健康，加重患者的焦虑情绪和心理压力。手术治疗可以切除感染的肺大疱，防止感染的再次发生，同时也可以改善患者的肺功能，提高患者的生活质量。

2. 手术方式

对于大多数病情较轻、肺功能和脏器功能较好的患者，手术治疗是首选治疗方案，如肺大疱切除术、肺叶切除术或肺大疱结扎术等。在选择手术方式时，应根据肺大疱的具体情况和患者的需求进行选择。一般来说，对于年轻、对美观要求较高的患者，可以优先选择胸腔镜微创手术；而对于一些复杂的肺大疱病例，如存在既往肺部手术病史、胸膜炎病史或预计胸腔内粘连可能性大的患者，开胸手术可能更为适宜。

通常临床上对于需要行手术治疗的肺大疱患者，一般应用胸腔镜下肺大疱切除术进行治疗。对于双侧多发肺大疱，一般单次手术仅处理单侧。对于少数过分焦虑且年轻体健的患者，可考虑双侧肺大疱同期切除。目前，绝大多数的肺大疱可以在胸腔镜下通过肺楔形切除术治疗。对于位于肺表面的肺大疱，可以将其从肺表面提起，沿其根部完整切除；对于某些比较难以完整切除的肺大疱，可以切开后做部分切除；如果肺大疱位于肺内且位置比较深，除非合并严重的感染，否则也可以不切除；如受累的肺叶体积大，也可以考虑行肺叶切除。通过手术切除肺大疱，可为健康肺提供更好的活动度，改善肺功能。

总的来说，对于病情较重、肺功能和脏器功能较差的患者，应首选保守治疗方法，如药物治疗和观察随访。药物治疗可以缓解患者的症状，控制病情的发展。观察随访可以及时发现病情的变化，以便调整治疗方案。

【典型病例】

患者男性，68 岁，因“反复胸闷气喘 1 年余，右肺术后 9 月余”入院。

现病史：患者 1 年多前间断反复出现胸闷气喘，活动耐量下降，查胸部 CT 提示双肺气肿，双侧肺大疱。9 月余前因右侧气胸，于胸外科行右肺减容术。现患者无发热、无头晕乏力，活动后偶有胸闷气急，无胸痛心悸、无恶心呕吐、无腹痛腹泻等明显不适主诉。病程中，患者神志清、精神可、食纳睡眠可、大小便正常，体重无明显变化。

既往史：患者 1 岁时发现“蚕豆病”。否认高血压、糖尿病、肾病病史，否认肝炎、结核等传染病史。4 年前曾因左侧气胸行胸腔闭式引流。无输血史。否认药物、食物过敏史。

个人史：患者有吸烟史 40 余年，30 支/d，戒烟 3 年。

问题 1：患者目前诊断肺气肿、肺大疱明确，拟行手术治疗，术前需要完善哪些检查？术前注意事项有哪些？

术前需完善检查：① 肺功能检查评估通气及弥散功能；② 动脉血气分析；③ 胸部 CT 评估剩余肺大疱位置、大小及肺气肿分布；④ 心电图 + 心脏超声，排查肺心病、心功能不全；⑤ 血常规 + 凝血功能 + 肝肾功能，注意“蚕豆病”，避免氧化性药物（如磺胺类）。

术前注意事项：① 呼吸优化，包括规律使用支气管扩张剂（如沙丁胺醇）、吸入激素；呼吸训练（腹式呼吸、吹气球），改善肺功能储备。② 控制感染。若存在感染，术前予抗生素治疗。③ 营养支持，如高蛋白饮食，纠正潜在营养不良。④ 戒烟维持。患者已戒烟 3 年，须避免二手烟刺激。⑤ 药物调整，停用可能影响凝血的药物（如非甾体抗炎药），“蚕豆病”禁用氧化性药物。

问题 2：术后患者吸氧浓度需要怎样控制，围手术期有哪些关注点？

术后吸氧浓度控制：低流量吸氧（1 ~ 2 L/min），维持 SpO_2 在 88% ~ 92%（避免高浓度吸氧抑制呼吸中枢，加重 CO_2 潴留）；动态监测，定期复查血气，根据 $PaCO_2$ 调整氧流量。

围手术期关注点：① 呼吸管理，警惕气胸复发（对侧肺大疱破裂风险），密切观察呼吸音及胸腔引流管情况；②鼓励咳嗽排痰，雾化吸入湿化气道，预防肺不张；③ 循环监测，控制补液速度（避免诱发心力衰竭),监测 BNP、中心静脉压;④ 疼痛控制,优先用非甾体类药物(如对乙酰氨基酚),慎用吗啡等呼吸抑制药物;⑤ 并发症预防,包括早期下床活动,预防深静脉血栓(D-二聚体监测),同时警惕肺部感染,定期复查胸部 X 线;⑥ 药物禁忌,如严格避免“蚕豆病”禁忌药物(伯氨喹、硝基呋喃类);⑦ 心理支持缓解焦虑,指导术后康复训练如呼吸操。

【思考题】

简答题

(1) 肺气肿、肺大疱患者手术方式如何选择? 切除肺大疱容积的大小如何确定?

(2) 肺气肿及肺大疱各种治疗手段的优缺点分别是什么?

第十节　气管、支气管肿瘤

一、定义及流行病学

气管、支气管肿瘤是指发生于气管及两侧支气管黏膜上皮、腺体、软骨、平滑肌及淋巴组织等部位的良、恶性肿瘤。气管、支气管作为人体呼吸通道的重要组成部分,其肿瘤的发生可对呼吸功能产生严重影响。此类肿瘤不仅在病理类型上多种多样,而且在临床表现上也具有多样性,给诊断和治疗带来了极大的挑战。

气管、支气管原发性肿瘤相对罕见,仅占呼吸道肿瘤的一小部分,可见于各个年龄段,但多见于30~50岁人群。人群中发病率约为0.1/10万,儿童原发性气管肿瘤90%是良性的,成人原发性气管肿瘤只有不到10%是良性的。不同类型的肿瘤在发病年龄和性别上可能存在一定差异。例如,支气管平滑肌瘤多发生在15~70岁之间,性别之间没有差异;气管腺样囊性癌常见于30~50岁人群,男女发病率相当。实际上,大部分气管肿瘤为继发性气管内转移,源于邻近器官肿瘤的直接侵袭或血行播散,包括喉癌、甲状腺癌、肺癌和食管癌。很少有肿瘤转移至气管黏膜下层或纵隔,进而侵犯气管。

吸烟人群是气管、支气管肿瘤的高危群体,吸烟者患气管肿瘤的风险远高于非吸烟者。吸烟是导致支气管癌的主要危险因素之一,相比于其他人,吸烟者的患病率要高出10~30倍。长期吸二手烟也会增加患支气管癌的风险。老年人也是高危人群之一,随着年龄的增加,身体的自然修复能力下降,发病的风险就会增加。此外,长期从事接触镍、铬等重金属或石棉等化工物质工作的人群,长期暴露在放射性物质下的人群,有家族遗传史的人群,慢性支气管炎患者,不注意饮食和日常生活习惯、经常熬夜和吃不健康食品的人群等也属于高危人群。

二、病理分型

(一) 良性肿瘤

(1) 乳头状瘤:最常见的气管良性肿瘤,多为单发,呈乳头状生长,表面光滑或有小颗粒。肿瘤主要由上皮细胞和纤维组织构成,一般生长缓慢,很少发生恶性变。

(2) 纤维瘤:由纤维组织构成,质地较硬,边界清楚。肿瘤生长缓慢,一般无明显症状,常在体检或因其他疾病进行检查时发现。

(3) 脂肪瘤:由成熟的脂肪细胞组成,质地柔软,边界清楚。

(4) 平滑肌瘤:由平滑肌细胞组成,质地较硬,边界清楚。

气管、支气管良性肿瘤通常形态规则,呈圆形或卵圆形,部分有细小的蒂与气管、支气管壁相连。生长速度缓慢,总体积一般不会太大。表面光滑,包膜完整。例如,纤维瘤表面被覆正常气管黏膜,呈圆形,灰白色,表面光滑,基底宽,不活动,不易出血;脂肪瘤在纤维支气管镜下可见淡红色或黄色圆形肿物,表面光滑,多为广基,有时有短蒂,被覆支气管黏膜。良性肿瘤一般不会发生转移,局部浸润比较浅或者浸润范围比较小,如乳头状瘤虽然有多发和手术后复发的特点,但不发生转移。

(二) 恶性肿瘤

(1) 鳞癌:最常见的气管恶性肿瘤,占临床病例的55%~65%。多发于中老年人,常与长期抽烟有关。肿瘤主要由鳞状上皮细胞组成,呈菜花状或溃疡状生长,易发生出血和坏死。其生长方式可以是外生性或溃疡性的。肿瘤可以转移至区域淋巴结,并以更具侵袭性和晚期的形式侵袭纵隔结构。总的来说,与腺样囊性癌相比,鳞癌进展似乎相对迅速。

(2) 腺样囊性癌:在流行病学研究中发病率为30%~40%,但在临床气管切除术病例中,其发病率更高。肿瘤可呈息肉状生长,阻塞管腔,也可沿软骨间组织环周性浸润生长。突入腔内的肿瘤可不形成溃疡面。隆突部腺样囊性癌可向两侧主支气管生长,可在气道内沿着神经周围组织进行长距离黏膜下延伸。尽管局部淋巴结转移较鳞癌少,但腺样囊性癌也可以扩散到局部淋巴结。虽然腺样囊性癌可以侵犯邻近的甲状腺或食管的肌层,但未经手术干预的腺样囊性癌在实际侵犯纵隔之前经常使纵隔移位。腺样囊性癌也可转移到肺、骨和其他器官。这些转移灶可缓慢生长很多年并且没有症状,直到它们变大。腺样囊性癌患者的男女比例基本相等,而且这些患者基本均有吸烟史。

(3) 小细胞癌:约占气管恶性肿瘤的10%。肿瘤主要由小细胞组成,细胞大小一致,呈圆形或卵圆形。小细胞癌的恶性程度极高,生长速度快,早期即可发生淋巴结转移和远处转移。

(4) 其他类型:除了上述三种常见的气管恶性肿瘤外,还有一些少见的类型,如类癌、淋巴瘤、黑色素瘤、黏液表皮样癌和肉瘤等。

气管、支气管原发性肿瘤,无论良性或恶性,多起始于后壁膜状部,或膜状部与软骨交界处的两后角。恶性肿瘤呈浸润性生长,易侵犯喉返神经及食管。侵犯食管的鳞癌,活检时难以从细胞形态上鉴别其是来自气管,抑或来自食管。乳头瘤呈簇状生长,以细蒂附于膜状部,肿瘤质脆,易碎,易于脱落,其多发、复发特点也给治疗带来困难。错构瘤、软骨瘤均有细蒂,肿瘤表面光滑、坚硬,活检钳不易取到肿瘤组织。

三、分期

气管、支气管肿瘤的分期主要根据肿瘤的大小、侵犯范围、淋巴结转移情况和远处转移情况进行划分。

1. T(原发肿瘤)分期

T_X:原发肿瘤不能评估。

T_0:无原发肿瘤证据。

T_{is}:原位癌。

T_1:肿瘤局限于气管黏膜层或黏膜下层,未侵犯气管壁深层。

T_2:肿瘤侵犯气管壁深层,但未超出气管壁范围。

T_3:肿瘤侵犯周围组织,如纵隔、食管、喉返神经等。

T_4:肿瘤侵犯大血管、心脏、椎体等重要结构。

2. N(区域淋巴结)分期

N_X:区域淋巴结不能评估。

N_0:无区域淋巴结转移。

N_1:同侧支气管周围和/或肺门淋巴结转移。

N_2:同侧纵隔和/或隆突下淋巴结转移。

N_3:对侧纵隔、对侧肺门、同侧或对侧斜角肌或锁骨上淋巴结转移。

3. M(远处转移)分期

M_X:远处转移不能评估。

M_0:无远处转移。

M_1:有远处转移。

4. 综合分期

Ⅰ期:$T_1N_0M_0$。

ⅡA期:$T_2N_0M_0$ 或 $T_1N_1M_0$。

ⅡB期:$T_2N_1M_0$。

ⅢA期:$T_3N_0M_0$。

ⅢB期:$T_3N_1M_0$。

Ⅳ期:$T_4N_0M_0$、任何T或任何N、M。

5. 临床分期

(1)早期:肿瘤局限于气管黏膜层或黏膜下层,未侵犯气管壁全层,无淋巴结转移和远处转移。

(2)中期:肿瘤侵犯气管壁全层,但未超出气管范围,或有同侧支气管旁或肺门淋巴结转移,无远处转移。

(3)晚期:肿瘤侵犯气管周围组织或邻近器官,或有同侧纵隔、隆突下淋巴结转移,或有远处转移。

四、临床表现及病理生理机制

气管、支气管肿瘤所引起的症状有相似之处,但也有明显区别,而良、恶性肿瘤无论在气管还是支气管,均有相似的临床表现。症状主要取决于腔内肿瘤的大小、位置、组织学类型和生长模式。气管、支气管肿瘤的主要临床表现及病理生理机制如下。

(一)气管肿瘤

1. 咳嗽

通常为刺激性干咳,较为剧烈。这是由于肿瘤直接刺激气管黏膜,引起反射性咳嗽。这种刺激可以是机械性的,如肿瘤的突起部分直接接触黏膜;也可以是化学性的,如肿瘤细胞释放的一些物质引起黏膜的炎症反应,从而刺激咳嗽感受器。另外,肿瘤可能导致气管黏膜的分泌功能异常,使气道内的分泌物增多。这些分泌物会刺激气道的咳嗽感受器，引起咳嗽，以排出分泌物。此外，肿瘤还可能影响气道的纤毛运动功能，使分泌物排出不畅，进一步加重咳嗽。咳嗽一般没有明显的时间规律，活动、深呼吸或体位改变时可能加重。

2. 呼吸困难

呼吸困难出现较早且较为严重。气管是呼吸道的关键部位，尤其当患者原本就有肺部疾病或肺功能较差时，即使较小的肿瘤也可能导致明显的气道阻塞，引起呼吸急促、喘憋，甚至出现三凹征（吸气时胸骨上窝、锁骨上窝、肋间隙明显凹陷）。一般当气管梗阻处最小径线距离 <8 mm 时，可导致活动后出现呼吸困难，而内径 <5 mm 则通常出现静息时呼吸困难。除了机械性堵塞，肿瘤还可能引起气道痉挛，进一步增加气流阻力，加重呼吸困难。此外，严重的气道狭窄会导致通气功能障碍，使肺内的气体交换受到影响。患者在吸气时需要克服更大的阻力才能将空气吸入肺内，而呼气时也会因为气道狭窄而难以将废气排出，从而出现呼吸困难。

3. 喘鸣

当气管因肿瘤而狭窄时，气流通过狭窄部位时速度会加快，形成湍流。湍流会产生高频的振动，从而产生喘鸣音。喘鸣音的特点通常与气道狭窄的程度和位置有关。例如，狭窄程度较重的部位，喘鸣音会更加响亮；而位于气管上段的狭窄，喘鸣音可能更容易传导至颈部和耳部。另外，肿瘤的生长可能会影响气管的弹性，使气道在呼吸过程中的扩张和收缩功能受到影响。这种弹性改变也会导致气流通过时不稳定，产生喘鸣音。

4. 咯血

咯血相对较为常见，可表现为痰中带血或少量咯血。这是因为肿瘤侵犯气管壁内的血管，导致血管破裂出血。肿瘤细胞可以直接侵蚀血管壁，或者通过释放一些酶类物质破坏血管的完整性。此外，肿瘤还可能引起局部的炎症反应，使血管变得脆弱，容易破裂出血。除此之外，大部分患者伴有咳嗽，剧烈的咳嗽会使胸腔内压力升高，从而导致气管内血管压力随之升高。如果肿瘤附近的血管已经受到肿瘤的侵犯或处于脆弱状态，这种压力增加可能会导致血管破裂出血。恶性程度较高的鳞癌更容易侵犯血管，导致咯血的发生率较高。

（二）支气管肿瘤

1. 咳嗽

支气管肿瘤的咳嗽症状相对气管肿瘤可能稍轻一些，初期表现为间断性咳嗽，随着病情进展逐渐加重。如果肿瘤位于较大的支气管，咳嗽可能伴有咳痰；痰液的性质因肿瘤类型和合并感染情况而异，可以是白色黏液痰、脓性痰或血痰。部分患者咳嗽在特定时间出现，如晨起或夜间咳嗽较为明显。

2. 呼吸困难

如果阻塞发生在主支气管或较大的叶支气管，会导致一侧肺或部分肺叶的通气功能障碍，引起呼吸困难。与气管肿瘤相比，支气管肿瘤引起的呼吸困难可能更偏向于一侧肺部，表现为患侧呼吸音减弱或消失，患者可能出现胸闷、气短等症状。呼吸困难进展相对较慢，早期可能仅在活动后出现。长期的支气管阻塞可能导致肺不张，即肺组织因缺乏空气而塌陷。肺不张会进一步加重呼吸困难，并且容易合并肺炎，使病情更加复杂。

3. 咯血

咯血的发生率因肿瘤类型和位置而异。如果肿瘤位于支气管内且靠近血管，容易引起咯血，但一般出血量相对于气管肿瘤少。咯血可能与咳嗽、咳痰同时出现，也可能在剧烈咳嗽后出现，血液颜色可因出血量和出血速度的不同而有所变化。

4. 其他症状

（1）声音嘶哑：支气管肿瘤如果靠近纵隔，可能会压迫喉返神经。喉返神经是支配声带运动的重要神经，受压后会导致声带麻痹，引起声音嘶哑。肿瘤可以直接压迫神经，也可以通过引起纵隔内的淋巴结肿大而间接压迫神经。声音嘶哑可能是支气管肿瘤的早期症状之一，随着病情进展逐渐加重，甚至完全失声。

（2）胸痛：较为常见，尤其是当肿瘤侵犯胸膜或胸壁时。疼痛性质可为刺痛、胀痛或隐痛，疼痛程度因肿瘤侵犯的范围和程度而异。部分患者可能出现放射性疼痛，如肩部、背部疼痛。

（3）肺不张或肺炎：支气管肿瘤可能导致肺不张或肺炎，患者表现为发热、咳嗽加剧、咳脓痰等症状。肿瘤引起支气管阻塞，相应肺叶或肺段的通气和血流受阻，容易发生肺不张；同时，阻塞部位容易滋生细菌，引发肺炎。

五、辅助检查

（一）影像学检查

1. 胸部 X 线

胸部 X 线检查可以发现气管、支气管肿瘤引起的一些间接征象，如肺不张、肺气肿、纵隔增宽等。但对于较小的肿瘤或早期肿瘤，胸部 X 线的敏感性较低，容易漏诊。

当肿瘤较大时，可在 X 线胸片上看到气管或支气管内的肿块阴影，有时还可伴有气道狭窄引起的肺不张表现。如果肿瘤侵犯纵隔，可能会出现纵隔增宽的征象。

2. CT 扫描

CT 扫描是目前诊断气管、支气管肿瘤的重要手段之一。它可以清晰地显示肿瘤的位置、大小、形态、与周围组织的关系，以及是否有淋巴结转移等。高分辨率 CT 对于显示气管、支气管壁的细微结构和肿瘤的侵犯范围更加准确。在 CT 图像上，气管、支气管肿瘤通常表现为气道内的软组织肿块，可呈息肉状、结节状或环形生长。肿瘤可导致气道狭窄或阻塞，引起相应肺组织的不张、肺气肿等改变。增强 CT 扫描可以帮助判断肿瘤的血供情况，有助于鉴别肿瘤的良恶性。

3. MRI 检查

MRI 对软组织的分辨率较高，可以更好地显示肿瘤与周围软组织的关系，特别是对于侵犯纵隔、大血管等结构的肿瘤具有重要价值。此外，MRI 还可以进行功能成像，如弥散加权成像（diffusion weighted imaging，DWI）等，有助于评估肿瘤的性质。

在 MRI 图像上，气管、支气管肿瘤表现为 T_1 加权像上呈中等信号，T_2 加权像上呈高信号。肿瘤侵犯周围组织时，可出现相应组织的信号改变。

4. PET-CT 检查

PET-CT 检查可以同时提供肿瘤的解剖结构和代谢信息，对于判断肿瘤的良恶性、评估全身转移情况及监测治疗效果具有重要意义。恶性肿瘤在 PET-CT 图像上通常表现为高代谢灶，即 FDG 摄取增高。良性肿瘤一般 FDG 摄取较低或不摄取。但需要注意的是，一些炎症性病变也可能出现 FDG 摄取增高，需要结合临床进行综合判断。

胸部 CT 可见左主支气管内异常新生物，呈息肉状向腔内生长，需要行进一步内镜检查（图 2.10.1）。

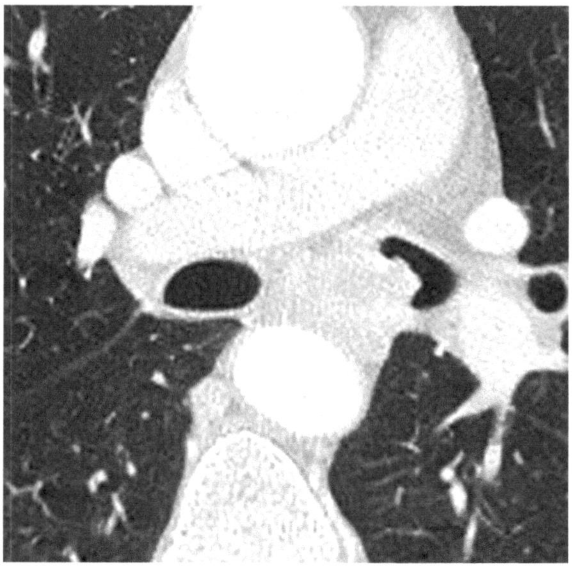

图 2.10.1　胸部 CT

（二）内镜检查

1. 气管镜检查

气管镜检查是诊断气管、支气管肿瘤的直接方法，可以直观地观察肿瘤的位置、大小、形态、表面特征，以及与周围组织的关系。同时，还可以进行活检、刷检、灌洗等操作，获取组织标本进行病理诊断。

在气管镜下，肿瘤可表现为气道内的新生物，呈息肉状、菜花状、结节状等。肿瘤表面可光滑或粗糙，有时可见溃疡、出血等。通过气管镜还可以观察肿瘤对气道的阻塞程度，评估患者呼吸困难的原因。

2. 纤维支气管镜检查

纤维支气管镜检查与气管镜检查类似，但纤维支气管镜更加柔软、纤细，可以到达更细小的支气管分支，对于周围型支气管肿瘤的诊断具有重要价值。

纤维支气管镜下的肿瘤表现与气管镜相似，但由于其可以到达更外周的支气管，可能会发现一些较小的肿瘤或早期肿瘤。同时，纤维支气管镜还可以进行经支气管肺活检（transbronchial lung biopsy，TBLB）、经支气管针吸活检（transbronchial needle aspiration，TBNA）等操作，提高诊断的准确性。

（三）细胞学检查

1. 痰液细胞学检查

痰液细胞学检查是一种简单、无创的检查方法，可以通过分析痰液中的细胞成分来判断是否存在肿瘤细胞。但痰液细胞学检查的敏感性较低，对于早期肿瘤或肿瘤位于气管、支气管深部的患者，该检查容易导致漏诊。

如果痰液中发现肿瘤细胞，通常表现为细胞形态异常、核增大、核染色质增多等。但需要注意的是，痰液中的肿瘤细胞可能来自其他部位的肿瘤转移，需要结合临床进行综合判断。

2. 支气管灌洗液细胞学检查

支气管灌洗液细胞学检查是通过支气管镜向支气管内注入生理盐水，然后回收灌洗液进行细胞学分析。该检查方法可以提高肿瘤细胞的检出率，特别是对于周围型支气管肿瘤或早期肿瘤具有一定的诊断价值。

与痰液细胞学检查类似，如果灌洗液中发现肿瘤细胞，也表现为细胞形态异常等。同时，灌洗液还可以用于其他检查，如肿瘤标志物检测等，有助于提高诊断的准确性。

（四）肿瘤标志物检查

肿瘤标志物检查可以辅助诊断气管、支气管肿瘤，监测肿瘤的治疗效果和复发情况。但肿瘤标志物的特异性和敏感性有限，不能单独作为诊断依据，需要结合其他检查结果进行综合判断。常见肿瘤标志物如下。

（1）CEA：在多种恶性肿瘤中均可升高，对于气管、支气管腺癌的诊断有一定参考价值。

（2）CYFRA21-1：主要与非小细胞肺癌相关，对于气管、支气管鳞癌等有一定的诊断意义。

（3）NSE：在小细胞肺癌中升高明显，对于小细胞未分化癌的诊断有重要价值。

六、气管、支气管肿瘤的检查策略

（一）初步筛查

对于有咳嗽、咳痰、咯血、呼吸困难等症状的患者，首先进行胸部 X 线检查，以初步了解肺部情况。如果 X 线检查发现异常征象，如肺不张、纵隔增宽等，进一步进行 CT 扫描。CT 扫描可以提供更详细的解剖信息，帮助确定是否存在气管、支气管肿瘤。

（二）明确诊断

对于 CT 扫描怀疑有气管、支气管肿瘤的患者，应进行气管镜或纤维支气管镜检查。内镜检查可以直接观察肿瘤的形态、位置，并进行活检、刷检等操作，获取组织标本进行病理诊断。同时，可以进行痰液细胞学检查和支气管灌洗液细胞学检查，以提高肿瘤细胞的检出率。如果患者有其他部位的肿瘤病史，还应进行肿瘤标志物检查，以排除肿瘤转移的可能。

（三）全面评估

对于确诊为气管、支气管肿瘤的患者，需要进行全面评估，以确定肿瘤的分期和治疗方案。这包括进行增强 CT 扫描、MRI 检查、PET-CT 检查等，以了解肿瘤的侵犯范围、是否有淋巴结转移和远处转移等。此外，还应进行肺功能检查、心脏功能检查等，以评估患者的手术耐受性和综合治疗的可行性。

七、鉴别诊断

（一）与气管良性病变的鉴别

1. 气管息肉

气管息肉的症状相对气管肿瘤来说通常较轻，可能仅有轻微咳嗽或喉部异物感，一般较少出现咯血和严重的呼吸困难。影像学上通常表现为气管内光滑、带蒂的肿物，边界较清晰，对周围组织一般无明显侵犯。镜下病理主要由增生的上皮组织和纤维组织构成，细胞形态较为规则，无异型性。

2. 气管囊肿

气管囊肿一般症状不明显，当囊肿较大或合并感染时，可出现咳嗽、咳痰、胸闷等症状，但通常无咯血症状。呼吸困难一般在囊肿较大、压迫气道时出现，且程度相对较轻。胸部 CT 表现为圆形或椭圆形的囊性肿物，边界清晰，囊内呈液性密度，增强扫描一般无强化。镜下病理多为由纤维组织和上皮组织构成的囊腔，囊内为黏液或浆液等液体。

（二）与其他肺部疾病的鉴别

1. 支气管哮喘

支气管哮喘的主要症状为反复发作的喘息、气急、胸闷或咳嗽，多在接触过敏原、冷空气等刺激后发作。呼吸困难呈发作性，发作时双肺可闻及广泛的哮鸣音，缓解后症状可消失。肺功能检查显示可逆性气流受限，支气管激发试验或舒张试验阳性。胸部 CT 一般无明显的气管内占位病变。

2. COPD

COPD 主要表现为慢性咳嗽、咳痰、气短或呼吸困难，多有长期吸烟史或有害气体接触史。呼吸困难呈进行性加重，但一般不如气管肿瘤进展迅速。咳嗽、咳痰症状较为持久，常伴有喘息和胸闷。肺功能检查显示持续性气流受限，吸入支气管扩张剂后 $FEV_1/FVC < 70\%$。胸部 CT 主要表现为肺气肿、肺大疱、支气管壁增厚等征象。

（三）与其他部位肿瘤转移至气管的鉴别

患者多有其他部位的原发肿瘤病史，如肺癌、食管癌、甲状腺癌等。症状除了气管受侵犯引起的表现外，还伴有原发肿瘤的症状。例如，肺癌转移至气管时，患者常有咳嗽、胸痛、咯血等肺癌的典型症状；食管癌转移可能伴有吞咽困难等。气管受侵犯后的症状可能在原发肿瘤治疗过程中或病情进展时出现，相对原发肿瘤症状可能较晚出现。呼吸困难和咯血等症状可能不如气管原发肿瘤那么早。

除了气管内的病变外，通常还可在影像学检查中发现其他部位的原发肿瘤病灶。例如，肺癌转移至气管时，肺部可出现肿块、结节等原发肺癌的征象；食管癌转移时，食管可能有增厚、狭窄等改变。气管内的转移灶形态多样，可能为单个或多个结节状、息肉状肿物，边界相对较清楚。与气管原发肿瘤相比，转移灶对气管壁的侵犯可能相对较轻，但可能同时伴有纵隔或颈部淋巴结转移等征象。病理检查可发现与原发肿瘤相同类型的肿瘤细胞，有助于确定转移来源。

八、治疗

（一）手术治疗

1. 手术适应证及手术方式

对于良性肿瘤及早期恶性肿瘤，手术切除是主要的治疗方法。如果肿瘤局限在气管内，未侵犯周围重要组织器官，患者身体状况能够耐受手术，通常可以考虑手术治疗。部分局部进展期的恶性肿瘤，如果经过评估认为可以完整切除肿瘤并保留足够的呼吸功能，也可以考虑手术。有时不能完全切除病变时，也要消除气道梗阻，姑息性解除通气障碍。

（1）气管部分切除术：气管部分切除术对良性肿瘤是有效的，方法简单，对于有细蒂的根部可以直接予以电灼或切除根部的气管壁，继而缝合修补缺损。窗形切除方法对病变局限的基底宽的良性肿瘤或低度恶性肿瘤比较适合。气管壁遗留的缺损，当缺损在 4 cm 以下时，一般均可将上下缘拉拢予以缝合。这样缝合后的管壁张力不大，术后不致狭窄，一般也不会造成成角畸形。使用丝线或可吸收缝线的单针间断或外翻间断缝合均有效。应尽量避免遗留纵行缺损，因纵行缝合使造成后续气管狭窄概率增加；如遗留长条形缺损，应使用气管替代物或生物补片予以修补。

（2）气管环状切除术：环形切除病变气管段，切除范围较为规整，通常是完整的一圈气管组织。主要适用于病变较为局限、呈环形分布且适合环形切除的情况，如某些特定的气管良性肿瘤、局限性环形狭窄等。由于是环形切除，两端断口形状规则，在吻合时对手术技术要求高，需要确保吻合口完全对齐、严密且无张力，否则容易出现狭窄等并发症。

（3）气管袖状切除术：当肿瘤累及较长一段气管时，可以采用气管袖状切除术。相比环状切除术，这种手术方式需要切除更多的气管，并进行更复杂的气管吻合，还可能涉及对周围组织的精细分离和保护，以及对切缘的严格评估以确保无肿瘤残留。

（4）隆突成形术：如果肿瘤侵犯气管隆突部位，需要进行隆突成形术。手术难度较大，需要切除受累的隆突及部分气管、支气管，然后进行重建。可能需要使用自体组织或人工材料进行修补和成形，手术方法更加多样化和复杂。

（5）支气管袖状肺叶切除术：对于肿瘤位于支气管且累及部分肺叶的患者，可以进行支气管袖状肺叶切除术。在切除病变肺叶的同时，保留健康的肺组织，最大限度地保留患者的肺功能。

2. 风险及并发症

手术风险主要包括麻醉风险、出血、感染、心肺功能障碍等。由于气管手术涉及气道的处理，手术过程中可能会出现气道狭窄、塌陷等情况，导致呼吸困难。

术后并发症可能有吻合口瘘、狭窄、感染、肺不张等。吻合口瘘是比较严重的并发症，可能导致纵隔感染、呼吸功能衰竭等。吻合口狭窄可能需要再次手术或进行内镜下扩张治疗。

（二）内镜治疗

对于一些不能耐受手术或手术风险较大的患者，可以考虑内镜治疗。内镜治疗主要适用于肿瘤较小、未侵犯周围重要组织器官的情况。

（1）激光治疗：利用激光的高能量作用于肿瘤组织，使其凝固、坏死。激光治疗可以缓解气道阻塞症状，改善患者的呼吸困难。

（2）冷冻治疗：通过低温作用使肿瘤组织坏死。冷冻治疗可以重复进行，对一些良性肿瘤或低度恶性肿瘤有较好的效果。

（3）电凝治疗：利用高频电流对肿瘤组织进行烧灼，使其凝固、坏死。电凝治疗可以迅速止血，对于有咯血症状的患者有一定的治疗作用。

（4）支架植入术：对于气管严重狭窄的患者，可以植入气管支架，以扩张气道，改善呼吸功能。支架可以分为金属支架和非金属支架，选择哪种支架需要根据患者的具体情况来决定。

（三）放疗

对于不能手术切除的气管原发肿瘤，放疗可以作为一种重要的治疗手段。例如，肿瘤侵犯周围重要组织器官，无法完全切除；患者身体状况较差，不能耐受手术等情况。手术后有残留肿瘤或淋巴结转移的患者，放疗可以降低复发的风险。

（四）化疗

化疗主要用于晚期气管原发恶性肿瘤的治疗，也可以作为手术或放疗的辅助治疗。对于一些对化疗敏感的肿瘤类型，化疗可以起到较好的治疗效果。

（五）靶向治疗和免疫治疗

对于一些特定类型的气管原发肿瘤，如果肿瘤具有特定的基因突变或表达特定的生物标志物，可以考虑靶向治疗或免疫治疗。

九、并发症及预后

（一）术后并发症

1. 呼吸道并发症

（1）气管狭窄：可能由手术吻合口瘢痕形成、局部组织水肿或感染等原因引起。表现为呼吸困难、喘鸣等，严重时可危及生命。

（2）吻合口瘘：较为严重的并发症，多因吻合口愈合不良导致。表现为咳嗽、咳痰，咳出的痰液中可能带有气泡，严重者可引起纵隔感染、脓胸等。

（3）肺部感染：术后患者咳嗽反射减弱、呼吸道分泌物排出不畅，容易发生肺部感染。表现为发热、咳嗽、咳痰等症状。

（4）呼吸衰竭：由于手术对呼吸道的影响、肺功能受损等原因，可能导致呼吸衰竭。患者出现呼吸困难、发绀等症状，需要呼吸机辅助呼吸。

2. 心血管并发症

（1）心律失常：手术应激、疼痛、缺氧等因素可引起心律失常，如心动过速、心动过缓、期前收缩等。

（2）心力衰竭：对于原有心脏疾病或手术对心脏功能影响较大的患者，可能出现心力衰竭。表现为呼吸困难、乏力、水肿等症状。

3. 其他并发症

（1）出血：包括手术部位出血和全身出血。手术部位出血可表现为伤口渗血、咯血等；全身出血可能与凝血功能障碍等有关。

（2）喉返神经损伤：可导致声音嘶哑、饮水呛咳等症状。

（3）吞咽困难：如果手术涉及食管周围组织，可能损伤食管或引起食管周围组织水肿，导致吞咽困难。

（二）预后

良性肿瘤通常预后较好，通过手术切除可以治愈，很少复发，患者一般可以恢复正常生活。恶性肿瘤的预后则取决于肿瘤的类型、分期、分化程度等因素。如果手术能够完全切除肿瘤，且切缘无肿瘤残留，预后相对较好，5 年生存率可达 50% 以上。对于无法完全切除的恶性肿瘤，术后可能需要辅助放疗、化疗等综合治疗，预后较差。患者的年龄、心肺功能、营养状况等也会影响预后。一般来说，年轻、身体状况良好的患者预后相对较好。

【典型病例】

患者女性，70 岁，因“发现喘鸣音 1 月，咯血伴胸闷半月”入院。

现病史：患者 1 个月前出现喘鸣音，无明显咳嗽咳痰，无畏寒发热，无胸痛胸闷，半个月前出现咯血伴胸闷，咳血量不多，至苏州九龙医院治疗，胸部 CT 可见左侧支气管新生物，予抗生素口服后未出现咯血。后至苏州大学附属第一医院门诊就诊，查胸部 CT 示左侧支气管新生物。现为进一步诊治入住胸外科。病程中，患者神志清，无咳嗽气促，无畏寒寒战，食纳睡眠可，大小便如常，体重无明显变化。

既往史:患者有糖尿病病史10余年,口服二甲双胍控制,血糖控制可。否认其他慢性病史。

个人史:无特殊。

问题1:为明确气管内肿物情况,需要进行哪些检查?

① 电子支气管镜检查+活检:直接观察肿物形态、位置及管腔阻塞程度,获取组织病理确诊(核心检查);② 胸部增强CT:评估肿物大小、侵犯范围(如纵隔淋巴结、血管受累)、远端肺组织情况(肺不张、阻塞性肺炎);③ 全身PET-CT:排查远处转移(如肝、骨、脑等转移),明确肿瘤TNM分期;④ 肿瘤标志物检测,如CEA、NSE、CYFRA21-1等;⑤ 肺功能+动脉血气分析:评估呼吸功能储备,为后续治疗(如手术)提供依据。

问题2:患者通过气管镜诊断气管肿物明确,进一步治疗可选择哪些方案?

若病理诊断为恶性肿瘤(如肺癌):① 手术治疗。适应证包括早期肿瘤(如Ⅰ~Ⅱ期非小细胞肺癌),无远处转移,肺功能可耐受。术式可选择肺叶切除+淋巴结清扫、支气管成形术或袖状切除术(保留更多肺组织)。② 非手术治疗。放疗适用于无法手术、局部晚期的患者或作为术后辅助治疗(如纵隔淋巴结转移);化疗为小细胞肺癌首选治疗(EP方案);非小细胞肺癌根据基因检测(如EGFR、ALK)选择靶向治疗或免疫治疗(PD-1/PD-L1抑制剂);内镜介入治疗,如激光消融、支架植入(缓解气道梗阻症状,改善通气);姑息治疗(如止血药物、吸氧)可用于晚期患者,以缓解症状(咯血、喘鸣)、提高生活质量为主。

若病理诊断为良性肿瘤:① 内镜下切除适用于带蒂、基底较窄的肿物(如息肉、平滑肌瘤)。② 手术切除适用于肿物较大或内镜切除困难的情况,行开胸肿瘤切除。

【思考题】

简答题

(1) 气管肿物可有哪些典型临床表现?

(2) 气管肿物手术治疗可能出现哪些并发症?如何处理?

第三章

食管和膈肌疾病

第一节 食管癌

食管癌是起源于食管黏膜上皮的恶性肿瘤，是常见的消化道肿瘤之一。其目前是全球第七大常见癌症，也是癌症相关死亡的第六大常见原因。我国是食管癌高发地区，食管癌病例占全球新发患者数的50%以上。

一、流行病学

全球食管癌新发患者数从1990年的319 969例增加到2019年的534 563例，相对增长了67.07%。此外，全球食管癌死亡人数由1990年的319 332人增加到2019年的498 067人，相对增长了55.97%。

据WHO/国际癌症研究署调查显示，2022年我国食管癌新发22.40万例，死亡18.75万例，分别占全部恶性肿瘤的4.64%和7.28%。食管癌发病率和死亡率分别为15.87/10万和13.28/10万，总体呈下降趋势。食管癌预后较差，近年来我国食管癌患者5年生存率虽有所提高，但仍处于较低水平。食管癌的流行病学有以下特点。

(1) 男性发病率高于女性：根据我国国家肿瘤登记中心2000—2016年的数据，男性新发和死亡食管癌病例约为女性的3倍，但高发地区男女发病比例降低。发展中国家男性的食管癌发病率高于发达国家，但女性的食管癌发病率相当。

(2) 发病率与年龄相关：食管癌发病风险随年龄增长而增加，中老年人群食管癌发病率更高，且男性食管癌年龄特异性发病率和死亡率通常高于女性。在40岁之前，男性、女性食管癌年龄特异性发病率和死亡率均相对较低，因此我国《食管癌诊疗指南(2022年版)》将来自食管癌高发地区的40岁以上人群定义为食管癌高危人群。男性食管癌年龄特异性发病率和死亡率高峰集中在80～84岁，而女性食管癌年龄特异性死亡率高峰则集中在85岁及更高龄。

(3) 不同地区发病率不相同：东亚区域发病率最高，其次是非洲南部、东非、北欧和中南亚。我国各省份的食管癌发病率极不均等，农村地区食管癌发病率和死亡率约为城市的2倍。

(4) 不同人种发病率不相同：不同种族间存在发病率差异，东亚区域黄种人的发病率高于欧洲人和美国人。根据国外统计，美国非白种人食管癌发病率高于白种人。

（5）食管癌常有阳性家族史和家族集聚性。

二、病因

食管癌的确切病因暂不明确。目前普遍认为食管癌是多因素作用、多基因参与、多阶段发展的疾病。大量的流行病学和实验室资料证实，某些化学物质（如亚硝胺）、营养缺乏（如维生素 A 缺乏）、物理因素（如进食过热食物）、生物因素（如细菌、病毒）、遗传因素和精神因素等均与食管癌的发生密切相关，从而形成了食管癌病因的多样性和复杂性。

1. 吸烟和饮酒

累积饮酒量是主要危险因素，没有证据表明特定类型的酒精（如烈性酒）可能具有更高的风险。但无论酒精类型如何，过量饮酒都会使患癌症的风险增加 3 ~ 5 倍。烟草和酒精的组合协同增加患鳞癌的风险。

2. 亚硝胺化合物

腌制蔬菜中的亚硝胺化合物对鳞状细胞具有致癌性。

3. 不良饮食习惯

进食过快或进食过硬、过热的食物造成的损伤可能会增加食管鳞癌的发病风险。

4. 微量元素缺乏

饮食中缺乏水果、蔬菜、锌、硒和必需维生素也与此有关。

5. 遗传基因

食管癌遗传易感因素也有影响，高发地区 60% 的患者有家族史。

6. 其他因素

食管腺癌的危险因素主要是超重、胃食管反流病和食管肠上皮化生。慢性幽门螺杆菌感染对食管腺癌作用不明确。此外，放疗引起的放射性食管炎及化疗也增加了食管癌发生率。黄曲霉毒素、雪腐镰刀菌烯醇等，均有较明确的动物致癌性。相关报告称，HPV 及 EB 病毒可诱发食管癌。精神长期处于压抑状态也会增加罹患肿瘤的危险性。

三、病理

（一）食管癌形成过程

目前认为，食管癌的发生是食管上皮基底细胞在致癌和促癌因素的长期作用下，经过了上皮的单纯性增生、不典型增生、原位癌至早期浸润癌，最终发展为浸润癌，并已明确了食管癌为多中心起源，即食管癌往往起源于多个相邻的癌变小灶，外观上呈单一瘤体，实际上是由小癌灶在发展过程中彼此融合形成的单一瘤体。癌瘤形成后，周围组织的癌变过程仍在进行，可与主体癌瘤融合在一起，也可以保持独立，形成“卫星灶”；如果距主病灶较远，则形成“双原发灶”或“多原发灶”。

（1）单纯性增生：食管鳞状上皮的厚度超越了正常，但鳞状细胞本身无不典型性。

（2）不典型增生：上皮细胞癌变前的形态学表现，又称为癌前病变。癌前病变是一种可逆性病理改变，当去除局部致病因素后，食管上皮可以恢复到原来的正常状态。根据不典型增生的严重程度和形态学表现，病理学上将不典型增生分为三级：① 轻度不典型增生，指鳞状上皮全层的下 1/3 细胞层轻度异型，细胞形态较一致；② 中度不典型增生，指鳞状上皮全层的下 2/3 细胞层细胞异常，细胞大小及形态欠一致；③ 重度不典型增生，指鳞状上皮细胞全层异型性明显。事实上，在某些病例中很难将重度不典型增生与原位癌区分开来。

（3）原位癌：又称上皮内癌。食管鳞状上皮全层恶化，细胞异型性显著，细胞极性紊乱，核分裂象多见，癌变尚未突破基底膜。

高发区食管癌普查的细胞学分析结果表明，从重度不典型增生到早期癌变可能需要5年或更长的时间。早期癌变从X线不能显示病变发展到有明显的充盈缺损、溃疡和狭窄改变，还需要3～5年。因此，从食管上皮的中度不典型增生发展到中晚期食管癌，估计需要10年左右的时间。

（二）早期食管癌病理学分型

食管癌的病理学分型包括大体形态分型和组织学分型两部分。大体形态分型根据肉眼所见的形态特征划分，组织学分型根据镜下所见结构确定。

早期食管癌大体形态类型分为四型：隐伏型、糜烂型、斑块型、乳头型，其中以糜烂型和斑块型最常见。

早期食管癌组织学分型：包括原位癌和早期浸润癌两种类型。原位癌癌细胞位于食管上皮层内。早期浸润癌癌细胞突破黏膜肌层，侵入黏膜下层。

（三）中晚期食管癌病理学分型

中晚期食管癌或进展期食管癌是指食管肿瘤的浸润深度超过了食管黏膜下层。

1. 中晚期食管癌大体形态分型

我国将中晚期食管癌大体形态分为五种类型，其中以髓质型最多见，息肉型罕见。

（1）蕈伞型：瘤体为扁平圆形肿块，向食管腔内呈无蒂隆起，一般与食管黏膜境界清楚，常仅累及食管壁的一部分，外侵及梗阻表现不明显。

（2）髓质型：约占60%，肿块为卵圆形隆起，表面常有深浅不一的溃疡，病变食管切面明显增厚，灰白如鱼肉样，常累及食管全周，形成管腔内不规则缩窄、梗阻。

（3）溃疡型：约占10%，食管黏膜面呈深陷溃疡且边缘多平整，溃疡深达肌层，甚至达食管周围软组织。肿瘤大多仅累及食管周径的一部分，管腔阻塞不明显。

（4）缩窄型：约占8%，肿块不明显，主要在食管黏膜面呈环形狭窄，累及食管全部周径，近口侧食管腔显著扩张，切面癌组织灰白、致密、质硬。

（5）息肉型（腔内型）：罕见，是一种特殊类型的食管癌。瘤体形似息肉状，以宽窄不等的蒂与食管壁相连。表面可有溃疡，食管壁浸润不明显，梗阻症状轻，切除率高。

2. 中晚期食管癌组织学分型

在我国食管癌的组织学分型中，鳞癌最多见，约占90%；其次为腺癌，占5%～10%；其他罕见的有癌肉瘤、食管类癌、食管肉瘤、食管恶性黑色素瘤和食管淋巴瘤等。

（1）鳞状上皮癌（鳞癌）：来源于食管鳞状上皮的恶性肿瘤，其中40%～60%发生在胸中段食管，20%～40%发生在胸下段食管，10%～20%发生在胸上段食管。通常采用三级分类法判断鳞癌的分化程度：Ⅰ级又称为高分化，Ⅱ级又称为中分化，Ⅲ级又称为低分化。

（2）腺癌：现阶段欧美国家食管腺癌发病率超过鳞癌，且多与饮食习惯所致的巴雷特（Barrett）食管相关。在我国，原发性食管腺癌少见。通常认为食管腺癌的组织学来源有三种：食管黏膜腺体、胃黏膜异位及Barrett食管。

（3）其他组织学类型的癌：腺鳞癌、黏液表皮样癌、腺样囊性癌、癌肉瘤、神经内分泌癌、食管肉瘤、食管恶性黑色素瘤、食管淋巴瘤等。

食管癌的两种主要亚型：食管鳞癌和食管腺癌，两者之间有明显的病理生理学差异。鳞癌是由鳞状黏膜转变为分化异常的鳞状上皮细胞状癌细胞引起的，它更常见于食管上部和中部。食管腺癌是由于鳞状组织向肠型组织的转变，主要发生在食管下 1/3 和食管胃交界处，通常与胃食管反流病有关。胃食管反流病导致食管上皮长期暴露于胃酸和胆盐，这促进复层鳞状上皮化生为更坚固的柱状上皮（通常排列在胃和小肠上），并经历从化生到异型增生再到腺癌的逐步进展。

尽管食管鳞癌占全球食管癌病例的 90%，但食管腺癌的发病率正在上升，并且在欧洲和北美几个地区，以及亚洲某些高危地区已经超过了食管鳞癌的发病率。在 20 世纪中叶，食管鳞癌占美国食管癌的 90%。然而，在过去的 30 年里，远端食管和食管胃交界处腺癌的发病率急剧增加。目前在美国，食管腺癌的发病率占食管癌的 60% 以上。这种变化与经济发展和饮食习惯改变相关。

（四）食管癌的转移及扩散

1. 食管癌局部扩展

（1）管壁内扩展：早期食管癌由原位癌发展侵入固有膜达黏膜下层，进一步发展，癌组织侵入食管浅肌层或深肌层乃至纤维膜。

（2）食管壁外扩展：食管癌侵透纤维膜而向外累及食管周围组织或器官。上段食管癌可侵及喉部、气管甚至甲状腺；中段食管癌可侵犯支气管、胸导管、奇静脉及主动脉；下段食管癌可侵及纵隔、膈肌及贲门。

2. 食管癌淋巴转移

食管癌细胞侵入局部淋巴管到达淋巴结，具有一定规律性，转移途径与正常淋巴结引流一致。

3. 食管癌血行转移

食管癌的血行转移主要见于晚期患者。转移器官以肺最多见，其次为肝脏。其他较少见的转移部位有骨、肾、肾上腺、脑等。

四、食管癌的分段及分期

（一）食管癌的临床分段

为了便于临床诊断与治疗，根据食管癌病变位置，临床上将食管分为数段。一般，食管入口距上颌中切牙约 15 cm，胃食管结合部距上颌中切牙约 40 cm，食管全长约 25 cm。目前国内外仍然使用 UICC 与 AJCC 联合制定的食管病变分段标准，且已更新到第 8 版（UICC，2017 年），具体如下。

（1）颈段食管：上自下咽，下达胸廓入口即胸骨上切迹水平。周围毗邻气管、颈血管鞘和脊椎。内镜下通常距门齿 15～20 cm。

（2）胸上段食管：上起胸廓入口，下至奇静脉弓下缘（肺门水平之上）。其前面被气管、主动脉弓的 3 个分支及头臂静脉包围，后面毗邻脊椎。内镜下通常距门齿 20～25 cm。

（3）胸中段食管：上起奇静脉弓下缘，下至下肺静脉下缘（肺门水平之间）。其前方夹在两肺门之间，左侧与胸降主动脉为邻，后方毗邻脊椎，右侧游离直接与胸膜相贴。内镜下通常距门齿 25～30 cm。

（4）胸下段食管：上起下肺静脉下缘，下至食管胃结合部（肺门水平之下）。内镜下通常距门齿 30～40 cm。

临床上需要综合多种影像学与内镜检查结果，以病变中心位置所处食管分段进行诊断。

（二）食管胃交界部定义

食管胃交界部即食管末端和胃的起始，相当于贲门切迹或腹膜返折水平或食管括约肌下缘，与组织学上的鳞柱交界不一定一致，解剖范围包括胸下段食管、食管胃交界线及胃近端 5 cm 范围。临床诊疗常根据西维尔特（Siewert）分型，根据病变中心位于食管胃交界线（又称鳞柱交界线、Z 线或 EGJ 线）上下各 5 cm 范围内分为 3 种类型：① Siewert Ⅰ型，肿瘤中心位于食管胃交界线以上 1 ~5 cm 范围内；② Siewert Ⅱ型，肿瘤中心位于食管胃交界线以上 1 cm 至以下 2 cm 范围内；③ Siewert Ⅲ型，肿瘤中心位于食管胃交界线以下 2 ~5 cm 范围内。

肿瘤累及食管胃交界部，肿瘤中心在食管胃交界部食管侧者或在胃侧 2 cm 之内者（Siewert Ⅰ型和Ⅱ型），遵照食管癌分期原则；肿瘤中心在近端胃 2 cm 之外（Siewert Ⅲ型）或肿瘤中心虽在近端胃 2 cm 之内，但未累及食管胃交界部者，遵循胃癌分期原则。

（三）食管癌国际分期原则

临床分期诊断应包括（颈）胸/腹（盆）部增强 CT，依据医疗条件可选择超声检查、EUS、PET-CT 及 MRI 等影像学评估方法。新辅助治疗后再分期诊断仍以治疗前的初始临床分期方法为基础，综合医疗条件及操作风险，针对可疑转移性区域淋巴结或远隔脏器可进行有创性活检病理学再确认。

参照 UICC/AJCC 第 8 版 TNM 分期体系，将食管原发肿瘤（T）、区域淋巴结（N）、远处转移（M）及病理分化程度（G）分别定义如下。

1. 原发肿瘤（T）

T_x：原发肿瘤不可评价。

T_0：没有原发肿瘤的证据。

T_{is}：高级别上皮内瘤变/异型增生。

T_{1a}：肿瘤侵犯黏膜固有层或黏膜肌层。

T_{1b}：肿瘤侵犯黏膜下层。

T_2：肿瘤侵犯固有肌层。

T_3：肿瘤侵犯食管纤维膜。

T_{4a}：肿瘤侵犯邻近脏器（可切除），如胸膜、心包、奇静脉、膈肌或腹膜。

T_{4b}：肿瘤侵犯邻近重要脏器（不可切除），如主动脉、椎体或气管。

2. 区域淋巴结（N）

N_x：区域淋巴结不可评价。

N_0：无区域淋巴结转移。

N_1：1 ~2 个区域淋巴结转移。

N_2：3 ~6 个区域淋巴结转移。

N_3：≥7 个区域淋巴结转移。

3. 远处转移（M）

M_0：无远处转移。

M_1：有远处转移。

4. **病理分化程度（G）**

G_x:分化程度不可评估。

G_1:高分化。

G_2:中分化。

G_3:低分化。

上述分期原则适用于食管癌,包括鳞癌、腺癌、腺鳞癌、未分化癌、神经内分泌癌、伴神经内分泌特征的腺癌等,但不适用于食管的神经内分泌瘤及非上皮性肿瘤,如淋巴瘤、肉瘤、胃肠道间质瘤和黑色素瘤等。

（四）UICC/AJCC 第 8 版食管癌 TNM 分期的区域淋巴结分站

1R（右侧颈部气管旁）:右侧锁骨上区气管周围至右肺尖部区域。

1L（左侧颈部气管旁）:左侧锁骨上区气管周围至左肺尖部区域。

2R（右侧上段气管旁）:头臂动脉下缘与气管交会处至右肺尖部区域。

2L（左侧上段气管旁）:主动脉弓上缘至左肺尖部区域。

4R（右侧下段气管旁）:头臂动脉下缘与气管交会处至奇静脉上缘区域。

4L（左侧下段气管旁）:主动脉弓上缘至隆突水平区域。

7（隆突下）:气管隆突下区域。

8U（胸上段食管旁）:肺尖部至气管分叉区域。

8M（胸中段食管旁）:气管分叉至下肺静脉下缘区域。

9R（右侧下肺韧带）:右侧下肺韧带内。

9L（左侧下肺韧带）:左侧下肺韧带内。

15（膈肌）:膈肌顶至膈肌脚区域。

16（贲门旁）:紧邻食管胃交界部区域。

17（胃左动脉）:沿胃左动脉走行区域。

18（肝总动脉）:紧邻肝总动脉近端区域。

19（脾动脉）:紧邻脾动脉近端区域。

20（腹腔）:腹腔动脉根部区域。

颈部Ⅵ区及Ⅶ区淋巴结参照头颈部肿瘤区域淋巴结分站标准。

（五）日本食道学会（Japan Esophagus Society，JES）第 11 版食管癌分期的区域淋巴结分站

JES 关于食管癌的分期系统对于食管鳞癌外科手术方案及放疗靶区规划均具有指导意义,因此也对我国食管鳞癌患者具有参考价值。JES 区域淋巴结分站如下。

（1）颈部淋巴结:颈浅淋巴结（100）,颈部食管旁淋巴结（101）,颈深淋巴结（102）,上部的颈深淋巴结（102 up）,中部的颈深淋巴结（102 mid）,咽后淋巴结（103）,锁骨上淋巴结（104）。

（2）胸部淋巴结:胸上段食管旁淋巴结（105）,胸段气管旁淋巴结（106）,喉返神经淋巴结（106 rec）,左喉返神经淋巴结（106 recL）,右喉返神经淋巴结（106 recR）,气管前淋巴结（106 pre）,气管支气管淋巴结（106 tb）,左侧气管支气管淋巴结（106 tbL）,右侧气管支气管淋巴结（106 tbR）,隆突下淋巴结（107）,胸中段食管旁淋巴结（108）,主支气管淋巴结（肺门淋巴结,109）,胸下段食管旁淋巴结（110）,膈上淋巴结（111）,后纵隔淋巴结（112）,胸主动脉前方淋巴结（112 aoA）,胸主动脉后方淋巴结（112 aoP）,下肺韧带淋巴结(112 pul),动脉韧带淋巴结(113),前纵隔淋巴结(114)。

(3) 腹部淋巴结:贲门右淋巴结(1),贲门左淋巴结(2),胃小弯淋巴结(3),沿胃左动脉分支的胃小弯侧淋巴结(3 a),胃右动脉第二分支远端的胃小弯淋巴结(3 b),左侧胃大弯沿胃短动脉淋巴结(4 sa),左侧胃大弯沿胃网膜左动脉淋巴结(4 sb),右侧胃大弯沿胃网膜右动脉第二分支至远端淋巴结(4 d),幽门上淋巴结(5),幽门下淋巴结(6),胃左动脉淋巴结(7),肝总动脉前上淋巴结(8 a),肝总动脉后淋巴结(8 p),腹腔干淋巴结(9),脾门淋巴结(10),脾动脉近端淋巴结(11 p),脾动脉远端淋巴结(11 d),肝十二指肠韧带内沿肝固有动脉淋巴结(12 a),肝十二指肠韧带内沿胆总管淋巴结(12 b),肝十二指肠韧带内沿门静脉淋巴结(12 p),胰头后淋巴结(13),肠系膜上静脉淋巴结(14 v),结肠中动脉淋巴结(15),腹主动脉裂孔淋巴结(16 a1),腹腔干上缘至左肾静脉下缘之间腹主动脉周围淋巴结(16 a2),左肾静脉下缘至肠系膜下动脉上缘之间腹主动脉周围淋巴结(16 b1),肠系膜下动脉上缘至腹主动脉分叉之间腹主动脉周围淋巴结(16 b2),胰头前淋巴结(17),胰腺下缘淋巴结(18),膈下淋巴结(19),膈肌食管裂孔淋巴结(20)。

五、临床症状与体征

(一)临床症状

食管癌患者的症状与肿瘤部位、分期及病理类型有一定关系。

当肿瘤侵犯食管周径小于1/3时,患者仍可进普通饮食。因此,早期食管癌患者多数无明显自觉症状,吞咽粗硬食物时可能偶有不适,如胸骨后烧灼样、针刺样或牵拉摩擦样疼痛。食物通过缓慢,并有停滞感或异物感。停滞感常通过吞咽水后缓解消失。症状时轻时重,进展缓慢。

当肿瘤超过食管周径2/3时,可以引起一系列临床症状。症状出现的时间、程度与食管周径受累范围成正比,与肿瘤的组织学类型无明显关系。典型临床表现为进行性吞咽困难,进食后哽噎感、异物感等。起初为进普通饮食困难,随后逐渐恶化为仅可进半流质饮食或流质饮食,最终出现完全性进食梗阻。患者逐渐消瘦、脱水、无力。持续胸痛或背痛表示癌已侵犯食管外组织。当癌肿梗阻所引起的炎症水肿暂时消退,或部分癌肿脱落后,梗阻症状可暂时减轻,常误认为病情好转。食管痛还可外侵周围器官和组织出现不同临床症状。例如,侵犯喉返神经可出现声音嘶哑;压迫颈交感神经节可产生 Horner 综合征;侵入气管、支气管,可形成食管-气管瘘,出现吞咽水或食物时剧烈呛咳,并发生呼吸系统感染。患者由于长期不能正常进食,最终出现恶病质状态。若有肝、脑等脏器转移,可出现相应症状。

(二)体征

早期食管癌通常无明显特异性体征;中晚期阶段可能出现颈部或锁骨上区淋巴结肿大,提示淋巴结转移可能;黄疸、触诊肝肿大或肝区压痛等,提示肝转移可能;胸廓呼吸运动受限,呼吸浅快,肋间隙丰满,气管向健侧移位,患侧语音震颤减弱或消失等,提示恶性胸腔积液可能;腹壁紧张度增加、腹式呼吸运动减弱、叩诊移动性浊音等,提示恶性腹水、腹膜转移可能;近期体重明显减轻、皮褶厚度变薄、舟状腹等,提示营养不良或恶病质。

六、辅助检查

（一）食管影像学检查

1. CT

应该使用静脉注射和口服对比增强。颈段或胸段食管癌距环咽肌 <5 cm 时应行颈部/胸部/腹部CT，食管胃交界癌应行颈部/胸部/腹部/盆腔 CT。推荐 CT 平扫/增强及多角度重建影像，用于判断食管癌位置、肿瘤浸润深度、肿瘤与周围结构及器官的相对关系、区域淋巴结转移，以及周围血管侵犯。食管癌 CT 表现可为管腔内的软组织包块，食管壁不规则增厚，食管腔呈不规则或偏心性狭窄，食管和相邻脏器之间的脂肪层消失，并可显示纵隔内、膈角后、胃左动脉和腹腔动脉干淋巴结肿大，以及其他实质性脏器内转移。

2. 上消化道造影

上消化道造影用于评估食管原发肿瘤情况。其对于食管癌的位置和长度判断较直观，但是不能评估原发灶侵犯深度或区域淋巴结转移情况。检查操作指南推荐应检查至少 3 个摄片体位：正位、左前斜位及右前斜位，上界包括下咽，下界达胃幽门以远。病变多呈黏膜破坏、充盈缺损。正常情况下食管在主动脉弓及左主支气管平面可有两个压迹，此外食管黏膜的全长均较光滑且垂直，黏膜纹路清晰可辨。当肿瘤侵及食管壁外的纵隔结构时，其原有的纵轴直线随即消失。此征象常说明系晚期病例，手术切除的可能性较小。同时还应观察胃的大小，有无病变。为了便于描述食管病变，放射科将食管分为上、中、下三段：上段自食管入口至主动脉弓上缘平面；中段自主动脉弓上缘至肺下静脉平面；下段自肺下静脉至贲门。跨段病变以病变中心归段，如上下长度均等，则归属于上一段。

3. MRI

对于 CT 无法判别食管癌原发灶与周围气管及支气管膜部、主动脉外膜临界关系时，MRI 可提供有价值的补充信息。

4. PET-CT

PET-CT 用于辅助诊断、治疗前/后分期、疗效评估，辅助重要临床决策。目前的工作已证实，在追踪远处转移及淋巴结转移方面，PET 确实优于一般诊断方法，但 PET 无法确定肿瘤侵犯食管壁的厚度。

（二）内镜检查

1. 普通食管镜检查

普通食管镜检查是食管癌临床诊断的必要检查项目之一，兼顾食管癌原发病灶大体分型与活检病理学确诊。纤维胃镜可完成上消化道所有部位的检查。随着内镜性能的日臻完善，内镜检查的适应证越来越广，而禁忌证越来越少。内镜术前活检时标本常以点取材，无法代表整个病灶全面情况。为了减少这种偏差，建议对可疑病灶活检时应尽可能多点取材。已知患者存在临床显性食管肿物造成梗阻严重者，内镜检查时需要警惕穿孔风险，但内镜也有助于鉴别诊断和缓解梗阻。如果患者不具备条件或拒绝内镜检查，食管气钡双重对比造影及胸部增强 CT 检查可作为可选用的筛选和诊断方法。如果内镜不能完全检查全段食管，食管气钡双重对比造影及胸部增强 CT 检查可以了解残余（未通）食管的情况。

2. EUS

EUS 用于了解食管壁的各层结构及食管和胃外侧的淋巴结状况，对食管癌的术前 TNM 分期、食管黏膜下肿瘤的诊断、鉴别诊断,以及食管周围脏器病变的诊断,均具有重要的临床价值。正常时在EUS图像上可以清楚地观察到食管壁的层次,因此在有肿瘤侵蚀时可以了解肿瘤侵蚀的范围和深度,对于T分期诊断比较重要。此外,EUS还可评估食管及腹腔干周围淋巴结,EUS引导下细针穿刺活检可获得病理学结果确认N分期。影像学检查提示管腔狭窄导致EUS无法通过者,或者存在可疑穿孔的患者为检查禁忌。

3. 支气管镜检查

支气管镜检查适用于气管分叉平面以上的食管癌,可以明确病变与气管或支气管之间的关系,从而协助评估肿瘤切除的可能性。

(三) 病理学诊断

病理学诊断("金标准")需要食管内镜下活检确诊。存在内镜检查禁忌或者多次尝试活检均未能明确病理诊断者,可综合上消化道造影、(颈)胸(腹)部增强CT、全身PET-CT或EUS或超声支气管镜引导下穿刺活检辅助诊断。影像学检查可疑转移性淋巴结或远隔脏器,根据医疗条件及操作风险因素,经综合评估后,酌情选择合理的活检方式。

七、诊断与鉴别诊断

(一) 诊断

原则上如果不能获得食管癌病理组织学诊断,就不应按食管癌治疗,无论是手术、化疗或放疗。食管癌的诊断应结合患者的病史、症状、体征及相关辅助检查结果。临床症状仅是疾病的一种主观表现,对疾病的诊断和鉴别诊断有赖于进一步的客观检查。诊断食管癌最常用的方法有增强CT、上消化道造影、消化内镜、食管超声内镜和脱落细胞学检查等。

(二) 鉴别诊断

1. 早期食管癌鉴别诊断

(1) 慢性咽喉炎:表现为咽部干燥、发痒、异物感,与早期食管癌常难以鉴别。慢性咽喉炎症状在吞咽食物时不会加重,反而有所减轻;食管癌症状多在吞咽时加重。鉴别的最好方法是内镜检查。

(2) 食管反流性疾病:患者有长期反酸、烧心和吞咽疼痛等症状,吞咽困难症状出现较晚。上消化道造影检查可见食管下段轻度狭窄,呈对称性,边缘光滑。如有食管裂孔疝,可见到疝入胸腔的胃影。消化内镜检查能排除食管癌,并明确有无反流性食管炎。

(3) 食管憩室:较大的食管憩室也可以出现吞咽困难及反流症状。上消化道造影和内镜检查均不难鉴别。

(4) 食管静脉曲张:患者多有长期肝病病史,吞咽困难症状较轻。上消化道造影表现为食管下段黏膜皱褶增粗、迂曲或呈串珠样充盈缺损。内镜下可见典型的黏膜下迂曲血管。

2. 中晚期食管癌鉴别诊断

(1) 食管平滑肌瘤:患者病史较长,吞咽困难的症状较轻,上消化道造影显示食管呈外压性狭窄,黏膜光滑,呈"涂抹征"。内镜下可见隆起于正常黏膜下的圆形肿物,用内镜触及肿物,其可在黏膜下滑动。超声内镜检查可明确鉴别二者。

(2) 贲门失弛缓症:本病多发于中青年,吞咽困难呈间歇性发作,病程可达数年而无进行性加重。上消化道造影可见贲门梗阻呈鸟嘴状,边缘光滑。内镜检查无新生物发现。

(3) 食管良性狭窄:一般有吞服强酸、强碱史,长期胃食管反流病亦可出现食管下段瘢痕性狭窄。患者有长期吞咽困难症状,上消化道造影可见食管狭窄、黏膜皱襞消失,管壁僵硬。鉴别诊断时要警惕在长期炎症基础上发生癌变可能。

(4) 食管外压性狭窄:如肺癌的纵隔淋巴结转移、后纵隔肿瘤等,可压迫食管产生吞咽困难症状,胸部 CT 和内镜检查不难帮助鉴别。

八、营养评估与营养支持

(一) 营养评估

食管癌诊疗初始阶段即需重视患者营养评估,包括营养风险筛查与营养评定两部分。营养风险筛查是应用营养风险筛查工具判断患者是否具有可能影响临床结局的营养相关风险的过程。目前临床常用营养风险筛查 2002(NRS2002) 工具等。营养评定是对有营养风险者进一步了解其营养状况的过程,包括两部分:基本营养评定和营养不良评定。

(1) 基本营养评定:基本营养评定是有营养风险者均须接受的营养管理项目。评定内容包括营养相关病史、膳食调查、体格检查(身高、体重等)、实验室检查(肝肾功能、血糖、血脂、电解质、酸碱平衡等)。上述指标是住院患者常规采集内容,也是制订营养干预计划、开具营养处方及实施监测的必要内容。

(2) 营养不良评定:营养不良评定涉及营养不良的诊断与分级。推荐根据全球(营养)领导人发起的营养不良诊断标准共识进行营养不良评定。

(二) 营养支持

对于有营养风险者,应及时制订营养支持计划。营养支持是指经肠内或肠外途径为不能正常进食的患者提供适宜营养素的方法。

在制订肿瘤患者营养支持计划时,推荐采用间接测热法对肿瘤患者的能量消耗进行个体化测量以指导能量供给,避免摄入过量或不足。若无法直接测量实际能量消耗值以指导营养供给,可采用体重公式计算法估算能量目标需要量,按照 25 ~ 30 kcal/(kg · d)提供。推荐蛋白质补给量应 >1.2 g/(kg · d),患者肾功能正常前提下可提高至 2.0 g/(kg · d)。

目前没有足够的证据显示何种手术方式在改善营养状态及营养管理方面的优势,手术方式的影响取决于术者的临床经验。术后营养支持治疗首选经胃肠道途径,可采用管饲和/或经口方式。对于术中留置营养管路的患者,术后 24 h 内即可开始肠内营养输注。肠内营养输注从低速开始,根据患者耐受情况适度递增至每日目标量。

发生术后吻合口瘘者,需要根据吻合口瘘严重程度、患者一般状态、营养需求综合考虑,制订个体化的营养支持方案,可考虑经任何途径的肠内管饲或联合肠外营养。

九、治疗

食管癌的治疗原则是多学科综合治疗,即包括手术、放疗、化疗及免疫治疗。

(一) 外科治疗

胸外科医生要进行熟练的食管癌手术,前提是需要熟悉食管的解剖,包括食管的 3 个生理性狭窄、各段食管邻近组织结构、4 层食管壁的组织结构、食管的动静脉血运及淋巴引流等。

1. 手术适应证

(1) Ⅰ期、Ⅱ期和部分Ⅲ期($T_3N_1M_0$ 和部分 $T_4N_1M_0$)食管癌,无远处转移或其他禁忌证者,均应行手术治疗。内镜下治疗对于局限性早期,如 T_{is} 和 T_{1a} 直径≤2 cm、高分化或中分化的肿瘤,同样可以达到满意的疗效。

(2) 食管癌放疗后复发,无远处转移,一般情况下能耐受手术者。

(3) 患者年龄不是绝对条件,对于心肺功能较好的患者,手术年龄可以放宽到 80 岁甚至更高。

2. 手术禁忌证

(1) 诊断明确的Ⅳ期、部分Ⅲ期(侵及主动脉及气管的 T_4 病变)食管癌患者。

(2) 全身情况差,不能耐受手术,或有严重心肺功能不全者。

(3) 有严重全身性疾病,如糖尿病、高血压未能得到满意控制,或在 3 个月内有过心肌梗死者。

3. 手术原则

(1) 外科手术的可切除性需要由食管外科治疗经验丰富的胸外科医生评估后判定,包括手术入路及淋巴结清扫策略,以达到包括原发肿瘤及区域淋巴结在内的根治性切除目标。

(2) 外科治疗方案应在综合考虑食管癌疾病情况(包括食管癌累及部位与临床分期)、患者合并症、手术者习惯等因素的前提下谨慎制订。

4. 手术方式选择

可选择传统开放式或腔镜辅助或机器人辅助下的 McKeown 食管癌切除术(经右胸游离食管 + 经上腹游离胃 + 颈部吻合术),IvorLewis 食管癌切除术(经上腹游离胃 + 经右胸游离食管 + 胸内吻合术),Sweet 食管癌切除术(经左胸游离食管 + 经膈肌游离胃 + 胸内或颈部吻合术),左胸腹联合切口 + 颈部或胸部吻合,联合胸、腹二野或颈、胸、腹三野淋巴结清扫术。对于不能耐受经胸手术的 $cT_{1\sim2}N_0$ 期食管癌患者,可选择经膈肌裂孔食管内翻拔脱术等多种术式。对于食管胃交界部癌,依据 Siewert 分型进行术式选择:Siewert Ⅰ型参照食管外科术式;Siewert Ⅲ型参照胃外科术式;Siewert Ⅱ型外科治疗术式争议较大,目前更多是根据胸外科与胃肠外科医生的手术习惯及不同熟练程度共同决定。

采用哪种术式除了根据术者的手术经验和个人习惯外,主要选择依据是肿瘤的位置。

(1) 食管下段癌:最常用的手术方法是单纯开胸或胸腹联合切口,行食管部分切除及食管胃主动脉弓下吻合。这种手术方法的优点是通过一个切口施术,简单易行,创伤相对较小;缺点是不容易清扫腹腔淋巴结。

(2) 食管中段癌:可以采用经左胸食管部分切除及胸内食管胃主动脉弓上吻合术或颈部食管胃吻合术,也可采用经右胸加腹部入路,还可以采用右胸、腹部及颈部三切口手术。当肿瘤位于主动脉弓后方奇静脉水平时,经左胸手术受主动脉弓影响,不容易解剖肿瘤,偶尔可能造成术中大出血,选择右胸加腹部入路或三切口手术更为安全、容易。

(3) 食管上段癌:由于其位置特殊,实施手术治疗需要特别慎重。术前应常规做气管镜检查,了解有无气管膜部受累。可供选择的手术方法包括右胸、腹部及颈部三切口手术,左开胸并颈部切口食管胃颈部吻合术,以及非开胸食管拔脱颈部食管胃吻合术。非开胸食管拔脱颈部食管胃吻合术适用于肿瘤无外侵且无纵隔淋巴结转移的病例。

(4) 颈段食管癌:应施行全食管切除颈部吻合或全食管-咽-喉切除术。这是一种创伤极大的致残性手术,只有经过各种检查后确认,无法行单纯食管切除颈部吻合,全食管、咽和喉完全性切除可行时,方可施术。其可采用非开胸食管拔脱胃代食管或结肠代食管的手术方式。

5. 淋巴结清扫方式选择

若颈部区域无可疑转移淋巴结，则对于食管胸中下段癌建议行胸、腹完全二野淋巴结清扫（常规胸腹二野＋上纵隔区域淋巴结，特别是双侧喉返神经链周围的区域淋巴结）；若颈部区域有可疑转移淋巴结，或者食管胸上段癌，则推荐颈、胸、腹三野淋巴结清扫术（双侧下颈区＋双侧锁骨上区＋上述完全二野淋巴结）。

6. 代食管器官及上消化道重建路径选择

最常用的代食管器官为胃、结肠及空肠；是否需要带蒂血管行显微外科吻合应酌情考虑。上消化道重建路径可选择原食管床、胸骨后或胸骨前。

7. 外科术后随访指南

术后2年内每3个月复查1次，2～5年每半年复查1次，5年以后每年复查1次。复查项目包括颈/胸/腹部CT，或胸部CT和颈部及腹部超声，以及各项实验室检查。上消化道造影、全身PET-CT、骨扫描、颅脑MRI等影像学检查与上消化道内镜检查可根据患者术后病情变化作为选择性检查项目。随访期间若发现可疑复发或转移病灶，可酌情行病理学活检明确诊断。

（二）放疗

放疗是食管癌综合治疗的重要组成部分，涉及术前新辅助、术后辅助、根治性及姑息性治疗多个方面。

对于$cT_{is\sim2}N_{1\sim3}M_0$或$cT_{3\sim4a}N_{any}M_0$期食管癌拟行手术者，推荐术前新辅助放化疗以提高根治性切除率、病理完全缓解率、局部肿瘤控制率，进而改善术后长期生存。

经外科评估不适合手术或拒绝手术者，可考虑行辅助放疗或同步放化疗；经外科评估不可切除的$cT_{4b}N_{any}M_0$期食管癌患者，或拒绝手术治疗者，推荐行根治性同步放化疗。

术后经病理学评估为非根治性切除（R_1或R_2），或者虽为R_0切除，但为（y）$pT_4N_{any}M_0$期者，可根据患者恢复情况考虑行术后辅助同步放化疗。

术后局部复发、晚期食管癌合并食管梗阻、广泛性淋巴结转移、合并远隔脏器转移（肺、骨、脑等）经全身系统性药物治疗后评估疾病稳定或退缩者，可考虑姑息性放疗。

（三）系统性药物治疗

药物治疗在食管癌中主要应用领域包括针对局部晚期患者的新辅助治疗和辅助治疗，以及针对晚期患者的化疗、免疫治疗和分子靶向治疗。药物治疗必须强调治疗方案的规范化和个体化。采用药物治疗与手术治疗相结合或与放疗相结合的综合治疗，有时可提高疗效，或使食管癌患者症状缓解，存活期延长。但要定期检查血常规，并注意药物不良反应。

（四）姑息治疗

姑息治疗，也称为最佳对症支持治疗，是指以改善症状与生活质量为导向的综合治疗方案。对进食困难者，可考虑经鼻或胃/空肠造口置管进行暂时性管饲营养支持，若将来无根治性食管癌治疗计划，则经多学科讨论后也可考虑行食管支架置入。上消化道完全梗阻患者的姑息治疗旨在维持患者每日营养摄入，基于创建上消化道旁路的胃/空肠造口置管作为首选方法，经验丰富的内镜中心可考虑食管内镜下球囊扩张，消融治疗后带膜支架置入，或联合放化疗。一旦发生呕血、黑便等上消化道出血症状，则提示食管癌已濒临终末期，原发性肿瘤破溃或发生继发性食管-主动脉瘘，可根据医疗条件及患者病情，酌情考虑选择内镜、介入、外科治疗等干预措施。严密监测患者血红蛋白水平，予以止血及抑酸性药物干预，预防重度贫血、失血性休克发生。

十、并发症及预后

1. 吻合口瘘

吻合口瘘多于术后1周内出现，常伴有发热、胸闷，引流管内流出较为混浊的液体。口服亚甲蓝后引流管内流出蓝色液体可以诊断。检查胃镜、CT或造影亦可明确。需要予以禁食、积极抗感染、充分引流治疗。根据病情可行胃镜下缝合或夹闭瘘口、食管支架置入，必要时需要再次手术治疗。

2. 吸入性肺炎

食管术后消化道生理结构改变，在患者平躺或呕吐时可出现消化液或食物残渣误吸入肺部，引起肺部炎症。临床表现为胸闷气喘、发热，CT多呈间质性改变影像。

3. 吻合口狭窄

吻合口狭窄可在患者术后恢复饮食后出现，主要临床表现为进食后呕吐或进食哽噎感，可行内镜下食管扩张或食管支架置入。

4. 胃瘫

术后患者恢复进食后出现上腹部腹胀不适，进食后呕吐等症状，可能发生了胃瘫。与吻合口狭窄鉴别后，予以保守治疗或中医针灸治疗可逐渐好转。

5. 切口感染

切口感染常出现在术后3～4 d，切口出现疼痛加剧，可伴有发热、脉速及白细胞计数升高，切口处有明显的红肿、脓液、压痛，切口处分泌物细菌培养结果阳性可诊断。

6. 乳糜胸

乳糜胸是食管术中损伤胸导管导致，多表现为引流管引流乳白色或黄色液体，量多。引流液乳糜试验阳性可确诊。根据引流量决定保守治疗或手术结扎胸导管。食管癌术后乳糜胸的预防方法有术前3～8 h口服全脂牛奶或橄榄油，术前在腹股沟淋巴结注射吲哚菁绿，便于术中避免损伤胸导管，也可行预防性胸导管结扎。

7. 术后出血

若发生术后出血，引流管可见新鲜血液流出或呕吐出新鲜血液，伴有黑便，存在乏力、头晕、心慌等症状，每小时引流量超过200 mL，血压显著降低且血红蛋白进行性下降，部分患者需要手术止血。

【典型病例】

患者男性，52岁，约4个月前无明显诱因出现进食干硬食物哽噎感，症状进行性加重，伴有咽喉部疼痛感。现患者可进食干硬食物，无恶心呕吐，无反酸烧心，无呕血黑便，无腹胀腹痛，无声音嘶哑等特殊不适主诉。病程中，患者睡眠可，大小便正常，体重下降8 kg。既往有饮酒嗜好，约150 g/d；吸烟30余年，20支/d。否认家族遗传病史。

问题1：患者高度怀疑何种疾病？

患者为中老年男性，典型症状为进行性吞咽困难，有长期吸烟、饮酒史，体重半年内明显改变，应考虑食管恶性肿瘤可能。

问题2：患者拟行手术治疗，应完善哪些检查？

患者入院后应完善上消化道造影、头胸腹增强 CT、胃镜及病理活检以明确诊断。应完善三大常规、肝肾功能、电解质、凝血功能、传染病相关检验、血气分析、心电图、心脏彩超及肺通气功能检查，评估患者一般情况能否耐受手术治疗。对于考虑有骨转移的患者，应完善骨扫描，根据患者病情，必要时可完善 PET-CT 明确患者肿瘤转移情况。

问题3：患者完善检查后，选择治疗方案的依据有哪些？

TNM 分期是食管分期的标准。Ⅰ期、Ⅱ期和部分Ⅲ期（$T_3N_1M_0$ 和部分 $T_4N_1M_0$）食管癌，无远处转移或其他禁忌证者，均应行手术治疗。食管按解剖分为颈、胸、腹三段，各段肿瘤的治疗策略不尽相同。对颈段食管，优先采取的治疗措施应该为同步放化疗。胸腹段食管癌患者如无手术禁忌，通常采用手术治疗。

【思考题】

简答题

（1）如何对门诊怀疑为食管癌的患者进行诊断？诊断依据有哪些？

（2）食管癌患者入院后应完善哪些检查以明确诊断及指导进一步治疗？

（3）食管癌的术后管理应注意哪些事项？

（4）禁食患者如何进行营养支持及如何配置静脉营养？

第二节　贲门癌

一、定义

贲门癌是起源于贲门黏膜上皮细胞或贲门腺上皮细胞的恶性肿瘤。2000 年 WHO 将贲门癌称为食管-胃交界腺癌。按 2018 年 AJCC 颁布的第 8 版 TNM 分期标准，贲门癌是指食管胃交界线下约 2 cm 范围内的腺癌。

二、流行病学

国内外很少有人将贲门癌作为单独一类肿瘤进行流行病学调查，国外大多将其归入胃癌内，而国内更多归入食管癌内。因此，可供参考的流行病学资料很少。目前胃癌的发病率呈下降趋势，但食管腺癌和贲门癌的发病率居高不下，国外报告贲门癌和食管腺癌也有相似的流行病学特征。2018 年一项全球胃癌和食管癌登记数据的分析发现，东亚地区新发贲门癌在全球占比高达 67.1%，相较 2012 年数据，呈现出显著增加的趋势。近年来，食管-胃交界腺癌的发病率在我国亦呈现升高趋势，这与西方变化趋势相似。国外的贲门腺癌多为 Barrett 食管形成的腺癌，而国内更多的是发生于贲门腺体的真正贲门腺癌。尽管二者均为贲门癌，但是其发病原因、病程和病理改变并不完全一致。贲门癌在男女发病率方面与食管癌相似，男性发病率高于女性，而平均发病年龄范围更接近胃癌，为 50～59 岁。

三、病因

国外贲门癌的主要发病原因通常与胃食管反流病有关。胃食管反流导致食管上皮长期暴露于胃酸和胆盐,导致复层鳞状上皮化生为更坚固的柱状上皮(通常排列在胃和小肠上),从化生到异型增生再到腺癌逐步进展。国内更多的是发生于贲门腺体直接转化为异常的癌细胞。根据相关研究,反流性食管炎、肥胖、叶酸和维生素 B_{12} 缺乏、幽门螺杆菌感染、社会因素及遗传易感因素等均是食管癌发生的可能原因或诱发因素。

四、病理

(一)解剖学分型

国际胃疾病协会和国际食管疾病协会将肿瘤中心位于解剖学上的贲门(齿状线)近端和远端5 cm之内的食管胃结合部的腺癌统称为贲门癌。判断贲门癌为何种类型主要根据形态学及肿瘤中心的解剖位置。

(1) Siewert Ⅰ型:肿瘤中心位于食管胃交界线以上1~5 cm范围内,为食管远端腺癌,常为Barrett腺癌。

(2) Siewert Ⅱ型:肿瘤中心位于食管胃交界线以上1 cm至以下2 cm范围内,为真正贲门癌(胃食管交界部癌)。

(3) Siewert Ⅲ型:肿瘤中心位于食管胃交界线以下2~5 cm范围内,为贲门下胃癌。

2000年WHO提出了新的贲门肿瘤的分类方法:① 食管腺癌,肿瘤全部位于齿状线上方;② 贲门癌,肿瘤跨在齿状线上;③ 近端胃腺癌,肿瘤全部位于齿状线下方。

(二)病理学分型

1. 大体病理分型

贲门癌目前仍然按照胃癌的大体病理类型进行分类。

(1) 早期胃癌:指病变仅限于黏膜或黏膜下层,不论病灶大小或有无淋巴结转移。分为隆起型、凹陷型和平坦型。

(2) 进展期胃癌:指癌组织浸润深度超过黏膜下层的胃癌。按Borrmann分型法分为四型:Ⅰ型,息肉型,也叫肿块型;Ⅱ型,溃疡局限型;Ⅲ型,溃疡浸润型;Ⅳ型,弥漫浸润型。

2. 组织学病理分型

贲门癌的组织学病理分型包括管状腺癌、黏液腺癌、乳头状腺癌和印戒细胞癌,其中以管状腺癌最多见。

(三)转移途径

贲门癌的主要转移途径包括直接扩散、淋巴转移、血行转移及种植播散。最常见的血行转移脏器是肝、肺、骨和脑。淋巴转移最常见于胃左动脉周、腹腔干旁淋巴结和纵隔淋巴结。

(四)分期

贲门癌未能单独分出为一种独立疾病,因此贲门癌的分期比较混乱。目前胸外科对其分期尚无统一的意见。AJCC/UICC第8版分期系统对食管胃结合部腺癌的分期进行了较大的修订,规定Siewert Ⅰ型应按照食管癌分期系统进行分期,Siewert Ⅲ型食管胃结合部腺癌应按照胃癌分期系统进行分期;Siewert Ⅱ型食管胃结合部腺癌的分期尚存争议。

我国一项多中心回顾性临床研究结果显示,AJCC/UICC 第 8 版胃癌分期系统相较于食管癌分期系统,能更加准确地描述 Siewert Ⅱ、Ⅲ型的预后。因此,《食管胃结合部腺癌外科治疗中国专家共识》建议,Siewert Ⅰ型食管胃结合部腺癌按食管癌进行分期,Siewert Ⅱ型和Ⅲ型食管胃结合部腺癌参照胃癌进行分期。

AJCC/UICC 第 8 版胃癌 TNM 分期如下(表 3.2.1)。

表 3.2.1　AJCC/UICC 第 8 版胃癌 TNM 分期

临床分期	TNM 分期		
0 期	T_{is}	N_0	M_0
Ⅰ期	T_1	N_0	M_0
	T_2	N_0	M_0
ⅡA 期	T_1	$N_{1\sim3}$	M_0
	T_2	$N_{1\sim3}$	M_0
ⅡB 期	T_3	N_0	M_0
	T_{4a}	N_0	M_0
Ⅲ期	T_3	$N_{1\sim3}$	M_0
	T_{4a}	$N_{1\sim3}$	M_0
ⅣA 期	T_{4b}	任何 N	M_0
ⅣB 期	任何 T	任何 N	M_1

1. 原发肿瘤(T)

T_x:原发肿瘤无法评估。

T_0:无原发肿瘤的证据。

T_{is}(原位癌):上皮内肿瘤,未侵及固有层,高度不典型增生。

T_1:肿瘤侵犯固有层、黏膜肌层或黏膜下层。

T_{1a}:肿瘤侵犯固有层或黏膜肌层。

T_{1b}:肿瘤侵犯黏膜下层。

T_2:肿瘤侵犯固有肌层。

T_3:肿瘤穿透浆膜下结缔组织,而尚未侵犯脏层腹膜或邻近结构。

T_4:肿瘤侵犯浆膜(脏层腹膜)或邻近结构。

T_{4a}:肿瘤侵犯浆膜(脏层腹膜)。

T_{4b}:肿瘤侵犯邻近结构。

2. 区域淋巴结(N)

N_x:区域淋巴结无法评估。

N_0:区域淋巴结无转移。

N_1:1 ~2 个区域淋巴结有转移。

N_2:3 ~6 个区域淋巴结有转移。

N_3：7 个或 7 个以上区域淋巴结有转移。

N_{3a}：7～15 个区域淋巴结有转移。

N_{3b}：16 个或 16 个以上区域淋巴结有转移。

3. 远处转移(M)

M_0：无远处转移。

M_1：有远处转移。

4. 组织学分级(G)

G_x：分级无法评估。

G_1：高分化。

G_2：中分化。

G_3：低分化，未分化。

五、临床表现

贲门癌早期患者常常无明显特征性的症状，可有一些非特异性的症状，如食欲减退，泛酸，上腹部隐痛、烧灼感等。

中晚期贲门癌的临床症状与食管癌相似。典型症状是进行性吞咽困难，进食干硬食物后出现胸骨后或剑突下梗噎感，伴有或不伴进食后呕吐。其他症状还包括上腹部疼痛、吞咽疼痛、呕吐、呕血、黑便等。晚期贲门癌患者贲门完全梗阻，出现进食极度困难，甚至完全无法吞咽食物，往往伴有消瘦、贫血、低蛋白血症等肿瘤恶病质表现。当肿瘤侵犯其他组织器官时，可出现相应症状，如声音嘶哑提示肿大淋巴结已经压迫喉返神经，出现胸闷、气喘提示可能存在胸腔积液，持续背部疼痛提示癌肿可能累及椎体。

贲门肿瘤位于身体内部，往往一般体格检查时无特殊阳性体征。晚期贲门癌可有特殊体征，往往提示已无手术治疗指征。锁骨区或颈部触及肿大淋巴结提示肿瘤经淋巴结已转移出胸腹腔。剑突下触及包块常提示贲门癌局部生长穿破胃壁，侵犯胰腺、脾脏和结肠，呈巨大团块。当肿瘤经血行转移到其他脏器时，可产生相应的临床症状，如局部骨痛提示骨转移可能，触及肝脏肿大提示肝转移可能等。

六、辅助检查

1. 上消化道造影

早期贲门癌影像学检查可能无异常改变，有时可能显示局部区域黏膜皱襞增粗、紊乱、中断或消失，以及小的充盈缺损，贲门管僵硬、舒张受限等。中晚期贲门癌的征象显示贲门区软组织块影，贲门区龛影，贲门狭窄、梗阻、僵硬，食管下端黏膜破坏，管壁狭窄僵硬或充盈缺损，造影剂通过受阻，胃底不规则增厚、胃泡缩小变形等。贲门癌累及胃小弯侧时，表现为胃小弯轮廓不规则、僵硬，或出现充盈缺损、龛影、黏膜破坏、消失等改变(图 3.2.1)。

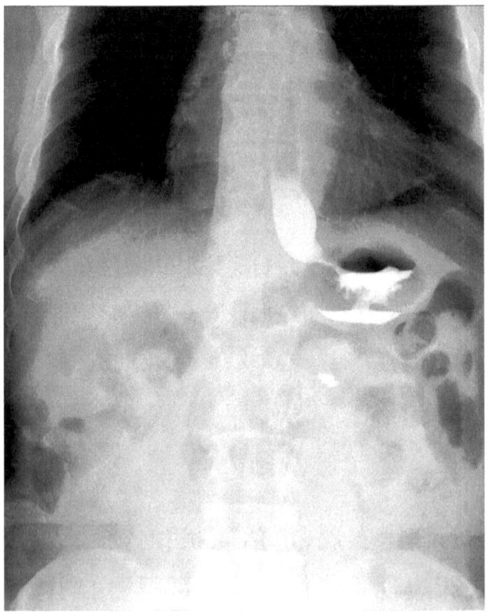

图 3.2.1　贲门癌上消化道钡透表现

2. CT

CT 影像上可见肿瘤部位食管壁、贲门壁不规则增厚，肿块突向腔内或腔外、管腔小而不规则，偏于一侧或完全闭塞。CT 检查应为首选临床分期手段，在无 CT 增强对比剂禁忌情况下均采用增强扫描，推荐胸腹盆腔联合大范围扫描。CT 检查用于贲门癌的诊断，有助于判断肿瘤部位、肿瘤与周围脏器（如肝脏、胰腺、膈肌等）或血管的关系，以及区分肿瘤与局部淋巴结，判断纵隔淋巴结转移情况等。

3. MRI

有 CT 增强扫描禁忌或其他影像学检查怀疑转移者使用 MRI 扫描。MRI 有助于判断腹膜转移状态，可酌情使用。

4. 胃镜

胃镜是诊断贲门癌的最重要方法，内镜下可直视贲门肿瘤，了解病变大小、部位、食管狭窄程度，并可获取病变组织完善病理学检查。早期贲门癌镜下可见隆起小结节，浅表黏膜有充血和水肿、糜烂或溃疡。中晚期贲门癌典型的镜下表现为突出黏膜的肿物，黏膜表面僵硬苍白，可有充血、糜烂和溃疡，触之较硬、易出血。较大贲门癌可表现为肿块周围呈堤状隆起，中心为巨大溃疡，病变上方食管扩张，管腔明显狭窄，内镜不能通过。此外，内镜检查还可观察胃体、胃窦部、幽门和十二指肠有无受累。深部溃疡或高度狭窄的患者，在活检时尤应警惕发生穿孔或大出血。胃镜反复活检无法确定病理诊断时，腹腔/胸腔积液细胞学检测或转移灶的病理学检测可作为定性诊断的依据。

5. EUS

EUS 是将超声技术与内镜技术相结合的一项内镜诊疗技术。推荐有条件的中心开展 EUS。第 8 版 AJCC/UICC 分期系统推荐 EUS 为首选分期工具。EUS 不仅可直接观察病变本身，超声探头下胃壁可显示为与解剖学相对应的层次，肿瘤主要表现为不均匀低回声区伴随相应胃壁结构层次的破坏。同时，EUS 可探及胃周肿大淋巴结和部分肝脏及腹腔的转移，有助于贲门癌的诊断、临床分期及新辅助治疗效果的评估。

6. PET-CT

PET-CT 可辅助贲门癌分期，但不做常规推荐。如 CT 怀疑有远处转移，可应用 PET-CT 评估患者全身情况。

7. 骨扫描

骨扫描在检测贲门癌骨转移病变方面应用最广，且应用经验丰富、性价比高，又具有较高的灵敏度，对高度怀疑骨转移的患者可行骨扫描检查。

8. 实验室检查

肿瘤标志物广泛应用于临床诊断，而且肿瘤标志物的联合检测为我们提供了动态观察肿瘤发生、发展、临床疗效评价和患者预后的手段，从而提高了检出率和鉴别诊断的准确度。

七、诊断与鉴别诊断

（一）诊断

贲门癌的诊断需要结合典型的临床表现，包括症状和体征，以及相关辅助检查结果，如上消化道造影、CT、内镜和病理结果等。临床表现不能作为诊断贲门癌的主要依据。贲门癌的定性诊断需要对病变部位进行活检及完善病理检查，明确病变是否为癌、肿瘤的分化程度及特殊分子表达情况等。

（二）鉴别诊断

根据临床表现及相关辅助检查结果，多数贲门癌可正确诊断。少数情况下，需要与消化性溃疡、胃良性肿瘤、贲门失弛缓症、反流性食管炎等进行鉴别诊断。

1. 消化性溃疡

两者都有上腹部不适、消化不良，或剑突下疼痛等不适。消化性溃疡出血与贲门癌出血难以鉴别。消化性溃疡一般病程较长，患者曾有典型溃疡疼痛反复发作史，抗酸剂治疗有效，多不伴有食欲减退。上消化道造影和胃镜检查有助于鉴别。造影可见良性溃疡直径常小于 2.5 cm，圆形或椭圆形龛影，边缘整齐，蠕动波可通过病灶；胃镜下可见黏膜基底平坦，有白色或黄白苔覆盖，周围黏膜水肿、充血，黏膜皱襞向溃疡集中。而癌性溃疡与此有很大的不同。

2. 胃良性肿瘤

胃良性肿瘤一般体积较小，发展较慢。胃窦和胃体为多发部位。胃良性肿瘤多无明显临床表现，X 线钡餐为圆形或椭圆形的充盈缺损，而非龛影；胃镜下则表现为黏膜下肿块。

3. 贲门失弛缓症

患者年轻、病史长，上消化道造影可见“鸟嘴征”，即对称、光滑的贲门上方呈漏斗形狭窄，及其近侧段食管高度扩张。

4. 反流性食管炎

患者有长期反酸、胸骨后灼烧感等主诉。上消化道造影表现为下段食管及贲门狭窄，黏膜可以不完整。内镜检查可见炎症肉芽和瘢痕，病理活检可以确诊。

八、治疗

贲门癌的治疗原则是以手术治疗为主，多学科综合治疗。对于肿瘤无法根治性切除、淋巴结转移、远处脏器转移或术后复发的患者，可行放疗、化疗、免疫治疗等治疗方式。

（一）手术治疗

外科手术是治疗贲门癌的主要治疗手段，分为根治性手术和姑息性手术。

1. 根治性手术

根治性手术的原则为彻底切除原发灶，按临床分期标准清除胃周围的淋巴结，重建消化道，保证经口进食。

（1）手术适应证：① 肿瘤穿透浆膜，尚未侵犯邻近脏器，淋巴结转移限于贲门旁、胃左动脉旁和大小弯淋巴结区；② 无远处脏器转移；③ 一般状况能耐受全麻开胸手术。

（2）手术禁忌证：① 已有远处脏器转移；② 肿瘤已经严重侵犯周围脏器，腹腔内淋巴结广泛转移；③ 不能耐受全麻开胸手术。

2. 姑息性手术

姑息性手术是指原发灶无法切除，针对贲门癌导致的梗阻、穿孔、出血等并发症状而做的手术，如姑息性切除、短路手术、空肠造瘘等。其目的是缓解患者症状，维持患者的营养支持，提高患者生活质量。

3. 手术方式的选择

（1）手术入路选择。

贲门癌的解剖位置特殊，手术涉及胸腔和腹腔两个区域，合理的手术路径应兼顾肿瘤切除、淋巴结清扫、手术切缘及安全性。常见贲门癌的手术路径包括：① 经左胸腹联合切口；② 右胸腹两切口；③ 上腹、左胸两切口；④ 颈、右胸、上腹三切口；⑤ 经腹膈肌食管裂孔路径。

术前准确的 Siewert 分型和食管受累长度评估对贲门癌手术路径选择具有重要影响。经胸路径适用于 Siewert Ⅰ型贲门癌手术，经腹或经腹食管膈肌裂孔路径适用于 Siewert Ⅲ型贲门癌手术。Siewert Ⅱ型的手术路径目前尚有争议，建议食管受累距离≤2 cm 者考虑经腹食管膈肌裂孔路径，>2 cm者可考虑经胸路径。胸腹腔镜联合微创手术在 Siewert Ⅰ型和部分 Siewert Ⅱ型中的应用优势已达成广泛共识，特别是在降低术后肺部并发症风险及改善患者术后短期生活质量方面。

（2）手术切除范围。

全胃切除适用于进展期 Siewert Ⅱ型（食管受累长度≤2 cm）和 Siewert Ⅲ型贲门癌。

近端胃切除适用于食管受累长度≤2 cm、远切缘满足安全距离、预计残胃大小≥1/2 的 Siewert Ⅱ型和分期为 cT_1N_0、组织分化程度高且直径≤4 cm 的 Siewert Ⅲ型贲门癌。

食管切除＋近端胃切除是 Siewert Ⅰ型贲门癌患者的首选外科治疗方式，也适用于部分 Siewert Ⅱ型贲门癌患者。

（二）放疗

贲门癌对放疗的敏感度较低，肿瘤主要位于腹腔内，淋巴结转移多数位于胃左动脉或腹腔干周围淋巴结，这些部位放疗效果很差。对于贲门癌有纵隔淋巴结转移者，可行纵隔放疗。

（三）化疗、免疫治疗及靶向治疗

对于不可切除的、复发性或姑息手术后等晚期患者，化疗可能有减缓肿瘤发展速度、改善症状等效果。目前以顺铂为基础联合第三代化疗药物，显示对于贲门癌有一定疗效。免疫治疗包括非特异性生物反应调节剂、细胞因子及过继性免疫治疗等。靶向治疗药包括曲妥珠单抗、帕博丽珠单抗等都具有一定的效果。

九、术后并发症

参照食管癌术后并发症。

【思考题】

简答题

(1) 诊断贲门癌应完善哪些检查?

(2) 贲门癌如何分型及分期?

(3) 贲门癌的治疗方式及手术路径如何选择?

第三节　食管良性肿瘤

食管良性肿瘤较为少见,在临床上占全部食管肿瘤的比例不足10%。其特点是生长缓慢,发病时间长,早期无明显症状,肿瘤较大后产生梗阻或压迫症状。食管良性肿瘤分类有20余种,但每种类型的发病率各不相同。据相关文献统计,食管良性肿瘤中以平滑肌瘤最为常见,占食管良性肿瘤的一半以上;其次是食管息肉和囊肿。

一、分类

1. 按组织来源分类

(1) 食管黏膜上皮源性:由鳞状上皮发生的乳头状瘤和囊肿;由腺上皮发生的腺瘤和息肉。

(2) 非上皮来源:肌瘤,包括平滑肌瘤、纤维肌瘤、脂肪肌瘤等;血管起源,包括毛细血管和淋巴管瘤;其他来源的肿瘤,包括脂肪瘤、黏液纤维瘤、神经纤维瘤及骨软骨瘤等。

(3) 异位组织:包括异位的胃黏膜、胰腺、皮脂腺、甲状腺、黑色素母细胞及颗粒细胞成肌细胞瘤等。

2. 按解剖结构分类

(1) 壁间型:多见,约占食管良性肿瘤的3/4,其中以平滑肌瘤最多见,还有食管间质瘤、脂肪瘤、神经纤维瘤、囊肿等。

(2) 腔内型:分为有蒂的息肉及无蒂的乳头状瘤。

二、临床表现

食管良性肿瘤患者的症状和体征主要取决于肿瘤的部位和大小。早期较小的肿瘤可无明显临床症状。肿瘤逐渐增大可造成不同程度的阻塞症状,患者出现吞咽困难、胸骨后压迫感、呕吐等症状,部分患者伴有吸入性肺炎。肿瘤压迫邻近组织时,可出现胸闷、胸痛、咳嗽、呼吸困难等症状。血管瘤患者或肿瘤发生溃疡时可发生出血。

三、辅助检查

1. 上消化道造影

主要表现为腔内规则或不规则的充盈缺损,造影剂通过病变处多无明显梗阻。邻近及对侧管壁柔软、蠕动正常，黏膜无中断破坏。

2. CT

CT 扫描时可在食管或纵隔中见到异常局部均质软组织密度肿物，是评估肿物浸润转移及发现食管外浸润病变的重要辅助检查方法。

3. 内镜

内镜检查可以明确肿瘤的部位、大小、形状和数目。腔内肿瘤常突入食管腔内呈圆形或椭圆形。壁间肿物呈半球状或球形隆起，基底部宽大，相对较固定。

4. 超声内镜

良性肿瘤多表现为边界清楚、均匀一致的低回声、无回声或高回声占位病变，常位于黏膜下层或固有肌层。食管内超声（EUS）可清晰显示食管壁的 5 层结构。肿瘤与管壁层次及其回声特征可提供组织起源的线索，准确测量瘤体大小和生长方式，判断肿瘤的性质，且能观察到食管周围、后纵隔淋巴结。

四、诊断

食管良性肿瘤的诊断需要结合患者病史及各项辅助检查结果，最终明确诊断取决于病理活检。

五、治疗

对于食管良性肿瘤，应根据病变的类型与大小选择手术切除或内镜下直视摘除术。若肿瘤体积较小，无明显临床症状，或患者一般情况较差，可以考虑暂不治疗。

1. 外科手术治疗

外科手术主要适用于固有层起源的肿物或黏膜下肿瘤及可疑恶性者。常用术式如黏膜下肌瘤摘除加肌层修补术，术中小心保护食管黏膜，防止破损。病变较大则须行食管胃部分切除和食管重建术。

2. 内镜摘除术

对于有蒂的食管良性肿瘤，可在内镜直视下通过高频电凝圈套摘除。

六、预后

食管良性肿瘤的预后良好，恶性变者罕见，手术治疗效果好。

【附：食管平滑肌瘤】

一般认为，食管平滑肌瘤起源于食管的黏膜肌层、固有肌层或血管壁的肌肉层，以及胚胎肌肉组织变异。其可见于任何年龄患者，大多数发生于 20～60 岁患者，2/3 的食管平滑肌瘤发生于女性。食管平滑肌瘤可以发生在食管各段，但是各段发生率差异较大。绝大多数发生于主动脉弓水平以下的中段食管和下段食管。

1. 病理学

绝大多数食管平滑肌瘤起源于食管固有肌层，以纵行肌为主。大多数食管平滑肌瘤为单发。食管平滑肌瘤大体形态多为圆形或卵圆形的实性肿瘤，瘤体表面光滑，有的有结节，但与周围组织分界清楚，质地较硬。大多数肿瘤在食管壁内生长，少数呈息肉状突入食管腔。显微镜下食管平滑肌瘤主要由相互交叠的平滑肌纤维束组成，肌束内的平滑肌细胞分化良好，边界清晰。

2. 临床表现

见前述食管良性肿瘤临床表现。

3. 辅助检查

（1）上消化道造影：食管内边缘光滑的圆形或椭圆形充盈缺损，黏膜完整，轮廓明显。有时可见造影剂呈现“瀑布征”和“环形征”，可与食管癌鉴别。

（2）CT和MRI：胸部CT和MRI检查对诊断虽有一定的帮助，但不是常规的检查方法，可用于肿瘤定位或观察肿瘤与周围组织的关系。

（3）内镜：内镜下观察通常黏膜完整，肿物呈圆形，偶见中心有脐窝或溃疡形成，个别肿瘤有蒂，可以在腔内活动，活检触之质硬。

（4）超声内镜：诊断平滑肌瘤最准确，可显示肿瘤起源于食管壁的第4层（平滑肌层），偶见起源于第2层（黏膜肌层）者，呈低回声，质地均匀，边缘锐利。

4. 诊断与鉴别诊断

根据患者症状及辅助检查结果可明确诊断。须与食管癌及纵隔肿瘤相互鉴别。部分中、后纵隔肿瘤可出现与食管平滑肌相似的症状及影像学表现，须完善内镜或超声内镜检查。

5. 治疗

多数医生认为食管平滑肌瘤一经发现应行外科手术治疗，也有人认为较小的无症状患者可暂不手术。

（1）手术适应证：① 食管平滑肌瘤诊断明确，有临床症状。② 较大食管平滑肌瘤，造成食管梗阻或有呼吸道症状。③ 不能与食管间质瘤相鉴别的平滑肌瘤。

（2）手术方式：① 黏膜下肌瘤摘除加肌层修补术。大部分患者可采取此种手术方式，沿瘤体表面纵行切开肌纤维，大多可不损伤黏膜而摘除肿瘤。② 食管部分切除加食管胃吻合术。病变较大或恶性病灶需要切除较大范围组织，无法修补剩余组织，则采用此种手术方式。③ 内镜摘除术。对于有蒂的食管平滑肌瘤可采取此种手术方式。

6. 预后及并发症

黏膜下肌瘤摘除加肌层修补术一般预后良好，偶见食管胸膜瘘、食管瘢痕性狭窄等并发症。食管部分切除加食管胃吻合术的预后及并发症与食管癌相似。

【典型病例】

患者女性，38岁，约6年前因肋骨骨折检查胸部CT提示隆突后方中后纵隔内不均匀密度影（图3.3.1），未予特殊治疗，后定期随诊。近期外院复查提示纵隔内占位，邻近食管受压。胃镜：食管距门齿20 cm处可见黏膜下隆起。患者为求进一步治疗，至苏州大学附属第一医院门诊就诊。病程中，患者稍有进食哽噎感，胸骨后不适，无胸痛等不适主诉。患者饮食、睡眠可，大小便正常，体重未见明显改变。

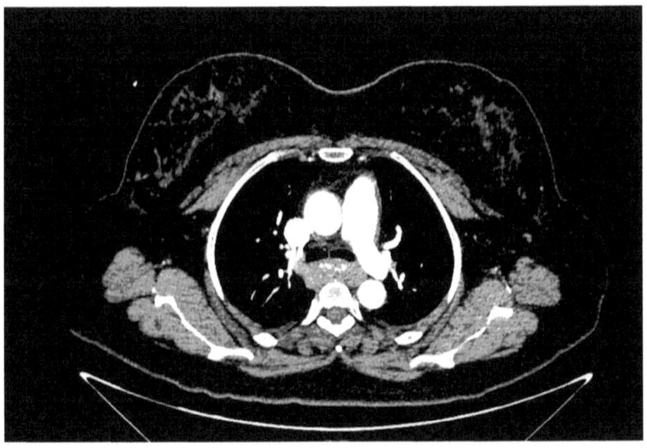

图 3.3.1 胸部 CT

问题 1:根据患者病史,考虑什么诊断?

患者为青年女性,病程较长,进食哽噎感不明显。结合患者检查结果,诊断应考虑食管良性肿瘤,需行鉴别诊断以明确。鉴别诊断:食管癌及引起食管外压性改变的疾病,如纵隔肿大淋巴结、纵隔肿瘤、主动脉瘤等。

问题 2:应完善哪些检查以明确诊断?

应完善上消化道造影,观察影像形态。可完善超声内镜,可以探及肿物的位置、形态、密度、质地、内部结构、毗邻关系等。必要时活检明确病理诊断。

问题 3:入院后应完善哪些检查?如诊断明确,该如何处理?

完善血常规、尿常规、粪便常规、生化、凝血功能等检验,心电图、心超评估患者心脏功能,肺通气及弥散功能检查评估患者肺功能。必要时完善血管超声。

问题 4:食管平滑肌瘤的治疗原则有哪些?

大部分食管良性肿瘤应采取积极的治疗手段。治疗的方法取决于肿瘤位置、大小和涉及正常食管的范围,选择手术切除或内镜下直视摘除术。若肿瘤体积较小而无明显临床症状或患者一般情况较差,可以考虑暂不治疗,随诊观察。

【思考题】

简答题

(1) 食管良性肿瘤有哪些种类?

(2) 如何鉴别食管良性肿瘤与其他疾病?

(3) 食管良性肿瘤术后最常见的并发症是什么?

第四节　食管憩室

一、定义

食管憩室即食管壁的一层或全层局限性突入纵隔，形成与食管腔相通的囊袋状突起，临床上比较少见。食管憩室可按部位分为咽食管憩室（Zenker 憩室）、食管中段憩室及膈上憩室（食管中下段憩室）3 种类型。因该病常合并有突出的临床症状和严重合并症，亦有发生恶性变的可能，故需要外科治疗。食管憩室的发病机制一直以来存在多种阐述，其影响因素也尚未有确切定论，所以对于该病的诊断及预防较为困难。

二、流行病学

根据对 20 000 例放射学检查结果的分析，估计膈上型食管憩室的发生率为 0.015%；欧洲文献报道的发生率为 0.74%～2%。日本文献报道的发生率为 0.22%～0.77%。发病率最高的年龄段为 60～70 岁，30 岁以下者罕见，男性偏多见，男女发病人数之比为 3.5∶1。

三、发病机制

1. 牵引机制

食管憩室大多发生于气管分叉附近，由于气管支气管淋巴结、气管肺门淋巴结、气管旁淋巴结等易受真菌或结核感染引发局部炎症，使淋巴结与中段食管壁发生粘连及瘢痕梗阻，牵拉食管全层，形成真性憩室。此类憩室壁由黏膜、黏膜下层和肌层组成，大小一般为 1～2 cm，底部、颈口稍大，向下连通食管；由于肌层的存在，收缩力好，食物不易淤积。资料显示，20 世纪前叶，结核感染是食管憩室的最常见病因。

2. 食管动力机制

该机制的主要病理生理改变是食管动力异常引发的功能性梗阻和食管内外压力差。食管憩室的动力异常病变常见于食管失弛缓症、弥漫性食管痉挛、咽食管吞咽肌群活动不协调、下端食管括约肌高压和非特异性食管动力异常，以及食管裂口疝等功能性疾病或器质性疾病。而食管内外压差变化常由于某种原因（如膈上食管段肌固有层缺乏、咽部局限性感染）削弱或破坏了肌肉纤维的支持作用而不能耐受吞咽动作时的腔内压，或肌肉之间无法协调运动导致吞咽时腔内压升高，食团产生的压力向各方传导，致部分食管壁的黏膜和黏膜下层组织穿过肌层，膨出食管壁外。扎尼诺托（Zaninotto）研究认为，咽食管憩室患者环咽肌明显减少，肌肉和结缔组织比值明显降低，其病因是局限性硬化致使环咽肌不能完全松弛，从而使吞咽时咽腔内压升高。

3. 食管壁薄弱

食管发育过程中存在着薄弱点。在咽与食管连接处的前部有咽下缩肌斜行肌纤维与环咽肌横行肌纤维，但连接处的后部却缺少肌纤维，形成解剖学上的薄弱三角区——Killian 缺陷区。这一薄弱区在后中线的两侧，左侧更为明显，因此多数 Zenker 憩室发生在左侧。在下端食管的肌固有层纤维分开处,有血管和神经穿透食管侧缘，亦为薄弱区。发生反流性食管炎时，食管抗反流防御机制的减弱及反流物对黏膜的攻击作用的损伤亦可引起管壁局灶性薄弱。而食管下段的憩室可加重食管的排空异常,形成食管炎和食管内容物的反流。肿瘤切除术、肌切开术、内镜治疗等医源性损伤也是造成食管壁薄弱的重要因素。进行性全身性硬化症和埃勒斯-当洛(Ehlers-Danlos)综合征引发的肌发育不良和肌萎缩同样可形成膨出型憩室。

四、临床表现

吞咽困难、胸骨后烧灼痛、食物潴留和反流是食管憩室的临床表现。但其症状和食管癌、贲门癌很难区分。食管 X 线钡剂造影检查是诊断食管憩室最简单、可靠、安全的方法;而内镜检查有造成憩室穿孔的危险，因此内镜检查一般不作为诊断的食管憩室常规检查。但由于食管憩室合并疾病较多,对于食管憩室患者,尤其病程较长者,应行食管镜检查,避免癌肿等疾病漏诊。钡剂造影检查是食管憩室并发其他疾病的首选检查方法,能直观、准确地提供形态、部位的诊断信息,指导纤维胃镜的检查,避免憩室穿孔。钡剂造影检查容易因检查者操作方法等原因导致漏诊,特别容易把诊断重点放在憩室,而遗漏癌肿,所以影像科医生不但要有熟练的操作技术和高超的诊断水平,更要有高度的责任心。诊断为食管憩室后,应积极随访及进一步检查,避免因漏诊而延误治疗。

五、辅助检查

1. 钡剂造影检查

钡剂造影是食管憩室及食管癌、贲门癌首选的检查方法。其过程实质上是一个动态观察的过程,根据需要把透视下观察到的各种 X 线征象的动态图像通过静态图像反映出来,从而对食管病变作出全面完整的分析与诊断(图 3.4.1)。食管钡剂造影检查可全面、直观地显示病变形态,对病变长度估算较准确,能清楚显示黏膜情况、食管腔狭窄程度、管壁蠕动功能等,对食管黏膜层的病变显示较好,是一种传统、有效又易被检查者接受的检查方法。最常用的是钡剂单对比造影、气钡双对比造影、低张气钡双对比造影。

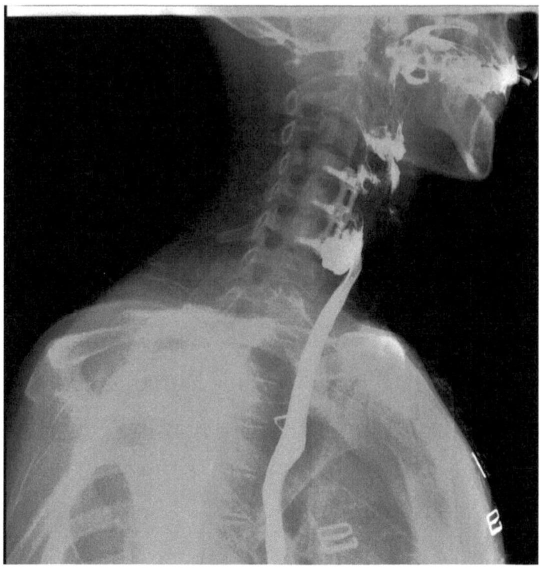

图 3.4.1　食管胸上段憩室

2. 超声检查

食管钡剂造影检查是咽食管憩室的确诊手段,但要接受一定量的放射线照射。超声检查因其无创、方便及可重复性强而成为颈部疾病的首选检查方法。同时,由于咽食管憩室的位置特殊性及其在声像图上的表现复杂性,超声医生在检查时应注意与甲状腺实质性占位、甲状腺脓肿、颈部肿大淋巴结、甲状旁腺肿瘤、食管肿瘤等鉴别。

六、外科治疗

(一)手术适应证

(1)咽及膈上食管膨出型憩室应手术治疗。该类憩室一旦形成,常会逐渐增大,不易排空,引起食物存留,内容物分解腐败,症状逐渐加重,常合并反流误吸,继发肺部感染等多种并发症。提倡手术治疗。

(2)食管中段牵引型憩室由于病变小、症状轻,一般无须外科治疗。在具有以下情况时,应积极采取手术治疗:① 憩室呈囊袋状下垂,颈部细窄,囊内存留食物不易排空;② 巨大憩室,有反复憩室炎,溃疡穿孔、出血趋向;③ 有肿瘤家族史,属食管癌高危人群,食管镜检查见憩室;④ 体积小的牵引型憩室疑有癌变可能;⑤ 食管压迫症状。

(3)其他经系统保守治疗后症状仍加重者,如影响进食,甚至有呕吐、吐血、脱水及消瘦等症状,合并食管裂孔疝和贲门失弛缓症的患者及精神负担重者,皆应行手术治疗。

(二)手术方法的选择

1. 憩室切除术

憩室切除术是临床上最常用且应用最广泛的外科术式,适用于:① 憩室炎症、溃疡穿孔或出血、瘘管形成、发育不良;② 临床无症状,憩室增大有滞留、巨大憩室、疑有误吸发生;③ 合并严重的反流性食管炎、食管支气管瘘、肿瘤等其他疾病。视具体情况可联合其他术式:① 对咽及膈上憩室合并食管运动功能异常者,应行憩室切除术加憩室下肌层切开术,优点是可以防止缝线处裂开或复发;② 对伴有贲门失弛缓症或Ⅱ型食管裂孔疝者行憩室切除术辅以食管贲门肌层切开术(Heller 术)和胃底折叠术(Nissen 术);③ 憩室合并食管癌或贲门癌,按肿瘤的治疗原则进行,行食管切除术或贲门癌根治术;④ 较小的牵引型中段憩室可行粘连松解后食管黏膜内翻缝合,较大的憩室可行黏膜切除后内翻缝合,食管肌层或局部胸膜、肋间肌瓣缝合加固,优点是可避免胸腔污染和并发食管瘘。

2. 抗反流手术

单纯肌层切开术易引起胃食管反流性疾病,联合部分包裹的 Nissen 术可以防止酸性反流及其导致的狭窄形成。凡憩室合并胃食管反流疾病时,抗反流手术应列为常规手术。

3. 微创手术

在欧美等国,胸腔镜手术已成为食管良性疾病的首选治疗方法。微创方法治疗食管憩室无疑是有效、可靠的。梅尔曼(Melman)等认为,膈上憩室应用腹腔镜进行憩室切除术是适当的选择。但胸腔镜下解剖和切除憩室仍有相当的难度,需要食管镜的密切配合以协助定位、解剖,指导确定切除的范围。近年来国外学者报道采用 EZ45B 腔镜直线切割缝合器在纤维食管镜引导下于其根部切除憩室,有不增加手术风险及时间且创伤小、并发症少、恢复快、食管创口无污染的优点,富有经验的外科医生甚至在门诊即可完成手术治疗。我国也开展了腹腔镜和胸腔镜手术,腹腔镜手术可避免肺换气措施，但巨大憩室及膈上憩室仍以胸腔镜手术为优选。

4. 内镜手术

内镜手术现多用于治疗 Zenker 憩室，对于能够耐受全麻的典型患者效果良好。其目的在于连通憩室与食管壁，扩大路径，使憩室和食管腔可以自由通过。多尔曼(Dohlman)和马特松(Mattsson)制成带有前后唇的特殊食管镜(憩室镜)，之后范·奥维伯克(Van Overbeek)等人应用纤维镜配合 CO_2 激光治疗，使切割的可控性和精确性更易掌握，库恩(Kuhn)用 CO_2 激光及 ACU-spot 微型换能器使这一术式的精确度又有很大提高。科拉德(Collard)等人在内镜下应用两排平行的钉子钉住嵴部，然后于两排钉子之间切开，即憩室融合术，取得了满意的治疗效果。西曼(Seaman)提出治疗 Zenker 憩室的简化装置——WEMR，该装置提供了控制切口的保护性边缘，提高了手术过程的稳定性，在动物实验中取得成功。内镜手术具有安全可靠、手术时间短、恢复快、皮肤无损伤、症状缓解明显、复发率低和住院时间短的优点，治疗效果与外科手术相似，是一种值得推荐的手术方法。

【思考题】

简答题

(1) 为何有的食管憩室是牵引型，有的是膨出型?

(2) 为何有的食管憩室有症状，有的无症状?

(3) 抗反流手术的确切指征是什么?

第五节 贲门失弛缓症

一、定义

贲门失弛缓症(achalasia，AC)是一种食管动力障碍性疾病，主要表现为吞咽困难、胸痛、反流、呕吐和体重下降，主要是下食管括约肌 (lower esophageal sphincter, LES) 松弛减弱或消失和食管体部收缩障碍导致。近年来，AC 的发病率呈上升趋势，严重影响患者生活质量及工作效率。但是其发病机制、诊断指标及各治疗方案的有效性均众说纷纭，特别是早期和不典型 AC 诊断和各治疗方式的长期疗效尚无大数据支持。

二、发病机制

AC 的病因及发病机制至今仍未完全阐明。目前有一种假说认为，AC 是多因素介导产生的疾病，即感染引起了 LES 肌间神经丛的炎症，随后该炎症激发有基因易感性的人产生自身免疫反应，进而 LES 抑制性神经节遭到自身免疫介导的炎症破坏，受抑制性神经节支配的 LES 出现松弛障碍而形成 AC。因此，自身免疫介导的炎症反应可能在 AC 的发病过程中发挥着重要作用。白细胞介素 17 (interleukin-17，IL-17) 被认为是炎症性自身免疫疾病的关键介质，它能够促进中性粒细胞的聚集、固有免疫细胞的活化，并能够增强 B 细胞的功能及诱导炎症因子的释放。IL-22 属于 IL-10 家族中的一种,它在机体中参与启动对于病原体的固有免疫应答,并调控抗体产生,同时也与自身免疫性疾病有着密切关系。IL-17 及 IL-22 共同参与了许多自身免疫性疾病的炎症致病过程,在各种自身免疫性疾病中扮演重要角色。也有研究发现,LES 的肠道间质细胞和一氧化氮合酶与 AC 相关。研究发现,硫化氢合成减少与 AC 的发生甚至发展存在关联。

三、临床表现

1. 典型症状

AC 的主要临床表现为吞咽困难、反流、胸骨后疼痛。吞咽困难为 AC 最常见的症状,进食固体食物时的吞咽困难程度重于进食流质食物。但随着病情的进展,70%~97% 的患者对固体和液体食物均会表现出吞咽困难。表现为唾液和未消化食物反流者占 76%~91%。约 40% 的 AC 患者表现为胸痛,60% 出现不同程度的体重下降。可采用 Eckardt 评分定量评估 AC 的临床表现,也可将其用于治疗效果评估。

Eckardt 评分是评估 AC 疾病严重程度和治疗效果的简便工具,并非诊断依据,胸痛、体重下降等参数可能降低其诊断可靠性和有效性,在临床应用时应结合客观检查如食管钡剂造影、食管测压结果综合判断。

2. 其他症状

AC 还可表现为呕吐、烧心、夜间咳嗽、窒息感、喘息、误吸、咽喉痛、经常清嗓、嗳气等症状 。病程长者会出现营养不良、维生素缺乏等症状。

四、辅助检查

1. 食管钡剂造影

(1) 典型表现:食管钡剂造影显示不同程度的食管扩张(钡剂潴留)、食管下端变窄呈“鸟嘴样”改变,是 AC 重要的诊断依据;重度扩张者可呈现乙状结肠样食管。

(2) 早期表现:早期 AC 患者食管钡剂造影可表现为食管胃结合部以上钡剂潴留、食管下端持续锯齿样痉挛收缩波。

(3) 定时食管钡剂造影(timed barium esophagogram, TBE):通过直立位吞咽固定剂量(100 mL)钡剂后测量钡柱在 1 min、食管排空功能 5 min 时的高度和宽度,能反映食管排空功能,诊断效果优于传统食管钡剂造影。诊断 AC 的敏感度、特异度分别为 85% 和 86%。TBE 也是评估 AC 治疗效果的重要方法。

(4) 应用评价:食管钡剂造影是诊断 AC 的重要补充手段,但敏感度较低,其敏感度、特异度和准确度分别为 78.3%、88% 和 83%,单独诊断 AC 的价值有限。食管钡剂造影的应用价值主要体现在以下四个方面:① 具有 AC 典型症状者,食管钡剂造影可作为初步诊断依据;② 拟诊断 AC 时,如无食管压力测定设备、食管测压结果不确定或不典型,食管钡剂造影结果可作为补充诊断证据;③ 评估 AC 患者的食管排空能力和治疗效果时,应采用 TBE;④ 食管钡剂造影可协助排除食管腔内外器质性疾病。

2. 上消化道内镜检查

(1) 典型表现:内镜下见食管内残留黏液和食物,食管黏膜水肿、失去正常黏膜色泽;食管体部扩张,可有不同程度的扭曲、变形;食管壁可出现节段性收缩环,似憩室状膨出;贲门狭窄程度不等,可呈紧密闭合状态,镜身难以通过。早期 AC 内镜下可无显著异常,镜身通过贲门时阻力感并不明显,易被漏诊。

(2)应用评价:内镜检查的主要作用在于排除食管胃结合部肿瘤所致的机械性梗阻或假性 AC。其诊断 AC 的敏感度较低,仅为 30%~50%,故不宜单独基于内镜检查诊断 AC,但其对有中重度食管扩张的 AC 有一定诊断价值。

3. **高分辨率食管测压**(high resolution esophageal manometry, HREM)

(1)典型表现:AC 的 HREM 表现为 10 次湿咽动作、卧位或坐位完整松弛压(integrated relaxation pressure, IRP)阈值 >15 mmHg 和食管蠕动缺失。符合以上两点即可确诊 AC。芝加哥食管动力障碍分类标准 4.0 版根据 LES 松弛程度和食管体部异常蠕动情况,将 AC 分为 3 型:Ⅰ型指 IRP 中位值异常,食管体部失蠕动(100% 蠕动失败);Ⅱ型指 IRP 中位值异常,食管体部失蠕动(100% 蠕动失败),伴≥20% 的吞咽动作引起全食管增压;Ⅲ型指 IRP 中位值异常,食管痉挛(≥20%)的吞咽动作引起早熟型收缩,且无蠕动收缩。

(2)不确定性诊断:出现以下 3 种情况时,不能确诊 AC。① 立位和卧位 IRP 均处于正常参考值上限,食管体部无明显蠕动波,伴或不伴≥20% 的吞咽动作引起全食管增压;② 初始体位提示Ⅰ型或Ⅱ型 AC,改变体位时出现蠕动波;③ IRP 异常,伴食管痉挛和蠕动,疑似Ⅲ型 AC。此时,需要补充其他检测手段以支持诊断,如 TBE 和/或内镜下功能性腔道成像探针(endoluminal functional lumen imaging probe,EndoFLIP)技术。

(3)与诊断 AC 相关的重要 HREM 参数及其临床意义:① IRP 反映吞咽时食管胃结合部的松弛能力,不同体位、不同设备的 IRP 阈值不同。通常 IRP >15 mmHg 被认为 LES 松弛功能障碍。② 远端收缩积分(distal contractile integral, DCI)(mmHg·s·cm)= 食管平滑肌收缩压力(mmHg)× 持续时间(s)× 长度(cm),用于判断食管收缩力度。③ 远端潜伏期(distal latency, DL)指上食管括约肌开始松弛处至收缩减速点的传送时间,正常参考值≥4.5 s。④ 收缩强度包括失收缩(DCI <100 mmHg·s·cm)、弱收缩(DCI 为 100~450 mmHg·s·cm)、无效收缩(包括失收缩和弱收缩)、正常收缩(DCI 为 450~8 000 mmHg·s·cm)和高幅收缩(DCI≥8 000 mmHg·s·cm)。⑤ 收缩类型包括早熟型收缩(DL <4.5 s, DCI >450 mmHg·s·cm)、片段收缩[20 mmHg 等压线上的蠕动波大缺损(缺损长度 >5 cm)且 DCI >450 mmHg·s·cm]和完整收缩(不符合以上标准)。⑥ 全食管增压指上食管括约肌至食管胃结合部同时增压(>30 mmHg)。AC 可出现全食管增压,但全食管增压 30 mmHg 并非硬性阈值。

(4)诊断 AC 时可选择的激发试验:① 快速饮水挑战(rapid drink challenge, RDC),可反映食管体部抑制和食管胃结合部松弛功能,有助于区分食管胃结合部出口梗阻与 AC。食管胃结合部出口梗阻患者 RDC 后 LES 松弛,而 AC 患者的 LES 未松弛且食管-胃压力梯度显著高于食管胃结合部出口梗阻患者。② 固体吞咽。正常固体吞咽定义为 >20% 的吞咽动作后出现有效食管收缩(DCI >1 000 mmHg·s·cm),且收缩波无大缺损。固体吞咽的 IRP 正常参考值上限为 25 mmHg(Medtronic 系统)。③ 固体实验餐(solid test meal, STM),其正常结果为 IRP≤25 mmHg(Medtronic 系统)、单口固体吞咽正常、STM 期间无症状。8 min 内进食量 <200 g 的缓慢进食提示食管有效收缩减弱,STM 时 IRP >25 mmHg(Medtronic 系统)提示食管胃结合部流出道障碍。④ 药物激发试验。亚硝酸异戊酯激发试验可用于 AC 与假性 AC 的鉴别,予亚硝酸异戊酯诱导后,AC 患者的食管胃结合部压力下降幅度通常≥10 mmHg,假性 AC 的食管胃结合部压力下降幅度则 <10 mmHg。胆囊收缩素激发试验为胆囊收缩素

诱导后，AC 患者可出现食管胃结合部反常收缩，幅度 >50 mmHg。

（5）其他注意事项：以全食管增压 30 mmHg 为临界阈值区分Ⅰ型与Ⅱ型 AC 较武断。全食管增压 >70 mmHg 的患者可能有嵌顿性食管痉挛，掩盖了Ⅲ型 AC 表现。以 20% 为早熟型吞咽（吞咽表现为早熟型收缩）的最低阈值并非硬性阈值，诊断Ⅲ型 AC 的可信度可能随早熟型吞咽数量的增加而提高。阿片类药物诱导的食管动力障碍须与Ⅲ型 AC 鉴别，必要时应于 HREM 检测前停用阿片类药物。

（6）HREM 报告规范：可根据各单位的需要调整 HREM 的报告规范，具体应包括以下内容。① 受检者一般信息，可附加 Eckardt 量表；② 食管胃结合部形态（分型）和静息压力，注明检测装置是否通过膈肌、食管胃结合部分型（Ⅰ、Ⅱ、Ⅲ型），以及 LES 静息压力和 IRP 中位值；③ 10 次卧位和 5 次坐位水吞咽食管动力参数，如单口吞咽时的 DCI、DL 和食团内部压力；④ 激发试验结果，如 RDC 和药物激发试验结果，具体参数包括 IRP、DCI；⑤ AC 诊断和分型。

4. EndoFLIP 技术

（1）典型表现：EndoFLIP 技术可实时测量食管胃结合部的扩张指数。扩张指数（mm^2/mmHg）= 最小横截面积（mm^2）/扩张压（mmHg），反映食管胃结合部的扩张能力。AC 患者表现为食管胃结合部扩张指数显著下降。目前尚无大样本、随机对照试验报道 AC 患者食管胃结合部扩张指数的正常参考值范围。有研究显示 AC 患者食管胃结合部扩张指数为 0.7～1.1 mm^2/mmHg，经内镜或外科手术治疗后，疗效好的患者食管胃结合部扩张指数明显上升。

（2）应用评价：对于无法耐受 HREM 或 HREM 诊断不确定的患者，有相应条件的医疗机构可选择 EndoFLIP 技术协助诊断。EndoFLIP 技术可用于内镜或外科手术的术前、术中和术后随访，判断食管胃结合部的扩张性，预测和评估手术治疗效果。球囊内灌注不同体积的导电液会导致测得的扩张指数有所不同。由于 EndoFLIP 技术为新兴检测手段，其诊断阈值尚需要进一步临床研究明确。

五、诊断

根据患者的临床病史，以及影像学、上消化道内镜和 HREM 检查结果，诊断 AC 并不困难。吞咽困难等临床症状是诊断的基础，HREM 是诊断的关键和“金标准”，食管钡剂造影则是诊断的补充，而上消化道内镜检查主要用于排除其他疾病。临床上对有吞咽困难症状的患者应及时采用上述手段进行检查。如临床怀疑 AC，而上消化道内镜检查或食管钡剂造影“没有异常发现”，应进一步行 HREM。HREM 发现食管失蠕动、LES 松弛不全，而没有机械性梗阻的证据，可确诊为 AC。HREM 结果未达到确诊标准时，可结合食管钡剂造影、EndoFLIP 技术等辅助诊断。食管钡剂造影常与 HREM 相互补充，尤其是在评估食管扩张情况时，食管扩张情况是 AC 治疗成败的重要预测因子。

六、鉴别诊断

假性 AC 也可表现为吞咽困难、反流、胸痛、反复肺部感染等症状，食管钡剂造影也可能表现为“鸟嘴征”。对于病程较短（<12 个月）、年长（年龄 >50 岁）、体重严重下降（降幅 >10 kg）、内镜通过贲门极其困难的患者，需要警惕恶性肿瘤所致假性 AC 的可能，应采取额外检查如 CT、内镜超声检查等进行排查。需要鉴别的疾病包括食管胃结合部良性和恶性肿瘤（巨大间质瘤、贲门癌、食管下段癌等）、反流性食管炎所致的食管狭窄、食管蹼、食管胃结合部腔内外手术后改变（Heller 肌切开术后并发症、胃束带术后并发症），以及系统性硬化症等全身性疾病。

七、治疗

AC 病因不明,故目前治疗上均以降低 LES 压力,缓解症状为主。目前治疗方法包括药物治疗(硝酸酯类药物、抗胆碱能药物等)、内镜下治疗(球囊扩张术、支架植入术、局部注射肉毒素、经口内镜食管下括约肌切开术)、外科手术治疗。由于药物治疗效果较差,外科手术治疗创伤大、住院时间长、费用高,内镜下治疗逐渐成为首选方式之一。球囊扩张术是以扩张的球囊将 LES 人为撕裂,达到降低 LES 压力的目的,具有创伤小、痛苦少的优点;其短期疗效确切,有文献报道其 1 年内缓解率可达 91.5% 以上,但长期疗效欠佳,需要重复扩张。球囊扩张术较常见的并发症为疼痛、出血、反流。支架植入术治疗 AC 是通过置入食管内的支架逐渐扩张,从而缓慢撕裂 LES。有关研究发现,支架植入术短期疗效与球囊扩张术相仿,远期疗效要优于球囊扩张术,但因目前暂无针对治疗 AC 的特殊支架,故存在术后支架脱落的可能,从而影响疗效。经口内镜食管下括约肌切开术是近年来一种新的治疗 AC 的技术,其以隧道技术为基础。经口内镜食管下括约肌切开术既达到了切断环形肌的目的,又降低了对患者的创伤,其短期疗效确切。周平红等研究报道经口内镜食管下括约肌切开术治疗 AC 的近期缓解率可达 94%~100%。随着经口内镜食管下括约肌切开术技术的进一步发展,以及其远期疗效的进一步确定,相信其会成为治疗 AC 的首选方式。

【典型病例】

患者男性,27 岁,未婚,职员。患者因吞咽困难 17 年,体重下降 2 年,病情加重 6 个月入院。患者 17 年前无明显诱因出现进食较干食物时吞咽困难,伴憋气,需要饮水辅助吞咽,进餐时间延长,一次性进食较多时有反食现象,无胸痛、吞咽疼痛,无反酸、烧心及嗳气,无腹痛、腹胀,无腹泻、黑便,无咳嗽、咳痰,未予诊治。2 年前患者无诱因出现吞咽困难加重,进食量较前明显减少,体重下降约 30 kg,无口干、多饮、多尿,无心悸、多汗、情绪改变,未诊治。6 个月前患者自觉吞咽困难进行性加重,进食流质食物亦困难,遂于 12 d 前就诊于苏州大学附属第一医院。自发病以来,精神、食欲尚可,进食量较前减少,大便 2~3 d 1 次,黄色成形便,小便正常,近 1 年体重下降 5 kg。

问题:该患者考虑什么诊断,诊疗方式如何选择?

该患者诊断考虑为贲门失弛缓症,可选择采取如下治疗方式。

(1)外科治疗:腹腔镜下 Heller 肌切术,切断 LES 处的肌肉层,解除括约肌失弛缓。通常联合抗反流术,防止术后胃食管反流。该方式的优点为疗效持久、复发率低,是目前治疗效果最确切的方式之一。

(2)内镜治疗:经口内镜下肌切术。在内镜引导下,从食管黏膜下隧道进入,切断括约肌。其优点为微创、恢复快、适用范围广(包括复杂或复发病例);缺点为术后反流风险略高,需随访评估。

【思考题】

简答题

(1) AC 的发病机制是什么?

(2) AC 的特征性影像学表现是什么?

(3) 此类疾病的鉴别诊断有哪些?

第六节　食管穿孔和破裂

一、定义

食管损伤是颈、胸及腹部食管因各种原因导致食管黏膜或食管壁全层结构破坏的疾病。根据引起的原因可分为外伤性食管损伤;冲击波引起的食管损伤;医源性食管损伤;食管异物所致穿孔;暴饮暴食后剧烈呕吐,导致食管腔内外压力失衡而自发性穿孔、破裂;原有食管疾患自发性穿孔、破裂。根据食管损伤的原因不同,其损伤部位也不同,外伤性食管损伤多发生于颈段食管,医源性食管穿孔多发生于胸段食管,异物性食管穿孔多发生于颈段及胸段食管,自发性食管穿孔、破裂多见于食管下1/3段。

二、临床表现

颈段食管穿孔、破裂,与外伤后食管损伤的位置、严重程度等有关。颈段食管损伤主要表现为肿胀疼痛、皮下气肿、吞咽困难及发热等症状;胸段食管损伤主要表现为双侧锁骨上凹皮下气肿、高热、胸痛、呼吸困难等症状;食管穿孔破入胸腔则表现为纵隔气肿、纵隔炎、食管胸膜瘘、气胸、胸腔积液及食管支气管瘘导致肺部感染等。

三、食管穿孔的解剖学特点

食管外层缺乏浆膜包裹,周围毗邻血管、神经、气管、支气管和腹膜腔等重要结构,因此食管穿孔极易引发患者胸腔和腹腔感染。三个生理性狭窄是造成异物嵌顿的客观因素,分别位于食管起始处、食管与左主支气管交点处、食管裂孔处。超过60%的食管异物滞留于食管上段(颈部),约25%嵌顿于食管中段(胸部),不到10%发生于食管下段。食管异物引起的食管穿孔多发生在颈段和胸段食管,是导致并发症的重要诱发因素。

四、成人食管异物穿孔的特点

多数食管异物穿孔成人患者没有明显的基础性疾病,其主要与精神疾病发作、饮酒或牙齿缺损等情况有关。研究表明,成人发生食管异物并发症的危险因素包括:从食管异物至就诊时间间隔超过24 h、放射学检查阳性、年龄>50岁。老年人群食管异物穿孔的发生率较高,而嵌顿时间超过48 h、异物长度和糖尿病是老年人群异物嵌顿继发食管异物穿孔的风险因素。中性粒细胞升高和发热均是穿孔后身体对食管损伤和感染等的正常炎症反应。在老年食管异物患者中,常见异物包括鱼骨、家禽骨、枣核等,多数情况由误吞所致。老年人误吞异物后就诊不及时、就诊困难或对其危险性认知不足所致食管异物滞留的情况较为常见。因此,异物嵌顿的种类和时间是食管异物治疗的关键因素,延迟治疗可加重食管的局部损伤,包括糜烂、出血,从而导致炎症和感染的发生。老年人常合并基础疾病,同时也是肿瘤高发人群,因此在诊治时需要注意控制原发疾病,排查肿瘤占位性病变。值得注意的是,基础疾病可增加异物嵌顿滞留的风险,包括各类食管手术后、食管占位性病变、食管炎、食管狭窄、食管裂孔疝等。食管异物嵌顿越久、异物越大、尖锐异物、合并基础疾病均是引起食管异物穿孔的危险因素。因此，建议老年患者改变饮食习惯，尽量减少食用带核大枣，进食骨头类食物时务必小心，出现异物嵌顿时应及时就诊，以减少食管异物穿孔的风险。

五、儿童食管异物穿孔的特点

儿童消化道异物的多发部位为食管和胃，其中食管异物嵌顿的发生率约为 60.5%。虽然儿童食管异物的发生率缺乏确切数据，但幼儿常出于好奇而用口唇探索，易发生异物吞食。美国统计数据显示，每 1 万名儿童中便有 17.9 名儿童发生消化道异物。而中国儿童消化道异物的病例数逐年上升，已达 17 000 余例。尽管儿童与成人食管异物的常见类型不同，但食管异物穿孔的危险因素均与嵌顿时间长、尖锐异物或腐蚀性异物有关，需要高度警惕穿孔的发生。长时间的嵌顿可对局部食管黏膜造成机械性损伤，出现溃疡穿孔等并发症。由于儿童认知不足，易吞食电池、硬币、鱼骨等异物，在食管上段嵌顿及误吞后滞留时间越长，发生食管异物并发症的风险越高。在中国，尖锐异物是食管异物的主要类型，其中骨性或果壳类异物较常见。尖锐异物可诱发穿孔、出血及感染等严重并发症。及时就医可降低患儿食管异物穿孔的发生率，但患儿无法完整表达其不适，易导致治疗延误。尖锐异物和嵌顿时间 >24 h 可增加食管异物并发症的发生风险，尤其是尖锐异物可增加内镜治疗失败的可能性。患儿的年龄越大，食管异物并发症的发生风险越低；而嵌顿时间越长、异物越尖锐，患儿食管异物并发症的发生风险越高。研究人员根据食管异物有无合并穿孔将患儿分成两组，发现消化道异物穿孔的发生与异物的性质和就诊时间具有强相关性；与其他研究结论不同的是，该研究发现消化道异物继发穿孔与年龄无关，嵌顿时间在 6 h 以上患儿食管穿孔发生率明显增加，是 6 h 内就诊患儿的 7.42 倍。异物种类、尖锐异物及嵌顿时长是引起儿童食管异物继发穿孔常见的危险因素。因此，家长应密切关注孩子健康情况，发现异物嵌顿应及时就诊。

六、诊断

食管异物穿孔最好在 6 h 内确诊并治疗，早期明确食管异物形状、嵌顿位置对患者的治疗和预后具有重要意义。因此，病史采集对食管异物的诊断至关重要。通过询问异物误吞史、就诊时间间隔、临床特点等可大致判断并鉴别患者病情。患者的临床表现有利于对食管损伤程度进行判断，食管异物穿孔患者的初始症状有咽痛、异物感、吞咽困难、胸背痛、咳嗽、气促，甚至呼吸困难，是累及呼吸道的表现。

病史和临床表现高度怀疑异物嵌顿在食管时，需要进一步行 X 线平片和 CT 扫描。CT 和常规 X 线平片诊断食管异物的敏感度无显著差异，但 X 线平片无法识别复杂性食管异物，难以判断纵隔气肿等并发症。而 CT 可清晰显示相邻结构的损伤或继发性炎症改变，如纵隔炎、颈动脉或主动脉-食管瘘，为严重病例的成功治疗提供更多机会。因此，推荐将 CT 扫描作为食管异物首选的影像学检查手段。

在影像学检查不明确的情况下，可对患者行内镜检查，但口服造影剂可能掩盖异物形状、尖锐度，延迟诊断。此外，若喉镜或影像学检查结果为阴性，但仍有持续症状，需要考虑存在射线下透光异物的可能，如木屑、沙子、树叶等，需要进一步行胃镜检查，确认异物存在后判断是否行内镜移除。超声辅助胃镜有助于对穿入管壁且胃镜不易检查的异物进行术前定位和标记。

七、治疗

（一）内科治疗

目前，消化内镜是临床治疗食管异物穿孔的首选方式，兼具诊断和治疗作用。在综合评估食管异物嵌顿时间、组织损伤程度及异物尖锐程度后，可采用适宜的内镜治疗方法。内镜异物取出术包括软质胃镜和硬质食管镜。软质胃镜可在未麻醉条件下进行操作，相较于硬质食管镜和外科手术，其医源性并发症较少，是临床首选的一线治疗方案。也有研究建议选择超细胃镜，其安全性与食管镜相近。值得注意的是，硬质食管镜需要在麻醉下使用，术后并发症的发生率较软质胃镜高。小儿发生枣核、纽扣电池、多枚磁性异物嵌顿于食管时，应行急诊内镜手术治疗，就诊时间应在6 h以内。内镜治疗还需要用到钳取及保护器械，主要根据异物大小、类型而定。如透明帽辅助内镜可用于处理食管内异物（包括食物丸）。与传统内镜技术相比，透明帽可缩短操作时间，降低不良事件发生率。使用透明帽后，可清晰、全面地观察异物的大小及其在食管腔内的位置，不仅有助于准确地选择辅助器具，且便于辅助器具顺利到达异物处并有效辅助取出尖锐异物。异物的大小及尖锐程度直接决定内镜下移除的成功率，出现继发性穿孔可降低内镜下异物取出的成功率。因此，建议早期取出异物，内镜无法取出时再行手术治疗。

（二）外科治疗

由于食管解剖位置特殊，一旦发现异物嵌顿及穿孔，应联系多学科诊疗团队，共同制订适当的治疗方案，其中内镜和手术治疗对消除食管异物症状的成功率远高于单纯药物治疗。食管异物穿孔是外科治疗的重要手术指征之一。目前，人们对食管异物穿孔的诊治仍存在争议。王超等认为外科手术指征包括：① 异物体积大、形态尖锐不规则，内镜取出失败的可能性较大；② 异物嵌顿贴近或靠近大血管；③ 腐蚀性异物，内镜移除可能引起有害物质渗漏；④ 食管异物滞留时间超过 24 h 且怀疑或已合并严重并发症。何万伦认为手术指征包括异物尖锐、不光滑、体积大，内镜取出失败或风险较大，内镜下取出异物过程中或取出后可能发生大出血或食管穿孔、纵隔或胸腔严重感染等并发症。对于手术治疗的方案，一期修补多用于食管异物穿孔后局部炎症较轻时，适用于穿孔后 24 h 内，在异物取出可行的情况下行食管分层缝合修补术，并留置纵隔引流管引流。但对已合并炎症并发症的患者，一期修补可引起食管瘘，需要行食管加固。若食管已出现严重损伤而无法修补或存在食管癌，在取出异物后需要对食管进行切除重建。对食管已穿孔并合并严重感染的患者，应探查并清除感染灶及坏死组织，同时留置引流管进行充分引流。

1. 手术适应证

① 食管穿孔并发颈部、胸腔、纵隔感染者；② 异物嵌顿，用食管镜取出失败者；③ 异物较大、形态特殊、镜下取出困难或有穿孔危险者。

2. 术前准备

（1）禁食：凡有食管穿孔的患者，予以禁食，以免食物由破口流入纵隔或胸腔内，加剧感染扩散，并嘱患者尽量将唾液吐出，或于破裂口上方放置胃管吸引。

（2）支持疗法：禁食、严重感染及体液丢失等，常致患者脱水、电解质平衡失调及全身消耗衰竭。因而在治疗上除纠正脱水及电解质紊乱外，还应加强静脉营养支持，输入白蛋白、全血或血浆。

（3）抗感染：伤后早期使用大剂量广谱抗生素，待分泌物或穿刺液细菌培养及药物敏感试验结果出来后，根据结果选用敏感抗生素。

3. 手术方法

食管穿孔的手术方法很多：颈段食管穿孔，伤后24 h内可将食管裂口一期缝合；24 h以后，则多不主张Ⅰ期缝合，而是放置引流；颈部食管穿孔是否闭合，关键在于脓腔引流是否充分，脓腔周围炎症水肿是否迅速消退，以及患者营养状况是否改善。胸部食管穿孔的预后较差，病死率甚高，多数人主张早期手术治疗，食管破裂后一期修补再发生瘘的概率达39%，而穿孔超过24 h后进行一期修补，再发瘘发生率可达50%。开胸手术的目的在于充分引流胸腔渗液和食管漏出物，修补裂口，防止纵隔及胸膜腔进一步污染。关于手术路径，经胸途径根据穿孔的部位来确定，下段食管穿孔，多破入左侧胸腔，应行左侧开胸；中段以上穿孔，多行右侧开胸。进胸后充分暴露纵隔，将坏死及炎性组织清除，主要适用于穿孔后24 h以内者，但亦有不少超过24 h行修补手术获得成功者。因而穿孔时间并不是决定手术修补与否的唯一条件，关键还有穿孔后食管壁炎性水肿和纵隔、胸腔感染程度等因素。缝合修补时可将创缘稍加修剪，用细丝线间断缝合食管黏膜层和肌层，不能分层缝合者可作全层缝合，修补破口以邻近的网膜、肋间肌、膈肌、心包等覆盖，其中以大网膜最为理想。近期文献报道自发性食管破裂11例，9例均在24 h后（最长者18 d）开胸修补，采用带蒂大网膜折叠为数层覆盖于裂口及周围，11例手术均获得成功。不带蒂的大网膜亦可作为修复物来修复食管裂口；食管穿孔时间较久，食管壁炎症、水肿明显，裂口已不能直接缝合，如穿孔在下胸段或腹段，可用膈肌瓣修补，无须将穿孔边缘对拢缝合，而将膈肌瓣覆盖在穿孔周围，并缝合在食管健康肌层上，膈肌血运丰富，抗感染能力强，可作为加固修补的材料。如用带蒂空肠移植片覆盖，可游离一段长约8 cm带血管蒂的空肠，从结肠后引出，于肠系膜对侧切开肠管，除去黏膜层，从食管穿孔处边缘的食管腔内引出间断缝线，将空肠移植片盖在缺损上，缝线在空肠浆肌层移植片外结扎固定，再将移植片边缘合在食管健康的肌层上，从而闭合缺损；对时间长的胸内食管穿孔，不能采用缝合修补或补片闭合缺损者，开胸清除所有污染及坏死组织，通过食管穿孔在食管腔内放置“T”形管，并由胸壁引出，使食管内容物外流，在穿孔附近及胸腔内各放置闭式引流。“T”形管放置3～4周形成瘘管后拔出，改为开放引流，置管后可行胃造口减压，空肠造口饲食。颈段食管外置（或造口）并行胃造口术适用于时间长的食管穿孔、胸腔感染严重或患者情况差不能耐受开胸手术者，可将颈段食管外置（或造口），行胸腔闭式引流，并在腹部作小切口，将贲门结扎关闭，同时行胃或空肠造口饲食。这种手术方法的目的是阻止从口腔带入的感染和胃内容物反流对胸腔的刺激，促使感染得到控制及瘘口闭合，但大多数病例需要Ⅱ期手术重建食管。全胸段食管切除术适用于经胸腔引流及应用抗生素等治疗仍不能控制的严重纵隔感染和食管广泛损伤的病例。颈段食管外置患者，将贲门予以缝合关闭，做胃或空肠造口饲食，经2～3个月，患者全身情况好转后再行食管重建。全胸段食管切除可剖胸或采用食管内翻拔脱。

4. 术后处理

食管异物伴穿孔时，食管管壁一般均有较重的炎症水肿，愈合能力差，因此术后经静脉营养或鼻肠管、空肠造瘘管、胃造瘘管等进行营养支持治疗非常重要。进食前必须行食管造影确认无瘘口、试饮水无异常方可经口进食。食管穿孔病情凶险，对机体的影响主要有纵隔或胸腔感染、全身脓毒血症、多脏器功能障碍综合征等，治疗措施为抗感染与反消耗。食管异物穿孔处理原则为及时Ⅰ期闭合瘘口、清洗胸腔、有效引流、预防或控制感染及充分的营养支持。

第七节　膈　疝

膈疝是内疝的一种,是指腹腔实质脏器等通过膈肌异位移动到胸腔内的疾病状态,可分为创伤性膈疝与非创伤性膈疝。后者又可分为先天性与后天性两类。非创伤性膈疝中最常见者为食管裂孔疝、胸腹裂孔疝、胸骨旁疝和膈缺如等。食管裂孔疝是膈疝中最常见者,占90%以上。形成食管裂孔疝的病因尚有争议,少数发病于幼年的患者存在先天性发育障碍的因素,但近年来多认为后天性因素是主要的病因,其与肥胖及慢性腹内压力升高有关。

一、先天性膈疝

先天性膈疝(congenital diaphragmatic hernia, CDH)是指因一侧或两侧膈肌发育缺陷,腹部脏器进入胸腔,从而导致一系列症状的小儿外科危重病症之一。第一型为胸腹裂孔疝;第二型为胸骨旁疝;第三型为食管裂孔疝。

(一) 流行病学

每年在10 000例出生婴儿中(包括活产和死产)有2.5~3.8例患有该疾病。尽管现代科学技术的进步使CDH诊治水平取得了很大进展,包括应用不同的辅助通气法、吸入一氧化氮疗法、使用外源性肺泡表面活性物质等药物、体外膜肺氧合(extracorporeal membrane oxygenation, ECMO)、外科技术的改进(如腹腔镜的使用)等,但目前CDH患儿的病死率仍高达30%~60%。其病死率高的主要原因在于患儿常合并不同程度的肺发育不良。

(二) 病因

解剖学上胎儿横膈发生于胎龄4~12孕周。横膈发育正常时为穹窿状隔膜,由腹侧部、背外侧部、背正中部及周缘部4个部分融合而成。膈肌在发育过程中,若某一组成部分发育停止或发育不全,则可导致相应缺损,而腹腔脏器经缺损处突入胸腔便形成CDH。因此,可以根据解剖位置将CDH分为:后外侧疝,占70%~75%;前侧疝,占23%~28%;中心疝,占2%~7%。其中,后外侧疝通常以左侧多见(约占85%),也可以为右侧(约占13%),甚至双侧(约占2%)。

(三) 发病机制

1. 双重打击学说

艾伦(Allan)和格里尔(Greer)进行的大鼠实验结果已证实,CDH合并肺发育不良发生早于膈肌发育,继而形成“双重打击学说”。“双重打击学说”认为:首先,在膈肌形成之前,因未知遗传因素或环境因素作用,膈肌在发育过程中某一部分发育停止或发育不全,导致膈肌缺损;其次,在妊娠过程中,由于腹腔脏器,如胃、脾、结肠、肝左叶等,经膈肌缺损疝入胸腔,造成膈疝侧肺受压,阻碍胎儿膈疝侧肺呼吸运动,二者又共同导致肺发育异常。

2. 维A酸类

维A酸类被认为在CDH的发病机制中占重要地位。文献报道,CDH新生儿的维A酸及维A酸结合蛋白血浆水平明显低于无CDH新生儿。全反式维A酸(all-trans tretinoic acid, ATRA)是维生素

A 的生物活性代谢物之一，是调控胎肺及横膈发育这一复杂基因网络的必要组成之一。动物实验结果证明，维 A 酸信号通路的破坏，可导致 CDH，或 CDH 合并肺发育不良。有关研究结果表明，晚孕期给予 ATRA，可以上调与胎肺发育有关的维 A 酸信号通路相关基因的表达，刺激肺泡发育，降低肺发育不良程度。上述研究结果均显示，ATRA 对 CDH 合并肺发育不良具有治疗潜能，然而其作用机制暂未阐明，尚需进一步研究证实。

3. 环境因素

环境因素对 CDH 发生亦有一定影响。有关研究结果显示，孕妇产前暴露于香烟、酒精及抗菌药物等，可能会诱发胎儿 CDH。

4. 遗传因素

目前，已有文献报道 CDH 与基因遗传因素的关系。与 CDH 有关的基因包括影响膈肌发育的基因 GATA6 及组成维 A 酸信号通路的基因。

（四）临床表现

CDH 症状轻重不一，其临床表现与其类型，移位腹腔脏器性质、数量和进展速度，空腔内脏是否并发扭曲或狭窄，以及肺发育不良的严重程度有关。临床上主要表现为两类症状和体征：① 由腹内脏器脱出引起的腹内脏器的功能障碍所致；消化道的急、慢性梗阻可表现为腹痛、呕吐、腹胀、停止排气排便等，因脱出的被嵌顿的胃、肠粘连发生腐蚀性溃疡而有不同程度呕血、便血或因反流引起的胸骨后烧灼样疼痛；查体时患侧肺呼吸音减弱或消失，叩诊呈鼓音或浊音，胸部可闻及肠鸣音，有梗阻时可闻及气过水声，而腹部则较平坦；当疝入的内容物发生嵌顿、绞窄时，患者可出现发热、脉快、血压下降等中毒或循环衰竭的表现。② 胸腔脏器受压引起的改变，如脱出胸内脏器较少，可不引起严重的压迫症状；当大量腹内脏器进入胸腔，可出现呼吸困难、发绀和循环障碍，体检时可有心界变化及纵隔移位、气管移位，严重者甚至出现休克。

（五）诊断

CDH 的临床表现缺乏构成膈疝的特殊性表现，易与支气管肺炎、哮喘、液气胸及发绀型心脏病、肺囊肿混淆。下列几方面有助于本病的早期诊断：① 对小儿突发性胸闷、气促，同时或相继伴消化道表现者，应考虑膈疝可能；② 以肠梗阻为主要表现而腹部体征不明显，尤其有舟状腹时，应考虑本病存在；③ 重视对本病临床特征的认识，膈疝致呼吸困难常为发作性，且随进食加重，常伴呕吐等消化道症状；④ 胸腹部平片对本病早期诊断具有重要价值，表现为胸腔内可见充气的肠管及液平面影，腹部充气肠管缺乏或减少。经胃管注入钡剂，动态观察胸腔，若胸腔内可见钡剂胃肠影即可确诊。

CDH 患儿的产前诊断：目前为止，产前诊断主要依靠超声诊断。如能证实腹腔脏器位于胸腔内则可确定诊断。产前超声检查时如发现羊水过多、纵隔偏移、腹腔内缺少胃泡等征象，应进一步详细检查是否有腹腔脏器疝入胸腔。

（六）鉴别诊断

CDH 的鉴别诊断包括先天性腺瘤性囊肿畸形、肺叶隔离征、气管或支气管闭塞等。目前，产前超声检查可在 25 孕周时即对 CDH 进行确诊。如果能在产前做出诊断，则可考虑是否中止产程或行外科手术的时机，提高治疗效果。

（七）治疗

1. 手术时机

在手术时机的选择上，20世纪末起，已有研究认为延迟手术可以改善CDH患儿的预后，同时有证据显示非适时的手术修补对预后存在负面影响，而目前主张膈肌修补术在肺高压和持续的胎儿循环消退后进行，有条件者可以考虑使用ECMO或胎儿外科手术。目前国内有学者将手术时机的选择分为3类。

（1）延期手术：高危膈疝患儿多伴有较严重的肺发育不良及持续性肺动脉高压，紧急手术不能改善患儿的心肺功能，反而导致病情恶化。术前采取改善患儿通气、纠正酸中毒、心功能支持、降低肺动脉压力等措施，待基本情况有所好转，肺功能已获得最大限度改善时手术，可提高生存率。

（2）初步治疗后尽早手术：出生6 h后发病者，出现危重症状多有诱因，如肺炎、腹腔压力骤然增高（剧烈咳嗽、呕吐等）使疝内容物突然增加而致心肺受压加重等。压迫不解除，病情往往难以很快控制，因此经初步治疗后尽早手术解除压迫可收到较好的效果。

（3）紧急手术：疝内容物嵌顿绞窄的患儿因哭吵、呕吐等因素使腹压增高，突然出现症状，应紧急手术。这类患儿疝环均较小，疝形成后极易造成嵌顿绞窄，应尽早手术，以防绞窄肠管坏死。

2. 手术方法

单纯膈疝可经腹或经胸还纳疝内容物于腹腔，恢复胃和食管正常解剖位置；合并食管狭窄时，采用狭窄部位纵切横缝方法，切口长约3 cm，单针间断全层缝合，以减少术后瘢痕狭窄的可能。在20%的病例中，存在胸膜壁层和腹膜形成的疝囊，予切除以减少复发的机会。

在关闭膈肌时使用假体材料已经得到广泛的认同，它可以完成无张力的膈肌修补，减少关闭腹壁时腹腔内压力的程度。其主要缺点是存在感染、假体材料的移动及膈疝复发的风险。不建议在CDH手术一侧的胸腔留置引流管。已有研究报道，当肺发育不全进行机械通气时，留置胸腔引流管甚至低负压吸引，都有可能增加气压性创伤和肺高压。此外，胸腔引流管的留置还增加了胸腔感染的风险。

随着儿童外科领域微创技术的普及和技术的更新，已有多个中心报道了在腹腔镜下成功修补膈疝。虽然早期的结果显示这样的技术是可行的，但还需要与传统手术相比，用远期预后上的优势来肯定这项手术路径。

3. 腹腔镜手术治疗CDH的优势

（1）气腹下疝囊充气膨胀，易将疝入胸腔的脏器还纳腹腔。

（2）传统开胸和开腹膈疝修补术，因病变部位深，暴露困难，不仅对呼吸的干扰大，而且不能探查和处理腹腔内脏器的合并畸形；腹腔镜术野暴露清楚，术中同时探查，多病联合治疗。

（3）传统开胸或开腹膈疝修补术切口，腹壁神经和肌肉被切断，疼痛较重；腹腔镜手术不损伤神经和肌肉，疼痛减轻，脏器粘连显著减少，术后并发症少，对儿童生理发育影响小。

（八）合并症及后遗症

1. 合并症

CDH合并畸形的发生率为10%～50%，国内文献报道为46.5%。CDH合并畸形发生的频率由大到小依次为心血管、泌尿系统、CNS和骨骼畸形。此外，部分综合征也有CDH相关表现，如21-三体综合征、18-三体综合征、13-三体综合征、伯-韦综合征（Beckwith-Wiedemann syndrome）、小儿眼耳脊椎综合征（Goldenhar综合征）、Coffin-Siris综合征（第5指综合征）、Fryns综合征、马方综合征和Kabuki综合征等。

2. 后遗症

随着各种治疗手段的不断改进，CDH 患儿的远期疗效及其生存质量成为重点关注问题。CDH 患儿的远期后遗症包括肺部疾病、胃肠道疾病、生长发育落后、营养不良、神经系统功能损害、听力损失及肌肉骨骼系统异常等。上述后遗症均可导致 CDH 患儿生活质量降低。对于 CDH 患儿而言，更需要长期随访和后续治疗及关爱。

(1)呼吸功能：先天性肺发育不良及生后机械通气所致肺损伤可进一步导致患儿呼吸功能受损。接受气管插管呼吸机通气治疗的 CDH 患儿可发生气道损伤等后遗症，而 CDH 患儿成年后，气体通气及弥散功能可进一步受损，但亦不排除患儿进入青春期或者成年后有所改善。但目前国内尚缺乏相关文献报道加以证实。

(2)胃肠功能：胃食管反流是 CDH 存活患儿常见的胃肠道疾病，其发病机制尚未阐明，可能与胃食管裂孔等解剖关系异常，或者缺少 His 角，胃、小肠疝入胸腔及食管扩张等有关。胃食管反流不仅可导致 CDH 患儿喂养困难、热量摄取减少，而且远期尚有发生 Barrett 食管炎和继发于胃食管反流的慢性肺病风险。

(3)生长发育落后及营养不良：CDH 所致患儿生长发育落后及营养不良的原因复杂，包括胃食管反流、新生儿期消化吸收能力差、持续存在肺损伤及肺功能不全与动脉型肺动脉高压等。

(4)神经功能缺损：部分 CDH 存活患儿表现出神经发育延迟与行为失常，包括运动及认知功能异常、视力障碍、听力丧失、癫痫等。接受过 ECMO 治疗的患儿具有神经系统发育不良的高风险性。

(5)骨骼异常：CDH 患儿骨骼异常可表现为胸廓畸形、脊柱侧弯等。肺、膈肌、胸廓发育的紧密联系是骨骼异常等畸形发生的主要原因。

二、食管裂孔疝

食管裂孔疝是指腹腔内脏器（主要是胃）通过膈食管裂孔进入胸腔所致的疾病。食管裂孔疝是膈疝中最常见者，占 90% 以上。食管裂孔疝多发生于 40 岁以上人群，女性（尤其是肥胖的经产妇）多于男性。

（一）分型

根据解剖位置，食管裂孔疝可分为四型，其中Ⅰ型为滑动型食管裂孔疝，Ⅱ～Ⅳ型为食管旁疝。

(1) Ⅰ型疝：最为常见，约占 85%，指胃食管结合部上移至膈肌上方，高于胃底，且胃仍然保持正常形态。

(2) Ⅱ型疝：典型的食管旁疝，指胃食管结合部处于正常位置，但部分胃底通过裂孔进入胸腔。

(3) Ⅲ型疝：Ⅰ型、Ⅱ型混合型疝，占食管旁疝的 90%，指胃食管结合部和胃底一起通过裂孔进入胸腔。

(4) Ⅳ型疝：除了胃以外，腹腔内的其他脏器如大网膜、结肠或小肠也一起通过裂孔进入胸腔。

（二）流行病学

食管裂孔疝是一种常见的消化系统疾病，发病率随着年龄的增加不断升高，一般在女性、肥胖、40 岁以上人群中常见。

（三）病因

(1) 腹腔内压力增高：当出现容易导致腹腔内压力升高的情况时，如肥胖、妊娠、腹水、慢性咳嗽、长期便秘等，食管下括约肌结构受损，引起其功能失调甚至松弛，迫使腹腔内组织或脏器进入胸腔。

（2）食管瘢痕：创伤及手术后形成瘢痕，食管炎引起的纤维化及迷走神经过度兴奋，均会引起食管缩短，使食管下括约肌和膈肌脚分离程度增大，同时牵引腹腔脏器上移，导致食管裂孔疝的形成。

（3）先天性因素：先天遗传导致食管周围韧带及膈肌肌肉或结缔组织成分改变，均会引起食管裂孔扩大，导致食管裂孔疝的形成。

诱发因素：40 岁以上人群发病风险高、女性多于男性、习惯进餐后弯腰、搬运重物、暴饮暴食等。

（四）临床表现

1. 典型症状

食管裂孔疝患者的典型症状可以包括胃食管反流症状、压迫症状等。

（1）胃食管反流症状：表现为胸骨后或者剑突后的疼痛感、烧灼感及上腹饱胀、嗳气等，在平卧或者进食后平卧、进食甜食及酸性食物后明显加重。

（2）压迫症状：在进食之后，尤其是饱食后因胃内容物增加，压迫食管，造成吞咽困难、进食哽噎感，部分患者可出现胸骨后饱胀、不适，严重者可因心脏受压出现心悸症状。

2. 伴随症状

（1）出血：有时可出血，主要是食管炎或疝囊炎所致，多数为慢性少量渗血，可致贫血，疝入胃和肠发生溃疡，可致呕血和黑便。

（2）疝囊嵌顿：一般见于食管旁疝、裂孔疝患者，这类患者如突然出现剧烈呕吐，完全不能吞咽或同时发生大出血，提示发生急性嵌顿。

（五）辅助检查

（1）X 线钡剂造影检查：诊断食管裂孔疝的主要方法之一。在进行检查的时候，如果发现食管与胃的鳞状柱状上皮交界位置的黏膜环与膈肌齿状线距离大于 2 cm，可诊断为食管裂孔疝。

（2）内镜检查：可以协助诊断食管裂孔疝。在内镜下，胃食管连接与食管裂孔压迹距离大于 2 cm，即可诊断滑动型食管裂孔疝，同时还可以对疝进行定位。

（3）食管功能检查：进行该项目检查可监测食管内的酸碱度、食管压力等，可用于评估食管肌肉的节律性收缩能力。食管裂孔疝患者多会出现高压区分离现象。

（六）诊断与鉴别诊断

由于本病相对少见，且无特异性症状和体征，诊断较困难，对于有胃食管反流症状、年龄较大、肥胖，且症状与体位明显相关的可疑患者应予以重视。临床上诊断食管裂孔疝除了临床症状、体格检查外，常需要借助一些辅助检查确诊。常规的检查手段是胃镜和 X 线上消化道钡剂造影检查，这两项检查是必须进行的，X 线检查仍是目前诊断食管裂孔疝的主要方法。

对于可复性裂孔疝（特别是轻度者），一次检查阴性不能排除本病，临床上高度可疑者应重复检查，并取特殊体位如仰卧头低足高位等，观察是否有钡剂反流及疝囊出现。内镜检查对食管裂孔疝的诊断率比 X 线检查高。内镜检查可同时判断是否存在食管裂孔疝及疝的类型和大小，是否存在反流性食管炎及严重程度，是否存在 Barrett 食管或贲门炎性狭窄，并排除其他病变如食管贲门部恶性肿瘤等。内镜检查可与 X 线检查相互补充，协助诊断。有些食管裂孔疝经内镜检查和 X 线检查后诊断仍不是很明确，还可以再进一步做食管测酸、测压的检查。超声及 CT 扫描，尤其是增强扫描，可以清楚显示食管裂孔的宽度、疝囊的大小及并发肿瘤等。根据以上检查就基本可以确诊了。诊断过程中值得注意的是，并不是所有的反酸和烧心都一定是食管裂孔疝。80% 有反流性食管炎症状的患者可以从上消化道钡剂造影检查中查到有滑动性疝，但是只有 5% 的食管裂孔疝患者查出有反流性食管炎。

对于食管裂孔疝，主要需要针对其并发症引起的临床症状与其他疾病进行鉴别。

（1）急性心肌梗死和心绞痛：食管裂孔疝的发病年龄也是冠心病的好发年龄，伴有反流性食管炎患者的胸痛可与心绞痛相似，可放射至左肩和左臂，含服硝酸甘油亦可缓解症状。但一般反流性食管炎患者的胸痛部位较低，同时可有烧灼感，常于饱餐后和平卧时发生。心绞痛常位于中部胸骨后，常在体力活动后发生，很少有烧灼感。有时上述两种情况可同时存在，因从疝囊发出的迷走神经冲动可反射性地减少冠状动脉循环血流，诱发心绞痛，所以在临床分析时应考虑上述可能性。连续动态心电图观察及心肌酶检测有助于鉴别诊断。

（2）下食管和贲门癌：易发生于老年人。癌组织浸润食管下端可引起胃食管反流和吞咽困难，应警惕此病。

（3）慢性胃炎：可有上腹不适、反酸、烧心等症状，内镜及上消化道钡剂造影检查有助于鉴别。

（4）消化性溃疡：抑酸治疗效果明显，与有症状的食管裂孔疝治疗后反应相似，上腹不适、反酸、烧心等症状通常于空腹时发生，与体位变化无关。内镜检查可明确诊断。

（5）呼吸系统疾病：食管裂孔疝患者可出现咳嗽、咳痰、喘息、憋气等呼吸系统疾病的症状，X 线和 CT 检查有助于鉴别诊断。

（6）胆道疾病：除上腹不适外，一般可有炎症性疾病的表现，如发热、血白细胞计数增高，胆管结石伴胆管炎的患者多有黄疸，体检右上腹可有局限性压痛，血生化检查、B 超及 CT 扫描有助于鉴别诊断。

（7）胃穿孔：上腹呈持续性刀割样疼痛，腹肌紧张，伴有或不伴有嗳气、反酸、恶心、呕吐，但腹透无膈下游离气体，钡透可见膈上疝囊。

（8）渗出性胸膜炎：左下胸和左上腹明显疼痛，左侧胸呼吸音减弱，叩诊浊音，X 线检查示左侧胸腔积液，但胸部仔细听诊可闻及肠鸣音，钡剂造影检查可发现胸内有充钡的肠襻影。

（9）左侧气胸：心脏右移、心音远弱，左上胸叩诊呈鼓音，下胸叩诊呈浊音，语颤减弱，呼吸音减弱。胸透可见左胸腔有气液征，可与气胸进行鉴别。叩诊呈鼓音、语颤减弱、呼吸音减弱的区域多为胃疝入胸腔呈倒置的葫芦状，胃内充满气体致胃体极度扩大所致。

（10）肠梗阻：有腹痛、腹胀、恶心、呕吐，肠鸣音消失，或有气过水声，多由横结肠疝入胸腔引起梗阻所致，钡透胸腔有充钡肠管。

（11）伴发疾病：Saint 三联征指同时存在膈疝、胆石症和结肠憩室。有人称此三联征与老年、饮食过细所致便秘、腹压增高有关。Casten 三联征指同时存在滑动型裂孔疝、胆囊疾病和十二指肠溃疡或食管溃疡。上述两种三联征的因果关系尚不明了，在鉴别诊断时应予以考虑。

（七）治疗

食管裂孔疝的治疗方法包括一般治疗、药物治疗和手术治疗。

1. 一般治疗

平时要多注意饮食结构的调整，不建议食用油炸食品、内脏、含有酒精的饮品、过甜的食物等。饭后应进行活动，避免立即躺下，以免引起胃食管反流。

2. 药物治疗

（1）胃肠动力促进剂：这类药物可以促进胃肠道的蠕动，防止胃内容物反流入食管，同时还可以促进胃的排空,对于改善恶心、呕吐、反酸等症状作用效果比较好。常用药物有多潘立酮、莫沙必利等。

(2) 抗酸剂:这类药物可有效抑制胃酸分泌,有助于缓解因胃酸分泌过多引起的胃胀、反酸、烧心、胃部灼烧感等症状。常用药物有奥美拉唑、兰索拉唑等。

3. 手术治疗

经过药物治疗后吞咽困难、反酸等症状持续不缓解者,或反复发作的患者,可采用外科手术的方法治疗,比如食管裂孔疝修补术、经胸开放手术、腹腔镜手术等。

(1) 适应证及禁忌证。

没有症状的患者一般不需要治疗。绝大多数患者经过系统的内科治疗后,症状可以得到不同程度的缓解,只有少数患者需要手术治疗。为了减轻患者的痛苦,临床工作者尤其是外科医生应该严格掌握食管裂孔疝的手术适应证及禁忌证,降低手术风险,避免不必要的手术。

美国胃肠内镜外科医师协会认为有以下情况之一时应该行手术治疗:内科治疗无效;患者及家属手术意愿强烈;发生 Barrett 食管、食管狭窄、重症食管炎等严重并发症;具有哮喘、嘶哑、咳嗽、胸痛及误咽等非典型症状,或经 24 h pH 监测证明有重症反流。然而我国专家认为食管裂孔疝的手术适应证包括:诊断明确的Ⅱ ~ Ⅳ型食管裂孔疝;合并食管狭窄、出血、重度消化性食管炎及 Barrett 食管;药物治疗效果不明显或出现其他并发症的滑动型食管裂孔疝。

有以下情况时不适合手术:不能耐受全身麻醉;急性感染,或严重心肺功能衰竭和肝、肾功能损害,或癌症晚期;难以纠正的凝血功能障碍。

(2) 手术方式。

目前,对于食管裂孔疝手术入路的选择,众多专家及临床工作者至今仍未达成共识。有些外科医生倾向于经胸手术,他们认为经胸手术能够充分观察食管裂孔疝的全貌,并且可以最大限度地游离胸段食管。但是有些外科医生认为经胸手术并发症多、恢复时间长,而经腹路径操作具有以下优点:不直接通过胸腔进行,对心肺功能影响小;手术切口位于腹部,患者咳嗽时疼痛感较经胸手术轻,可以促进痰液的排出,减少肺部感染的概率;可同时处理腹部其他病变。由于食管裂孔疝的发病位置特殊,采用传统手术方式会造成手术视野难以暴露,手术创伤较大,并且容易因损伤膈肌而影响呼吸循环功能。

随着微创治疗概念的出现,近些年有部分外科医生开始尝试腹腔镜手术,使得腹腔镜治疗食管裂孔疝成为一种可能。腹腔镜修补同样具有开腹手术的优点,其围手术期并发症的发生率及病死率均明显低于经胸手术。与经腹开放手术相比,腹腔镜修补手术术后恢复快,大大缩短了住院时间,然而 2 种手术方式的术后复发率没有明显差异。腹腔镜的放大功能,可将狭小空间放大,使手术操作更加精细和安全。但腹腔镜手术也不是十分完美的,气腹会抬高膈肌,术中难免会过度估计腹段食管的长度,而且当食管长度较短时, 腹腔镜下行 Collis 胃成形术较困难。腹腔镜手术的另一缺点是不适宜处理诸如脾脏损伤、严重粘连、腹腔大出血等紧急情况。在面对胃坏死或腹腔污染等急诊手术患者时,选择开腹手术更为稳妥。术后并发症给患者带来许多负面影响,甚至导致生活质量下降。术前的良好评估及手术方式的合理选择是提高食管裂孔疝治疗效果、改善症状、减少术后各种并发症的基础。

腹腔镜下食管裂孔疝修补方式的选择:食管裂孔疝的修补方式也是存在争议的一个方面。目前临床上主要有 3 种修补方式:单纯修补、人工合成补片修补及生物补片修补。关于 3 种方式的选择意见不一。

4. 中医治疗

食管裂孔疝可以考虑采用中药调理、针灸疗法、艾灸疗法等中医方法进行治疗。① 中药调理：一般选用具有健脾和胃、活血化瘀、益中补气、补血养血等功效的中药来进行调理。② 针灸疗法：选择特定经络上的穴位，如足三里、中脘等。针灸能够调节脏腑功能，促进气血流通，对于缓解膈肌痉挛及胸闷、心悸等症状有积极作用。③ 艾灸疗法：选取梁门、天枢、中脘等穴位，在医生指导下使用艾条对其进行温熨。此法通过热量作用于体表穴位来调整机体内部环境，有助于减轻由食管裂孔疝引发的吞咽困难。

5. 其他治疗

介入治疗作为食管裂孔疝内科治疗的一种新技术，具有创伤较小、疗效较好、恢复较快等优势。目前介入治疗技术主要包括经皮胃底折叠术、经皮胃食管括约肌射频消融术等。

【思考题】

简答题

食管裂孔疝有哪些治疗方法？手术的适应证有哪些？

第四章

纵隔疾病

第一节　胸腺瘤

一、定义及流行病学

胸腺瘤是起源于胸腺上皮细胞或淋巴细胞的肿瘤，是常见的纵隔肿瘤之一，它通常位于前上纵隔，多为良性，但也有一定的恶性潜能。

正常胸腺位于前上纵隔，正中位，上达颈部甲状腺下缘，下达第四软骨水平，前方紧贴于气管、无名静脉、主动脉弓和心包。有两个不对称的左右侧叶。胸腺内部为髓质，以上皮网状细胞为主；外部为皮质，充满淋巴细胞。胸腺是体内的一种免疫器官，与T细胞的成熟分化相关。成年后胸腺逐渐萎缩并主要为脂肪组织取代。胸腺瘤和胸腺癌统称胸腺上皮肿瘤，起源于胸腺，约占前纵隔肿物的35%。

胸腺瘤可发生于任何年龄，但多见于成人，发病高峰年龄在40～60岁。男女发病率无明显差异。中国胸腺瘤的发病率约为4.09/100万，略高于欧美国家。

二、病因与病理

（一）病因

胸腺瘤的病因尚不明确，胸腺上皮细胞或淋巴细胞的病变和感染是导致胸腺瘤发生的原因之一。同时，大量抽烟和饮酒、遗传因素、电离辐射、不良的生活习惯也是胸腺瘤发生的诱因。

（二）病理

1. 肿瘤外观

肉眼检查可见胸腺瘤一般具有包膜，边界清晰，可呈分叶状。典型的胸腺瘤切面较硬，质地均匀，致密的纤维结缔组织将肿瘤分隔成肉眼可辨的小叶。约50%的胸腺瘤可能含有肉眼可见的小囊，小囊内通常存有液体或凝结的细胞碎片。此外，可发现局限性坏死灶，而广泛性坏死改变伴有或不伴有出血的情况较为少见；若出现此种情形，则需要考虑其他诊断。胸腺瘤偶可见局限性钙化灶，或者周边不完全钙化嵴，甚至骨化。有完整包膜、易于全部摘除的胸腺瘤与侵犯周围纵隔结构的恶性胸腺瘤完全不同。肉眼观察胸腺瘤的特点对于分期及估计预后具有重要意义。

2. 镜下表现

显微镜下可见胸腺瘤由不同比例的上皮细胞和淋巴细胞构成，肿瘤由粗糙纤维组织分隔成无数小叶，少量细胞纤维束将小叶再交叉分隔。这些束带在小叶交界处形成锐角。肿瘤外周通常有纤维性包膜。在切除的胸腺瘤标本内还可包含残余胸腺组织，残余胸腺有正常的皮质和髓质，可以与胸腺肿瘤进行鉴别。在这类肿瘤内，上皮细胞是唯一的肿瘤细胞。上皮细胞体积较大，至少是成熟淋巴细胞的3倍，有中等量双染性细胞质。核膜呈锯齿状，染色质分布均匀，核仁不明显。在胸腺瘤上皮细胞内通常可见稀疏核分裂象，但是无不典型核分裂。肿瘤内淋巴细胞一般较小，发育较成熟，偶尔可表现为“激活”外貌，此时核增大、核膜皱褶、核分裂象增多，但是从不表现淋巴母细胞迂曲外貌，核与胞质比例也无增加。

3. 病理分型

（1）传统分类法根据肿瘤上皮细胞和淋巴细胞的比例，将胸腺瘤分为上皮细胞为主型（多角形细胞占比 >66%）、淋巴细胞为主型（淋巴细胞占比 >66%）、混合型（每种细胞占比 33%~66%）和梭形细胞型（梭形细胞占比 >66%）。

（2）Muller-Hermelink 分类法：①“良性”胸腺瘤，包括髓性胸腺瘤、混合性胸腺瘤。②“恶性”胸腺瘤，包括以皮质（器官样）为主胸腺瘤、皮质性胸腺瘤、分化良好的胸腺癌。

（3）WHO 病理分型：① A 型，起源于胸腺上皮的肿瘤，由梭形或卵形细胞组成，混有少量不成熟淋巴细胞。② AB 混合型，胸腺上皮性肿瘤，由淋巴细胞稀少的梭形细胞成分（A 型）和富于淋巴细胞的（B 型）成分及明显的不成熟 T 细胞构成的胸腺上皮肿瘤。③ B 型，按照淋巴细胞和上皮细胞的比例，又分成3种。B1 型，组织结构与细胞形态都非常接近正常的胸腺结构，富含淋巴细胞，有少量上皮细胞；B2 型，由大量不成熟 T 淋巴细胞及多角形上皮细胞簇组成，淋巴细胞与上皮细胞比例接近，上皮细胞簇数量比 B1 型或正常胸腺多；B3 型，是一个以上皮细胞为主的胸腺肿瘤，淋巴细胞稀少。

WHO 病理分型是当前主要应用的胸腺瘤病理分型标准，其中 A 型和 AB 型为良性胸腺瘤，B1、B2、B3 型为恶性胸腺瘤。既往有 C 型胸腺瘤（胸腺癌）这一分型，但 2004 年 WHO 将这一说法取消，将胸腺癌另列为一类。

4. 分期

由于良性的胸腺瘤也有复发可能，同时术中可疑的肿瘤侵犯在显微镜下可能表现为未见肿瘤浸润，因此胸腺瘤的分期需要将临床分期与病理分期相结合，从而更加可靠地指导胸腺瘤的综合治疗。有完整纤维性包膜且与纵隔结构无严重粘连的胸腺瘤，单纯外科切除大部分可以达到治愈目的；相反，侵犯周围软组织、肺、大血管外膜或心包，若未予辅助治疗，术后极容易复发。因此，在将所有切除标本送往病理检查之前，需要肉眼仔细观察肿瘤，并多处取材供显微镜下确定肿瘤有无包膜。结合了肿瘤肉眼及镜下特征的 Masaoka-Koga 分期是最常用的胸腺瘤分期方法。

（1）Ⅰ期：肉眼和镜下肿瘤包膜完整，无周围组织侵犯。

（2）Ⅱ期：Ⅱa 期为镜下浸润包膜；Ⅱb 期为肉眼侵犯胸腺或周围脂肪组织，或与纵隔胸膜、心包粘连，但镜下没有侵犯。

（3）Ⅲ期：侵犯周围器官如心包、大血管、肺等。Ⅲa 期为未侵犯大血管；Ⅲb 期为侵犯大血管。

（4）Ⅳ期：Ⅳa 期为胸膜或心包转移；Ⅳb 期为淋巴或血行转移。

三、临床表现

早期胸腺瘤可无明显症状，多在体检时偶然发现。随着肿瘤的增大，症状逐渐明显。

1. 局部压迫

当肿瘤体积较小时，患者常无体感症状；随着肿瘤增大，患者可有胸闷、气短、头面部肿胀感等症状。肿瘤压迫肺和支气管时，可出现剧烈咳嗽、呼吸困难等症状；肿瘤压迫交感神经时，可出现 Horner 综合征；肿瘤压迫喉返神经时，可引起声音嘶哑；上腔静脉受压时，可引起上腔静脉阻塞综合征。

2. 重症肌无力

约 1/3 的胸腺瘤患者伴自身免疫性疾病，最常见的伴发疾病为重症肌无力。重症肌无力在 AB 型、B1 型和 B2 型胸腺瘤中最为常见，多与抗乙酰胆碱受体抗体有关。

3. 其他自身免疫性疾病或全身性疾病

包括纯红再生障碍性贫血、低 γ 球蛋白血症、甲状腺炎、系统性红斑狼疮、皮肌炎、类风湿关节炎、糖尿病、肾上腺疾病等。

四、辅助检查

1. 影像学检查

可通过 X 线、CT、MRI 等影像学检查对肿瘤进行诊断与鉴别诊断，以及显示肿瘤的大小、位置、形态、与周围组织的关系等。CT 在前纵隔肿物诊断方面与 MRI 相当或更优，增强 CT 可判断有无血管受侵；而 MRI 在区分胸腺恶性肿瘤、囊肿和胸腺增生方面更具优势，且对于侵袭性肿物 CT 诊断不明确者，可采用 MRI 评估肿瘤对周围脂肪的浸润情况。

2. 实验室检查

重症肌无力患者可出现血清乙酰胆碱受体抗体阳性。部分患者可出现血常规异常，如贫血、白细胞减少等。血清人绒毛膜促性腺激素 β 亚基（β-human chorionic gonadotropin，β-HCG）、AFP 等检查也有助于进行鉴别诊断。

3. 病理检查

经皮穿刺活检或前纵隔切开活检可提供直接的诊断学依据，但切开活检可引起胸腺胸膜种植，除非不宜手术或术前放疗需要明确病理者，一般需要避免活检。

五、诊断与鉴别诊断

1. 诊断

胸腺瘤较小时常无症状，主要依靠 CT 等影像学检查发现；胸腺瘤较大或合并有自身免疫性疾病时症状明显，可根据临床表现、影像学检查和实验室检查结果做出胸腺瘤的诊断。其确诊需要依靠病理学检查。

2. 鉴别诊断

（1）生殖细胞肿瘤：好发于年轻男性，多为实性肿块。畸胎瘤影像学上表现为密度不均匀的肿块，呈脂肪和囊性改变。精原细胞瘤和非精原细胞瘤瘤体较大，精原细胞瘤常伴有血清 β-HCG 升高，非精原细胞瘤则常伴有 AFP 升高。

（2）纵隔淋巴瘤：结节硬化型霍奇金淋巴瘤、弥漫大 B 细胞型非霍奇金淋巴瘤和原始淋巴细胞淋巴瘤可累及纵隔，约占前纵隔肿物的25%。患者常表现为无痛性淋巴结肿大，多为双侧纵隔肿块。由于进展较快，常出现气管受压或上腔静脉综合征，可伴有全身淋巴结肿大、发热、盗汗等症状，伴或不伴乳酸脱氢酶升高。确诊有赖于病理学检查。

（3）胸腺类癌：属于神经内分泌细胞肿瘤，常合并有库欣综合征、心包炎、多发性关节炎等。CT可见前纵隔密度不均的肿块影。较胸腺瘤易发生转移，预后不佳，术后易复发、转移，放化疗效果不理想。

（4）转移癌：最常见的为肺癌转移导致纵隔淋巴结肿大，肺部可见原发肿瘤。

（5）生理性胸腺增生及胸腺淋巴增生：应激、损伤、化疗、放疗、抗激素治疗或皮质激素治疗后可能导致胸腺反应性增生。胸腺淋巴增生最常见于重症肌无力患者，但也可见于甲亢、结缔组织病或血管疾病等患者。

（6）胸骨后甲状腺肿：多位于前上纵隔，可随吞咽动作上下移动，影像学检查可见肿物与甲状腺有连续性，甲状腺功能检查可异常。

（7）纵隔淋巴结结核：多见于儿童或青少年，无明显的临床表现，常位于肺门处或气管周围，以右上纵隔气管旁和上腔静脉旁尤为多见，同侧肺门可见结核灶，结核菌素试验、结核感染T细胞检测试验等常呈阳性。

六、治疗

1. 手术治疗

手术治疗为胸腺瘤治疗的首选方案，Ⅱ～Ⅲ期的患者还需要进行术后放疗。手术前，应评估患者的重症肌无力体征和症状，并在手术前进行药物控制。手术中完全切除连续性和非连续性病变，检查胸膜表面是否有胸膜转移；若有且可切除，则以达到完全大体切除为宜。肺内出现转移灶的患者仍可进行手术治疗，可同期行胸腺瘤切除术及肺楔形或肺叶切除术，但当肿瘤出现心包和胸膜种植转移及积液时，则手术治疗效果有限。胸腺癌切除时应考虑适当的系统淋巴结取样，因为这样可以进行更准确的病理分期。为防止严重呼吸系统并发症，应尽量避免双侧膈神经切除。手术时手术夹应放置于近边缘区域、残留病灶或未切除的肿瘤黏附于正常组织的区域，以帮助指导精准放疗。

评估为可切除的胸腺肿瘤，目前的手术方法主要有微创胸腺切除术和开放胸腺切除术。建议膈神经、无名静脉或其他大血管受累等高度怀疑纵隔结构侵犯的患者，最好接受开放治疗。对于不可完全切除的肿瘤，行肿瘤大部分切除术（减瘤手术）是否可以改善患者预后还存在争议。有研究发现，减瘤手术组和活检组的胸腺瘤患者在5年存活率上存在明显差异，但10年存活率无区别。

鉴于Masaoka-Koga Ⅰ期和Ⅱ期肿瘤无论术前影像学检查还是术中肉眼观察均无法区别，加之胸腺肿瘤存在多原发或多病灶的可能性，因此无论开放还是微创手术均应遵循外科学解剖切除和肿瘤学根治性切除的原则，推荐行全胸腺切除以保证手术治疗的效果。

2. 放疗

对于包膜完整，手术完全切除的Ⅰ期胸腺瘤，术后是否需要放疗尚有争论；Ⅱ期胸腺瘤和行完整或姑息性切除的Ⅲ期胸腺瘤术后应予以放疗。若检查提示肿瘤较大或可能有外侵，或有上腔静脉梗阻，应进行术前放疗。

3. 化疗

对于肿瘤无法切除、出现明显的远处转移征象，或胸腺瘤术后局部复发的患者，可采用化疗。化疗也可与放疗联用，作为根治性同步放化疗。

美国国立综合癌症网络指南推荐的胸腺瘤一线化疗方案为 CAP(环磷酰胺、多柔比星、顺铂)方案：顺铂 50 mg/m^2，第 1 d；多柔比星 50 mg/m^2，第 1 d；环磷酰胺 500 mg/m^2，第 1 d；每 3 周为一个化疗周期。对于无法耐受一线化疗方案者也可采用其他方案，如 CAP 联合泼尼松方案：顺铂 30 mg/m^2，第 1～3 d；多柔比星 20 mg/(m^2·d)，静脉连续输注，第 1～3 d；环磷酰胺 500 mg/m^2，第 1 d；泼尼松 100 mg/d，第 1～5 d；每 3 周为一个化疗周期。ADOC 方案：顺铂 50 mg/m^2，第 1 d；多柔比星 40 mg/m^2，第 1 d；长春新碱 0.6 mg/m^2，第 3 d；环磷酰胺 700 mg/m^2，第 4 d；每 3 周为一个周期。此外还有其他多种化疗方案。值得一提的是，虽然免疫治疗在许多肿瘤的治疗上取得了良好的效果，但并不推荐用于胸腺瘤的治疗。虽然帕博利珠单抗可用于胸腺癌的治疗，但其不良反应发生率高于其他大多数恶性肿瘤。

4. 不同分期的治疗

根据胸腺瘤的分期及手术切除程度，可选择进行综合治疗以改善患者预后。

(1) Masaoka-Koga Ⅰ期：手术治疗为首选。Ⅰ期胸腺瘤完全性(R_0)切除后不建议行术后辅助治疗；对于病灶未完全性(R_1)切除者，推荐行术后放疗(50～54 Gy)；术后病灶明显残留者，放疗剂量参照根治性放疗。

(2) Masaoka-Koga ⅡA 期：手术治疗为首选。对于 R_0 切除者，国际指南推荐行术后放疗，但相关的证据尚有争议，可与患者充分沟通后决定。通常来说 A 型和 B1 型胸腺瘤术后辅助放疗的指征弱于 B2 型和 B3 型。术后辅助放疗剂量建议为 45～50 Gy。对于 R_1 切除者，推荐行术后放疗(54～60 Gy)。

(3) Masaoka-Koga ⅡB 期：手术治疗为首选。对于 R_0 切除者，国际指南推荐可行术后放疗，但相关的证据尚有争议，可与患者充分沟通后决定。通常来说 A 型和 B1 型胸腺瘤术后复发风险低于 B2 型和 B3 型。术后辅助放疗剂量建议为 45～50 Gy。对于病灶 R_1 切除患者，推荐进行术后放疗(54～60 Gy)。

(4) Masaoka-Koga Ⅲ～ⅣA 期：对于病灶可切除患者，推荐直接手术治疗。尽管缺乏高级别证据，大部分资料支持术后给予辅助放疗(45～50 Gy)。对于初始评估无法切除的患者，应先行新辅助化疗(优选蒽环为基础的方案)、新辅助放疗(40～50 Gy)或新辅助放化疗；如果经新辅助治疗后肿瘤转化为可切除病灶，可选择手术治疗。若术前未行新辅助放疗，术后应给予辅助放疗(45～50 Gy)。若病灶为不完全(R_1～R_2)切除，则给予局部残留区域加量放疗。如果病灶经诱导治疗后仍不可切除或 R_2 切除，给予根治性放疗(60 Gy)或选择同步放化疗。对于病灶不可切除者，也可初始选择同步放化疗(铂类和依托泊苷，60 Gy)。

(5) Masaoka-Koga ⅣB 期：化疗为主的综合治疗。如果经化疗后转化为可切除病灶，可考虑手术或放疗。如果原发灶和转移灶均可接受根治性放疗，建议行同步放化疗。若化疗后有局部残留病灶或者局部症状较重，可给予引起症状区域病灶的姑息放疗。

七、并发症

1. 胸腺瘤的并发症

(1) 重症肌无力：这是胸腺瘤最常见的并发症。重症肌无力是一种由神经肌肉接头处传递功能障碍所引起的自身免疫性疾病。表现为部分或全身骨骼肌肉无力和极易疲劳，活动后症状加重，休息和胆碱酯酶抑制剂治疗后症状减轻。具体症状可包括眼睑下垂、复视、吞咽困难、肢体无力等。严重时可影响呼吸肌，导致呼吸困难，危及生命。

（2）单纯红细胞再生障碍性贫血：较为少见的并发症。由于胸腺瘤对骨髓造血功能的影响，导致单纯红细胞再生障碍。主要表现为贫血症状，如面色苍白、乏力、头晕、心悸等。实验室检查可发现红细胞减少，血红蛋白降低，而白细胞和血小板通常正常。

（3）低丙种球蛋白血症：胸腺瘤可能干扰免疫系统，导致丙种球蛋白生成减少。患者易出现反复感染，如呼吸道感染、泌尿道感染等。表现为发热、咳嗽、咳痰、尿频、尿急等症状。

2. 术后并发症

胸腺瘤切除术成功率高，术后可能会出现出血、感染、气胸、膈神经损伤等并发症。

八、预后

胸腺瘤属于惰性肿瘤，即使疾病进展后，部分胸腺瘤患者的生存时间仍较长，5 年生存率接近 90%。而胸腺癌常伴有远处转移，患者 5 年生存率约为 55%。据统计，国内胸腺瘤切除术后 10 年总生存率为 89.5%，约 5.8% 的患者出现术后复发；胸腺癌术后 10 年生存率为 47.9%。胸腺瘤的预后与多种因素有关，主要为以下几个方面。

（1）病理类型：良性胸腺瘤预后良好，恶性胸腺瘤预后较差。WHO 组织学分型中，A 型和 AB 型为良性胸腺瘤，B1、B2、B3 型为恶性胸腺瘤。恶性程度越高，预后越差。

（2）分期：Masaoka-Koga 分期系统中，Ⅰ期预后最好，Ⅳ期预后最差。早期胸腺瘤局限于包膜内，手术切除后可治愈。晚期胸腺瘤侵犯周围组织或发生转移，治疗难度大，预后不良。

（3）治疗方法：手术是胸腺瘤的主要治疗方法。完全切除肿瘤的患者预后较好。对于不能手术切除或术后残留的患者，放疗和化疗可延长生存期。

（4）其他：还与是否合并有纯红再生障碍性贫血、低 γ 球蛋白血症、系统性红斑狼疮等疾病，以及患者年龄、是否有基础疾病等因素有关。

第二节　重症肌无力

一、定义及流行病学

1. 定义

重症肌无力是由自身抗体介导的获得性神经肌肉接头传递障碍的自身免疫性疾病；主要由于神经肌肉接头突触后膜上的乙酰胆碱受体受损，导致传递至肌肉的信号受阻，从而使部分或全身骨骼肌肉极易疲劳。患者在活动后肌肉无力的症状会明显加重，比如眼睑下垂、复视、咀嚼和吞咽困难、四肢无力等；而在休息或者使用胆碱酯酶抑制剂进行治疗后，症状可以得到一定程度的缓解。

2. 流行病学

重症肌无力在全球患病率为(15～25)/10 万，年发病率为(0.4～1)/10 万。不同地区的发病率略有不同，在一些西方国家发病率相对较高，亚洲地区发病率相对较低。重症肌无力可发生于各年龄段，有两个发病高峰，第一个高峰在20岁，第二个高峰在50岁。总体女性多于男性，女性与男性患者的比例约为3∶2；但在50岁以上发病组中，男性患者稍多于女性。近年来的流行病学调查显示，我国70～74岁年龄组为高发人群。重症肌无力常合并其他自身免疫性疾病，如甲状腺疾病（甲状腺功能亢进或减退）、系统性红斑狼疮、类风湿关节炎等。

二、发病机制与病因

1. 发病机制

大多数重症肌无力患者体内存在乙酰胆碱受体抗体，这些抗体与神经肌肉接头突触后膜上的乙酰胆碱受体结合，加速受体的内吞和降解，使突触后膜上有效受体数量减少，导致神经肌肉传递功能障碍，从而发生肌无力。部分患者体内缺乏乙酰胆碱受体抗体，但可检测出肌肉特异性酪氨酸激酶抗体（muscle-specific kinase-antibody，MuSK-Ab）。肌肉特异性酪氨酸激酶（MuSK）对于维持神经肌肉接头的结构和功能至关重要，MuSK-Ab可干扰MuSK的正常功能，影响乙酰胆碱受体的聚集和信号传递。T淋巴细胞在重症肌无力的发病中也起重要作用。辅助性T细胞（Th细胞）可被自身抗原激活，分泌细胞因子，如IL-4、IL-6等，这些细胞因子可促进B淋巴细胞产生抗体，同时也参与了免疫反应的调节和免疫损伤过程。

2. 病因

重症肌无力作为一种自身免疫性疾病，其发生可能是由于神经肌肉接头处乙酰胆碱受体的免疫原性改变；但也有人认为是胸腺中的肌样细胞在病毒或其他非特异性因子感染后，导致肌样细胞的乙酰胆碱受体构型发生某些变化，成为新的抗原并刺激免疫系统产生乙酰胆碱受体抗体，该抗体可与骨骼肌突触后膜上的乙酰胆碱受体发生作用。以下是重症肌无力可能的病因。

（1）遗传因素：重症肌无力与某些人类白细胞抗原（human leucocyte antigen，HLA）基因相关。例如，HLADR3、HLA-B8等基因在重症肌无力患者中的出现频率高于正常人群。此外，还有一些非HLA基因，如编码乙酰胆碱受体亚单位的基因等，其突变可能与重症肌无力的发病有关。在一些家族中可以观察到重症肌无力的聚集现象，提示遗传因素在发病中可能起一定作用。

（2）感染因素：某些细菌或病毒感染可能触发重症肌无力的发病或加重病情。例如，感染EB病毒、流感病毒等病毒后，机体的免疫系统被激活，可能产生针对自身抗原的免疫反应，导致重症肌无力的发生或加重。感染空肠弯曲菌后，其菌体成分与乙酰胆碱受体有一定的相似性，可能通过分子模拟机制诱发自身免疫反应。

（3）药物因素：长期使用D-青霉胺可导致部分患者出现重症肌无力症状。D-青霉胺可改变机体的免疫状态，诱导自身抗体的产生。某些抗生素（如氨基糖苷类抗生素）、抗心律失常药物（如奎尼丁）等可能加重重症肌无力患者的病情，可能是通过影响神经肌肉接头的传递功能或改变机体的免疫反应来实现的。

此外，手术、精神创伤、全身性疾病、过度疲劳、妊娠、分娩等诱因也与重症肌无力的发病有关，甚至可导致重症肌无力危象。

三、病理变化

1. 神经肌肉接头病变

在显微镜下观察，可见神经肌肉接头突触后膜的皱褶变浅、减少，乙酰胆碱受体数量明显减少。

免疫荧光染色可显示乙酰胆碱受体抗体或 MuSK-Ab 在突触后膜上的沉积。突触间隙增宽，其中的基底膜物质增多。

2. 肌肉病变

长期的神经肌肉传递功能障碍可导致肌肉纤维出现萎缩。萎缩的肌纤维直径变小，肌浆减少，细胞核相对集中。在肌肉组织中可见脂肪细胞浸润，尤其是在病情严重或病程较长的患者中更为明显。脂肪浸润可进一步影响肌肉的功能和结构。

3. 胸腺病变

（1）胸腺增生：70%~80% 的重症肌无力患者伴有胸腺增生。胸腺组织中的淋巴细胞和上皮细胞增生，形成生发中心。胸腺增生可能与重症肌无力的发病机制有关，因为胸腺是 T 淋巴细胞发育和成熟的重要场所，异常的胸腺微环境可能导致自身免疫反应的发生。

（2）胸腺瘤：10%~30% 的患者伴有胸腺瘤。胸腺瘤是一种起源于胸腺上皮细胞的肿瘤，其细胞成分复杂，可分泌多种细胞因子和激素，影响机体的免疫状态。胸腺瘤的存在可能与重症肌无力的发病和病情进展有关。

四、临床表现

1. 症状

（1）病态疲劳和“晨轻暮重”：肌肉连续收缩后出现严重无力甚至瘫痪，患者表现为下午或傍晚因劳累后加重，晨起或休息后减轻，即“晨轻暮重”，是重症肌无力的典型表现。患者胸锁乳突肌和斜方肌受累时可表现为颈软、抬头困难，转颈、耸肩无力，四肢肌肉受累以近端无力为重，表现为抬臂、上楼梯困难，患者腱反射及感觉通常不受影响。

（2）肌源性球麻痹：患者多以脑神经支配的肌肉最先受累。如一侧或双侧眼外肌无力，出现上睑下垂、斜视和复视，严重者眼球运动明显受限，甚至眼球固定。面部肌肉和口咽肌受累时出现表情淡漠、苦笑面容；连续咀嚼无力、饮水呛咳、吞咽困难；说话带鼻音、发音障碍。

（3）重症肌无力危象：呼吸肌受累时出现咳嗽无力甚至呼吸困难，需要用呼吸机辅助通气，是重症肌无力致死的主要原因。口咽肌无力和呼吸肌乏力者易发生危象，诱发因素包括呼吸道感染、手术（包括胸腺切除术）、精神紧张、全身疾病等。心肌偶可受累，可引起突然死亡。大约 10% 的患者会出现重症肌无力危象。

2. 体征

（1）上睑疲劳试验：让患者持续向上凝视，观察上睑下垂出现的时间和严重程度。正常情况下，上睑可长时间保持正常位置，而重症肌无力患者会较快出现上睑下垂。

（2）眼轮匝肌疲劳试验：让患者用力闭眼，检查者用拇指和示指尽量分开患者的眼睑，感受患者眼轮匝肌的力量，反复多次后，患者眼轮匝肌力量会逐渐减弱。

（3）上肢疲劳试验：让患者双上肢平举，观察能坚持多长时间不出现上肢下垂。重症肌无力患者坚持的时间较短。

3. 临床分型

（1）传统分型：① 眼肌型较多见，表现为眼外肌麻痹，经治疗容易缓解，预后较好。② 延髓肌型主要表现为构音障碍和吞咽困难，此型患者比较严重，容易出现重症肌无力危象。③ 全身型表现为四肢和躯干肌无力，可能逐渐出现呼吸肌麻痹无力。

（2）改良 Osserman 分型：① Ⅰ型（眼肌型），仅眼外肌受累，出现上睑下垂和复视，其他肌群无临床或电生理的异常表现。② Ⅱ型（全身型），有一组以上肌群受累，主要累及四肢，药物治疗反应好，预后好。③ Ⅱa 型（轻度全身型），可累及眼、面、四肢肌肉，生活多可自理，无明显咽喉肌受累，对药物治疗反应好，预后可。④ Ⅱb 型（中度全身型），四肢肌群受累明显，除伴有眼外肌麻痹外，还有较明显的咽喉肌无力症状，如说话含糊不清、吞咽困难、饮水呛咳、咀嚼无力，但呼吸肌受累不明显。生活自理困难，对药物治疗反应及预后一般。⑤ Ⅲ型（急性重症型），急性起病，常在数周内累及延髓肌、肢带肌、躯干肌和呼吸肌，肌无力严重，有重症肌无力危象，对药物治疗反应差，需要做气管切开，死亡率较高。⑥ Ⅳ型（迟发重症型），起病缓慢，常由Ⅰ、ⅡA、ⅡB 型发展而来，症状同亚型，常合并胸腺瘤，预后较差。⑦ Ⅴ型（肌萎缩型），指少数重症肌无力患者于起病后半年内即出现肌肉萎缩者。长期肌无力而出现继发性肌萎缩者不属于此型。

（3）特殊临床类型：① 新生儿一过性重症肌无力。患重症肌无力的母亲生的婴儿，有 10%～20% 的概率于出生后几小时至 1 d 内出现一过性重症肌无力。其原因可能为患儿母亲为重症肌无力患者，其血液中的乙酰胆碱受体抗体通过血胎盘屏障进入新生儿体内，从而引起新生儿出现重症肌无力的临床表现。主要临床表现为哭声低弱、吮吸无力、动作减少、吞咽及呼吸困难、拥抱反射及深反射减弱或消失，经治疗后多数可在 1 周至 3 个月内缓解。② 先天性肌无力综合征。在出生短期内出现持续眼外肌麻痹。主要表现为眼睑下垂，眼球活动障碍，伴或不伴有面肌无力、哭声低微、吞咽困难和肢体无力，很少发生重症肌无力危象。本病病程较长，胆碱酯酶抑制剂疗效差，尤其是眼外肌麻痹很难得到完全缓解。常有重症肌无力家族史，但母亲并未患病。③ 少年型重症肌无力。多在 10 岁以后发病，多表现为单纯的眼外肌麻痹，部分患者伴有吞咽困难或四肢无力。

4. 亚组分类

根据患者的血清抗体及临床特点可将患者分为 6 个亚组。

（1）眼肌型重症肌无力（ocular myasthenia gravis，OMG）：可发生于任何年龄阶段。我国儿童及青少年的重症肌无力以眼肌型为主，很少向全身型转化。成人发病的 OMG，在眼肌症状出现 2 年内容易向全身型转化，亚裔人群 2 年自然转化率为 23%～31%，低于西方人群（50%～80%）；合并胸腺瘤、异常重复神经电刺激结果、乙酰胆碱受体抗体阳性、病情严重的 OMG 更易发生转化。早期免疫抑制治疗减少 OMG 继发转化，部分儿童及青少年 OMG 可能会自行缓解。

（2）乙酰胆碱受体-全身型重症肌无力：该类患者血清乙酰胆碱受体抗体阳性，无影像学怀疑或病理确诊的胸腺瘤。

（3）MuSK-重症肌无力：在 1%～4% 的重症肌无力患者血清中可检测到 MuSK-Ab，与乙酰胆碱受体抗体（IgG_1 和 IgG_3）不同，绝大多数 MuSK-Ab 属于 IgG_4 亚型，其与乙酰胆碱受体-IgG 极少同时出现。MuSK-重症肌无力受累肌群较局限，以眼球部、颈部及呼吸肌受累为主，其次为眼外肌、四肢肌，主要表现为眼球麻痹、面颈肌无力。MuSK-重症肌无力与 HLA-DQ5 相关，通常不伴胸腺异常。

（4）低密度脂蛋白受体相关蛋白 4（low-density lipoprotein receptor-related protein 4，LRP4）-重症肌无力：在 1%～5% 的重症肌无力及 7%～33% 的乙酰胆碱受体、MuSK-Ab 阴性重症肌无力患者血清中可检测出 LRP4 抗体。LRP4-重症肌无力的临床特点尚不完全明确，有研究表明该亚组患者临床症状较轻，部分患者可仅表现为眼外肌受累，很少出现肌无力危象；也有研究发现，LRP4 抗体阳性患者均为全身型重症肌无力，表现为严重的肢带肌无力或进行性延髓麻痹。目前研究尚未发现 LRP4-重症肌无力伴有胸腺异常。

（5）抗体阴性重症肌无力：极少部分患者血清无上述可检测到的抗体，包括乙酰胆碱受体、MuSK及LRP4抗体，称为抗体阴性重症肌无力。

（6）胸腺瘤相关重症肌无力：占重症肌无力患者的10%～15%，属于副肿瘤综合征，任何年龄均可发病，相对发病高峰在50岁左右。

五、辅助检查

1. 新斯的明试验

新斯的明是胆碱酯酶抑制剂，可使乙酰胆碱在神经肌肉接头处的浓度升高，从而改善重症肌无力患者的肌无力症状。成人肌内注射甲基硫酸新斯的明1～1.5 mg，同时注射阿托品0.5 mg以对抗新斯的明的胆碱能副作用（如心动过缓、腹痛、腹泻、出汗等）。注射前需要记录患者肌无力的严重程度，注射后每10 min观察一次患者的症状改善情况，持续观察60 min。如果注射新斯的明后患者的肌无力症状明显改善，则为新斯的明试验阳性，支持重症肌无力的诊断。

2. 血清抗体检测

血清抗体检测是诊断重症肌无力最常用的血清学指标。80%～90%的全身型重症肌无力患者乙酰胆碱受体抗体阳性，而在单纯眼肌型患者中，阳性率约为50%。在10%～20%的乙酰胆碱受体抗体阴性重症肌无力患者血清中可检测到MuSK-Ab，在7%～33%的乙酰胆碱受体、MuSK-Ab阴性重症肌无力患者中可检测出LRP4抗体。

3. 低频重复神经电刺激

重症肌无力患者在低频刺激下，神经肌肉接头处的乙酰胆碱释放减少，导致肌肉动作电位波幅递减。采用表面电极刺激运动神经，频率为2～3 Hz，记录肌肉动作电位。如果第4～5波的波幅比第1波的波幅下降超过10%，则为低频重复神经电刺激阳性，提示神经肌肉接头传递功能障碍。

4. 单纤维肌电图

通过测量同一运动单位内的两个肌纤维的动作电位发放时间间隔（颤抖）来评估神经肌肉接头的功能。重症肌无力患者由于神经肌肉接头传递不稳定，颤抖增宽。通常使用特殊的针电极插入肌肉，同时记录两个肌纤维的动作电位。如果颤抖值超过正常范围（一般为55 μs），则提示神经肌肉接头传递异常。

5. 胸腺影像学检查

胸部CT、MRI检查可用于检测胸腺是否存在增生或胸腺瘤。70%～80%的重症肌无力患者伴有胸腺增生，10%～15%的患者伴有胸腺瘤。

六、诊断与鉴别诊断

（一）诊断

典型的临床表现：部分或全身骨骼肌肉极易疲劳，活动后症状加重，休息和胆碱酯酶抑制剂治疗后症状减轻，伴有上睑下垂、复视、吞咽困难等症状。

在具有典型重症肌无力临床特征的基础上，满足以下3点中的任意一点即可做出诊断，包括药理学检查、电生理学特征及血清抗乙酰胆碱受体等抗体检测。同时需要排除其他疾病。所有确诊重症肌无力患者需要进一步完善胸腺影像学检查（纵隔CT或MRI），进一步行亚组分类。

（二）鉴别诊断

1. 与其他神经肌肉疾病鉴别

（1）兰伯特-伊顿（Lambert-Eaton）综合征：与重症肌无力类似，也可出现肢体无力，但通常下肢症状更明显，且较少累及眼部和面部肌肉。患者在活动后症状可短暂改善，这与重症肌无力的活动后加重相反。低频重复神经电刺激时，波幅递减不如重症肌无力明显；高频重复神经电刺激（大于 10 Hz）时，波幅递增超过 200%，而重症肌无力无此现象。本病多与恶性肿瘤相关，尤其是小细胞肺癌。

（2）进行性肌营养不良：主要表现为进行性加重的肌肉无力和萎缩，多从下肢近端开始，逐渐向上发展。患者常伴有肌肉假性肥大，如腓肠肌肥大。与重症肌无力的波动性无力不同，进行性肌营养不良的无力症状呈持续性进展。血清 CK 显著升高，肌电图显示肌源性损害，肌肉活检可见肌纤维坏死、再生和脂肪浸润等改变。

（3）先天性肌无力综合征：出生时或儿童期起病，可有眼睑下垂、眼球运动障碍、吞咽困难等症状，部分患者的症状也有波动性，但通常病情相对稳定。血清乙酰胆碱受体抗体通常阴性，肌电图检查可发现神经肌肉接头传递功能障碍，基因检测可发现相关基因突变。

（4）运动神经元病（进行性延髓麻痹）：尤其须与 MuSK-重症肌无力相鉴别，患者均以延髓症状为突出表现，进行性延髓麻痹可出现上运动神经元损害证据；若患者病程较长，病程中出现眼睑下垂及复视，缺乏上运动神经元损害的证据，需要警惕有无 MuSK-重症肌无力的可能，建议行 MuSK-Ab 检测。

（5）肉毒毒素中毒：由肉毒杆菌毒素累及神经肌肉接头突触前膜所致，表现为眼外肌麻痹，以及吞咽、构音、咀嚼无力，肢体对称性弛缓性瘫痪，可累及呼吸肌。若为食物肉毒毒素中毒，在肌无力之前可出现严重恶心、呕吐。瞳孔扩大和对光反射迟钝、四肢腱反射消失、突出的自主神经症状有助于将肉毒毒素中毒与重症肌无力鉴别。电生理检查结果与 LEMS 相似，即低频重复神经电刺激可见波幅递减，高频重复神经电刺激波幅增高或无反应，取决于中毒程度。对血清、粪便及食物进行肉毒杆菌分离及毒素鉴定可明确诊断。

2. 与其他导致眼睑下垂和复视的疾病鉴别

（1）动眼神经麻痹：可出现单侧眼睑下垂和眼球运动障碍，常伴有瞳孔散大。其症状突然出现，且无疲劳性和波动性。多由颅内动脉瘤、脑血管病、颅内肿瘤等引起。

（2）眼肌型肌营养不良：主要影响眼外肌，导致眼睑下垂和复视。通常无明显的“晨轻暮重”和疲劳性，病情进展缓慢。血清 CK 可轻度升高，肌电图显示肌源性损害。

（3）格雷夫斯（Graves）眼病：属于自身免疫性甲状腺疾病，表现为自限性眼外肌无力、眼睑退缩，不伴眼睑下垂。眼眶 CT 或 MRI 检查显示眼外肌肿胀，甲状腺功能亢进或减退，抗甲状腺球蛋白抗体、抗甲状腺微粒体抗体或抗促甲状腺激素受体抗体阳性。

3. 与其他导致吞咽困难的疾病鉴别

（1）延髓麻痹：分为真性延髓麻痹和假性延髓麻痹。真性延髓麻痹主要表现为吞咽困难、饮水呛咳、声音嘶哑等，同时伴有舌肌萎缩和震颤；假性延髓麻痹除表现为吞咽困难外，还可伴有强哭强笑等情感障碍。两者的症状无明显的疲劳性和波动性。头颅 MRI 等检查可发现脑干病变。

（2）食管疾病：如食管炎、食管肿瘤等，可导致吞咽困难，但通常不伴有眼部、面部等其他部位的肌肉无力症状，也无疲劳性和“晨轻暮重”的特点。食管造影、胃镜等检查可发现食管病变。

七、治疗

1. 胆碱酯酶抑制剂

胆碱酯酶抑制剂通过抑制胆碱酯酶的活性,减少乙酰胆碱的水解,从而增加神经肌肉接头处乙酰胆碱的浓度,改善肌肉无力症状。最常用的是溴吡斯的明,它是治疗重症肌无力的一线药物,成人一般起始剂量为 60 mg,口服,每日 3 ~4 次。根据患者的症状和耐受情况,可逐渐增加剂量。最大剂量一般不超过每日 480 mg。根据患者对溴吡斯的明的敏感程度进行剂量的个体化应用,达到治疗目标时可逐渐减量或停药。溴新斯的明:常用剂量为 15 ~30 mg,口服,每日 3 ~4 次。

2. 免疫抑制剂

免疫抑制剂包括糖皮质激素和其他口服非激素类免疫抑制剂,如硫唑嘌呤、他克莫司、吗替麦考酚酯、环孢素、甲氨蝶呤及环磷酰胺。非激素类免疫抑制剂在糖皮质激素减量及预防重症肌无力复发中发挥重要作用。

(1) 糖皮质激素:具有强大的免疫抑制作用,可抑制 T 细胞和 B 细胞的功能,减少抗体的产生,减轻免疫反应对神经肌肉接头的损伤。糖皮质激素为治疗重症肌无力的一线药物,可使 70% ~80% 的患者症状得到明显改善。

大剂量冲击疗法:适用于重症肌无力危象或病情较重的患者。例如,甲泼尼龙 1 000 mg/d,静脉滴注,连用 3 ~5 d,随后每日减半,然后改为口服泼尼松 50 mg,待病情平稳后逐渐减量。

小剂量递增法: 隔日每晨顿服泼尼松 20 mg,每周递增 10 mg,直至隔日每晨顿服 60 ~80 mg,待症状稳定改善后,逐渐减量至隔日 5 ~15 mg 维持数年。此法可避免用药初期病情加重。为避免口服大剂量激素,治疗初期与其他非激素类口服免疫抑制剂联用,可更快达到治疗目标。长期应用激素者应注意激素的不良反应,如食量增加、体重增加、向心性肥胖、血压升高、血糖升高、白内障、青光眼、内分泌功能紊乱、精神障碍、骨质疏松、股骨头坏死、消化道症状等。

(2) 硫唑嘌呤:通过抑制嘌呤合成,从而抑制淋巴细胞的增殖和功能,降低免疫反应。与糖皮质激素联合使用,有助于激素减量和防止疾病复发。多于服药后 3 ~6 个月起效,1 ~2 年后可达全效,可使 70% ~90% 的重症肌无力患者症状得到明显改善。一般从小剂量开始,每日 50 mg,口服,每 2 ~4 周增加 50 mg,直至每日 2 ~3 mg/kg 的维持剂量,分 2 ~3 次口服。使用过程中需要定期监测血常规和肝功能。

(3) 环孢素:通过干扰钙调神经磷酸酶信号,抑制包括 IL-2 和干扰素 γ 在内的促炎细胞因子分泌,从而发挥免疫抑制作用。3 ~6 个月起效,用于对激素及硫唑嘌呤疗效差或不能耐受其副作用的患者。环孢素早期与激素联合使用,可显著改善肌无力症状,并降低血中乙酰胆碱受体抗体滴度,但肾毒性较大。

使用方法:按体重 2 ~4 mg/(kg · d) 口服,使用过程中应监测血浆环孢素药物浓度,推荐血药浓度为 100 ~150 ng/mL,并根据浓度调整环孢素剂量。因环孢素肾毒性较大,以及和其他药物之间存在相互作用,不作为首选推荐。

(4) 他克莫司:与环孢素作用机制相似,通过抑制钙神经素发挥免疫调节作用,耐受性较好,肾毒性小。他克莫司适用于不能耐受激素和其他免疫抑制剂副作用或对其疗效差的重症肌无力患者,特别是 RyR 抗体阳性者。他克莫司起效快,一般 2 周左右起效,疗效呈剂量依赖性。

使用方法:3.0 mg/d,分 2 次空腹口服,或按体重 0.05 ~0.10 mg/(kg · d)。可于服药或者调整药物剂量 3 ~4 d 后筛查血药浓度，理想谷浓度为 2 ~9 ng/mL。研究表明，他克莫司谷浓度≥4.8 ng/mL时，92%的患者可达到微小状态或更好的状态。主要副作用包括血糖升高、血镁降低、震颤、肝肾功能的损害，以及罕见的骨髓抑制。

3. 靶向生物制剂

目前临床上用于重症肌无力治疗的靶向生物制剂包括已经被美国 FDA 批准使用的靶向补体的依库珠单抗(eculizumab)，以及适应证外用药的靶向 B 细胞的利妥昔单抗(rituximab，RTX)。此外，一些靶向免疫系统不同组分的生物制剂仍在临床前研究，如靶向 B 细胞激活因子(B lymphocyte stimulating factor，BLyS)的贝利单抗(belimumab)，以及靶向新生儿 Fc 受体的艾加莫德(efgartigimod)等。

4. 胸腺治疗

(1) 胸腺切除术：适用于伴有胸腺增生或胸腺瘤的重症肌无力患者，尤其是年轻患者。一般建议在发病后 1 ~2 年内进行手术。部分患者在胸腺切除术后症状可明显改善，甚至完全缓解。胸腺切除方式包括经典的经胸骨正中胸腺切除，以及近年来广泛应用的微创手术切除胸腺，如 VATS 及“达芬奇”系统机器人手术。微创手术已成为胸腺切除的主流术式，与开胸手术相比，微创手术创伤小，住院时间短，止痛药物使用少，创口外观处理效果更美观。但术式与疗效之间的关系仍缺乏相应的随机对照研究。

胸腺切除需要在患者病情相对稳定，能够耐受手术的情况下进行。若症状严重，除非怀疑高度恶性胸腺瘤者外，可先给予相应治疗，待病情稳定后再行手术，有助于减少、防止术后肌无力危象的发生。

(2) 胸腺放疗：对于不能耐受手术或手术风险较大的患者，可考虑胸腺放疗。通常采用高能射线对胸腺进行照射，总剂量一般为 40 ~50 Gy，分多次进行。

5. 重症肌无力危象的治疗

(1) 肌无力危象：胆碱酯酶抑制剂用量不足所致，患者的肌无力症状突然加重，出现呼吸肌无力，导致呼吸困难，甚至危及生命。治疗措施为增加胆碱酯酶抑制剂的用量，同时保持呼吸道通畅，必要时进行气管插管或气管切开，使用呼吸机辅助呼吸。

(2) 胆碱能危象：由于胆碱酯酶抑制剂用量过大，导致乙酰胆碱在神经肌肉接头处过度积聚，引起肌肉过度兴奋后抑制。患者除肌无力症状加重外，还可出现胆碱能中毒症状，如瞳孔缩小、腹痛、腹泻、出汗等。治疗措施为立即停用胆碱酯酶抑制剂，静脉注射阿托品以对抗胆碱能症状，同时保持呼吸道通畅，必要时进行机械通气。

(3) 反拗危象：患者在治疗过程中，对胆碱酯酶抑制剂的敏感性发生变化，突然出现肌无力症状加重，且对胆碱酯酶抑制剂和胆碱能拮抗剂均无明显反应。治疗措施为暂停使用胆碱酯酶抑制剂，保持呼吸道通畅，给予人工呼吸或机械通气，同时可使用大剂量糖皮质激素或血浆置换等治疗方法。

静脉输注免疫球蛋白和血浆置换：主要用于病情快速进展、危及生命的情况，如肌无力危象、严重的球麻痹所致吞咽困难、肌无力患者胸腺切除术前和围手术期治疗，可使绝大部分患者的病情得到快速缓解。为达到持续缓解，可同时启动免疫抑制治疗(非激素类免疫抑制剂)，因激素早期可一过性加重病情，甚至诱发肌无力危象，于静脉输注免疫球蛋白和血浆置换后症状稳定时添加激素治疗。免疫球蛋白多于使用后 5 ~10 d 起效，作用可持续 2 个月左右。在稳定的中、重度重症肌无力患者中重复使用并不能增加疗效或减少糖皮质激素的用量。

八、合并症及预后

重症肌无力患者可合并 Graves 病、多发性肌炎、多发性硬化、干燥综合征、周期性麻痹、桥本甲状腺炎、类风湿关节炎、系统性红斑狼疮、吉兰-巴雷(Guillain-Barré)综合征、再生障碍性贫血等疾病,部分患者还可能累及心肌,表现为心电图异常、心律失常等。因此,在积极治疗重症肌无力的同时,还要兼顾可能合并的其他疾病。

重症肌无力的预后一般较好,与疾病的类型、严重程度及是否合并胸腺病变等因素有关。单纯眼肌型重症肌无力患者预后相对较好;全身型重症肌无力患者,如果病情进展迅速,累及多个重要器官和系统,如呼吸肌、吞咽肌等,预后较差,甚至发展为重症肌无力危象,会严重威胁生命安全。在确诊后及时使用免疫抑制剂、进行胸腺手术等,能够有效控制病情的发展,减少并发症的发生,提高患者的生活质量,延长生存期。

【典型病例】

患者男性,32 岁,主诉疲劳和肌肉无力,特别是在傍晚时分更为明显。近期发现眼睑下垂和咀嚼困难。神经科检查显示额头和上肢肌肉无力加重,反复咀嚼导致咀嚼肌疲劳。进行了冰块测试,结果呈阳性,眼睑明显改善。

问题 1:该患者应进行哪些检查以确诊?

患者诊断考虑重症肌无力,可进行以下检查以明确诊断:新斯的明试验或腾喜龙试验、乙酰胆碱受体抗体检测、重复神经电刺激与单纤维肌电图、胸部 CT 或 MRI。若乙酰胆碱受体抗体阴性,需检测 MuSK-Ab 或 LRP4 抗体,以明确是否为特殊亚型。

问题 2:对于确诊的重症肌无力患者,推荐哪些治疗方案?

治疗方案需根据病情严重程度、胸腺情况及患者个体差异制订,治疗方法有:① 胆碱酯酶抑制剂;② 糖皮质激素;③ 激素无效或需减量者可应用免疫抑制剂;④ 若胸腺 CT 显示胸腺瘤或增生,可考虑手术切除;⑤ 急性期治疗可选择静脉注射免疫球蛋白(IVIG)或血浆置换;⑥ 新型靶向药物,如克拉屈滨、补体抑制剂(依库珠单抗)或 FcRn 拮抗剂(艾加莫德)。

【思考题】

简答题

(1) 胸腺在重症肌无力发病中的作用是什么?为何部分患者需行胸腺切除术?

(2) 胆碱酯酶抑制剂(如溴吡斯的明)的作用机制及使用注意事项是什么?

(3) 胸腺术后患者可能出现哪些并发症?如何预防术后肌无力危象?

第三节　神经源性肿瘤

一、定义及流行病学

纵隔神经源性肿瘤是指起源于纵隔神经组织的肿瘤。纵隔内含有丰富的神经组织，包括交感神经干、迷走神经、膈神经等，这些神经组织在胚胎发育过程中异常增生或分化，就可能形成神经源性肿瘤。肿瘤可来源于神经鞘细胞、神经节细胞、副神经节细胞等多种细胞类型。

纵隔神经源性肿瘤绝大多数发生于后纵隔，这是因为后纵隔含有丰富的神经组织，特别是交感神经链。少数神经源性肿瘤也可发生于前纵隔或中纵隔。纵隔神经源性肿瘤是纵隔肿瘤中较为常见的类型，占纵隔肿瘤的15%～30%，一般无明显性别差异，可发生于任何年龄，但在儿童中相对更为常见，占儿童纵隔肿瘤的50%～60%。大多数纵隔神经源性肿瘤为良性，常见类型包括神经鞘瘤、神经纤维瘤等；恶性肿瘤相对少见，如神经母细胞瘤、恶性神经鞘瘤等。恶性纵隔神经源性肿瘤多见于儿童，尤其是婴幼儿，且预后通常较差。

二、病因

纵隔神经源性肿瘤无明确病因，可能与其发病相关的因素如下。

（1）胚胎发育异常：在胚胎发育过程中，神经嵴细胞迁移、分化形成神经组织。如果这一过程中出现异常，神经嵴细胞可能异常增殖或分化不完全，从而导致纵隔神经源性肿瘤的发生。例如，交感神经节细胞在胚胎发育期间未能正常成熟，就可能形成神经母细胞瘤等肿瘤。

（2）基因突变：① 肿瘤抑制基因失活。某些肿瘤抑制基因的失活可能在纵隔神经源性肿瘤的发生中起重要作用。例如，NF1 基因（神经纤维瘤病 1 型基因）的突变与神经纤维瘤的发生密切相关。当 NF1 基因发生突变后，其编码的神经纤维瘤蛋白功能异常，不能正常抑制细胞增殖，导致神经纤维细胞过度增生形成肿瘤。② 原癌基因激活。原癌基因的激活也可能导致细胞异常增殖。例如，MYCN 基因在神经母细胞瘤中常出现扩增，使得细胞生长失去控制，促进肿瘤的形成。

三、分类

纵隔神经源性肿瘤大部分为良性，仅少部分为恶性。

（1）良性纵隔神经源性肿瘤：① 来源于周围神经鞘膜的良性肿瘤，如神经鞘细胞瘤（Schwann 瘤）、神经纤维瘤、黑色素性 Schwann 瘤；② 来源于交感神经节的良性肿瘤，如神经节细胞瘤；③ 来源于迷走神经副神经节的良性肿瘤，如神经节细胞瘤（化学感受器瘤）、嗜铬细胞瘤。

（2）恶性纵隔神经源性肿瘤：① 来源于周围神经鞘膜的恶性肿瘤，如神经鞘细胞瘤发生恶性变成为恶性 Schwann 瘤（神经源性肉瘤）；② 来源于交感神经节的恶性肿瘤，如来源于自主神经系统的神经母细胞瘤、神经节细胞母细胞瘤，多见于年幼患者；③ 来源于迷走神经副神经节的恶性肿瘤，包括恶性副神经节细胞瘤、恶性嗜铬细胞瘤，较少见。

四、临床表现

多数纵隔神经源性肿瘤患者缺乏临床症状，可能在体检或者因其他疾病进行影像学检查时偶然发现肿瘤。

1. 局部压迫症状

周围组织受压可出现咳嗽、胸痛、上腔静脉综合征等症状。距离心脏较近的肿瘤对心脏或心脏周围神经的压迫可影响心脏的正常电生理活动，导致心律失常，如心动过速、心动过缓、期前收缩等。肿瘤发生于椎间孔神经根时，瘤体可穿过椎间孔向内孔扩展形成哑铃状肿瘤，往往伴有脊髓压迫症状。

2. 神经症状

（1）Horner 综合征：当肿瘤压迫交感神经干时，可出现 Horner 综合征，表现为患侧瞳孔缩小、上睑下垂、眼球内陷、面部无汗等。

（2）臂丛神经受压症状：臂丛神经受压可导致上肢放射性疼痛，也可有感觉减退或丧失，出现上肢麻木感；受压严重时会影响上肢肌肉的神经支配，导致肌肉力量减弱，甚至可导致肌肉萎缩。

3. 全身症状

神经节细胞瘤与神经母细胞瘤可导致腹泻、腹胀、面部潮红、多汗等症状。

五、辅助检查

（一）影像学检查

X 线检查可初步判断肿瘤的部位，大多数纵隔神经源性肿瘤位于后纵隔；也可展示肿瘤形态、周围骨质改变。CT 检查可以清晰显示肿瘤的大小、形状、位置，以及与周围组织的关系。肿瘤多表现为软组织密度影，部分肿瘤如神经母细胞瘤内部可见钙化。增强 CT 可以观察肿瘤的血供情况，恶性肿瘤强化多不均匀。MRI 检查对纵隔神经源性肿瘤的诊断具有重要价值，在判断肿瘤与周围神经、血管等软组织的关系方面具有优势。不同类型的神经源性肿瘤在 MRI 上具有不同的信号特点，如神经鞘瘤在 T_1 加权像上呈等信号或稍低信号，T_2 加权像上呈高信号。

（二）实验室检查

（1）NSE：在神经母细胞瘤等神经源性恶性肿瘤中，NSE 水平可能升高。它可以作为诊断、监测治疗效果及判断预后的参考指标之一。

（2）儿茶酚胺类物质：某些神经源性肿瘤，如嗜铬细胞瘤，可分泌围组织关系等可进行初步判断，并评估是否可进行手术治疗及制订手术治疗方案。神经源性肿瘤在影像学上主要表现为位于脊柱旁边界清楚、密度均匀的软组织影。肿瘤标志物检测：NSE升高提示可能存在神经母细胞瘤等恶性神经源性肿瘤；儿茶酚胺类物质升高可能与嗜铬细胞瘤有关。

病理检查是诊断的“金标准”，可明确肿瘤的组织来源、细胞类型、分化程度等，免疫组化检查可进一步确定肿瘤的来源和性质。

（二）鉴别诊断

（1）胸腺瘤：多位于前纵隔，CT上胸腺瘤通常表现为均匀的软组织密度影，可有分叶，部分可伴有囊性变。病理检查可见肿瘤由胸腺上皮细胞和淋巴细胞组成。

（2）淋巴瘤：可累及纵隔多部位，中纵隔常见。CT显示淋巴结肿大，可融合成块，增强扫描多呈均匀强化。病理检查可见淋巴细胞异常增生。

（3）生殖细胞肿瘤：多位于前纵隔，畸胎瘤在CT上可表现为含有脂肪、钙化、软组织等多种成分的混杂密度影。病理特征为包含多种生殖细胞成分。

（4）食管肿瘤：位于食管走行区域。食管造影或CT检查可显示食管壁增厚、管腔狭窄等改变。临床主要表现为进行性吞咽困难等与进食相关的症状。

（5）脊柱结核：起源于脊柱。脊柱结核可在CT或MRI上显示脊柱骨质破坏、椎间隙变窄、寒性脓肿等。可伴有脊柱疼痛、活动受限等症状。

七、治疗

（一）手术治疗

1. 手术切除原则

（1）完全切除：手术切除是纵隔神经源性肿瘤的主要治疗方法。对于良性肿瘤，应尽可能完整地切除肿瘤及其包膜，以避免肿瘤残留和复发。

（2）扩大切除：对于恶性肿瘤，除了切除肿瘤本身外，还需要根据肿瘤的侵犯范围进行扩大切除（包括受累的周围组织、淋巴结等），以提高治疗效果。

2. 手术方式

（1）传统开胸手术：适用于肿瘤较大、与周围组织粘连严重或怀疑恶性肿瘤侵犯范围较广的情况。手术视野暴露较好，但创伤较大，术后恢复时间较长。

（2）胸腔镜手术：对于一些较小、位置较局限的纵隔神经源性肿瘤，可以选择胸腔镜手术。这种手术方式具有创伤小、出血少、术后疼痛轻、恢复快等优点，但对手术医生的技术要求较高。

（3）机器人辅助手术：机器人辅助微创手术近年来取得了较大进展，在复杂纵隔肿瘤的手术治疗上有良好前景。例如，对于哑铃型神经源性肿瘤，机器人辅助手术具有一定的优势。

3. 手术风险及并发症处理

（1）出血：手术过程中可能损伤纵隔内的大血管，导致出血。术前应充分评估肿瘤与血管的关系，做好备血等准备工作。术中如发生出血，应及时止血，必要时进行血管修补或重建。

（2）神经损伤：由于肿瘤与神经组织关系密切，手术可能导致神经损伤。例如，损伤交感神经可导致Horner综合征，损伤臂丛神经可引起上肢感觉和运动功能障碍。手术中应仔细辨认神经结构，尽量避免神经损伤。一旦发生神经损伤，可给予营养神经等药物治疗，并进行康复训练。

（3）术后感染：术后可能发生切口感染、胸腔感染等。应严格遵守无菌操作原则，术后加强护理，保持切口清洁，合理使用抗生素预防感染。如发生感染，应及时进行抗感染治疗，并处理感染灶。

（二）放疗

1. 适应证

（1）恶性肿瘤术后辅助治疗：对于恶性纵隔神经源性肿瘤，如神经母细胞瘤、恶性神经鞘瘤等，手术后进行放疗可以杀灭残留的肿瘤细胞，降低局部复发率。

（2）不能手术切除的肿瘤：对于一些因肿瘤侵犯范围广、患者身体状况差等原因无法进行手术切除的恶性肿瘤，放疗可以作为一种姑息治疗手段，缓解肿瘤引起的症状，控制肿瘤的生长。

2. 放疗方式

（1）常规放疗：采用传统的放疗设备，对肿瘤区域进行外照射。这种方法技术相对成熟，但对周围正常组织的辐射剂量较大，可能导致一些放疗相关的并发症。

（2）适形放疗和调强放疗：利用先进的放疗设备和技术，根据肿瘤的形状和大小，调整放疗剂量的分布，使高剂量区集中在肿瘤区域，减少对周围正常组织的照射，提高放疗的效果，降低并发症的发生率。

（三）化疗

1. 适应证

（1）恶性肿瘤的综合治疗：主要用于恶性纵隔神经源性肿瘤，如神经母细胞瘤等。化疗可以与手术、放疗等联合应用，提高治疗效果。

（2）晚期肿瘤的姑息治疗：对于晚期恶性肿瘤，化疗可以缓解症状，延长患者的生存期。

2. 化疗方案

（1）常用化疗药物：包括环磷酰胺、阿霉素、顺铂、依托泊苷等。对于不同类型的恶性神经源性肿瘤，可根据其生物学特性选择不同的化疗药物组合。

（2）化疗周期和剂量：化疗一般需要多个周期，每个周期之间有一定的间隔。化疗剂量应根据患者的身体状况、年龄、肝肾功能等因素进行调整，以确保治疗的安全性和有效性。

八、预后

大多数良性纵隔神经源性肿瘤如神经鞘瘤、神经纤维瘤、神经节细胞瘤等，手术切除后预后良好，复发率较低。患者术后一般可以完全恢复正常生活和工作，长期生存率高。如果肿瘤与重要神经、血管粘连严重，手术切除不完全，可能导致肿瘤残留，有复发的风险，同时存在恶性变倾向。此外，手术过程中造成的神经、血管损伤等并发症也可能对患者的预后产生一定影响。

恶性纵隔神经源性肿瘤的预后与肿瘤的组织类型、分化程度、临床分期、治疗方法等因素有关。神经母细胞瘤的预后相对较差，尤其是高危组患者；而恶性神经鞘瘤的预后取决于肿瘤的分化程度和侵袭范围。肿瘤细胞分化程度越低，恶性程度越高，预后越差。总体而言，恶性纵隔神经源性肿瘤的预后较差。

第四节　生殖细胞肿瘤

一、定义及流行病学

纵隔生殖细胞肿瘤是一组起源于原始生殖细胞的肿瘤，这些原始生殖细胞在胚胎发育过程中迁移异常，残留于纵隔内并异常增殖而形成肿瘤。纵隔生殖细胞肿瘤包含多种不同的病理类型，常见的有畸胎瘤、精原细胞瘤、非精原细胞性生殖细胞肿瘤（如胚胎癌、内胚窦瘤、绒毛膜癌等）。

纵隔生殖细胞肿瘤占纵隔肿瘤的10%～15%。其可发生于各个年龄段，在儿童和青少年纵隔肿瘤中，发病率相对较高，占儿童纵隔肿瘤的20%～30%。非精原细胞性生殖细胞肿瘤在男性中的发病率高于女性，男女比例为（2～3）：1；而畸胎瘤的性别差异相对较小。绝大多数纵隔生殖细胞肿瘤发生于前纵隔，这与原始生殖细胞的胚胎发育残留位置有关。畸胎瘤可分为成熟畸胎瘤（良性）和未成熟畸胎瘤（恶性），成熟畸胎瘤相对常见。精原细胞瘤为低度恶性肿瘤。非精原细胞性生殖细胞肿瘤多为恶性，且恶性程度较高。

二、病因与病理

1. 病因

（1）胚胎发育异常：在胚胎发育过程中，原始生殖细胞从卵黄囊迁移至生殖嵴。如果这些原始生殖细胞在迁移过程中出现异常，未能到达生殖嵴而残留于纵隔内，在某些因素的刺激下，这些残留的原始生殖细胞就可能发生异常增殖，从而形成纵隔生殖细胞肿瘤。

（2）遗传因素：部分纵隔生殖细胞肿瘤存在染色体异常。例如，在非精原细胞性生殖细胞肿瘤中，常见12p等染色体片段的扩增或缺失。这些染色体异常可能导致细胞增殖、分化等过程紊乱，从而促进肿瘤的发生。

（3）基因突变：某些基因的突变可能与纵隔生殖细胞肿瘤的发生相关。比如，KIT基因等的突变可能在肿瘤的发生发展中起作用。

（4）环境因素：长期接触某些化学物质，如多环芳烃、亚硝胺类等致癌物质，可能增加纵隔生殖细胞肿瘤的发生风险。电离辐射是一种已知的致癌因素。如果人体在胚胎发育阶段或儿童时期受到电离辐射，可能影响原始生殖细胞的正常发育，引发纵隔生殖细胞肿瘤。

2. 病理类型

纵隔生殖细胞肿瘤可分为三类：畸胎瘤、精原细胞肿瘤、非精原细胞性生殖细胞肿瘤。纵隔畸胎瘤占纵隔生殖细胞肿瘤的60%～70%。畸胎瘤可分为成熟畸胎癌、不成熟畸胎癌、成熟/不成熟畸胎瘤伴其他相关恶性成分三种类型，绝大多数为成人成熟畸胎瘤，属于良性肿瘤。若瘤内含有胎儿发育过程中任何典型的不成熟的成分，则称作未成熟畸胎瘤，其中绝大多数亦属于良性肿瘤。若瘤内含有非生殖细胞来源的恶性肿瘤成分，如肉瘤或癌，则称作含体细胞型恶性畸胎瘤。

纵隔精原细胞肿瘤与纵隔非精原细胞性生殖细胞肿瘤均属于恶性肿瘤。其中，纵隔精原细胞肿瘤占30%～40%，其余为纵隔非精原细胞性生殖细胞肿瘤，包括绒毛膜癌、卵黄囊肿瘤、胚胎癌（恶性畸胎瘤)及混合型肿瘤。

三、临床表现

1. 局部压迫症状

肿瘤较大时可压迫气管、支气管等出现咳嗽、呼吸困难,肿瘤侵犯或压迫周围的胸膜、胸壁等结构可引发胸痛。疼痛性质多样,可为隐痛、钝痛或刺痛;疼痛程度与肿瘤的侵犯程度和患者的个体敏感性有关。如果肿瘤压迫上腔静脉,会导致上腔静脉回流受阻,严重者会影响脑部血液回流,导致患者出现视力模糊、意识障碍等。在极少数情况下,肿瘤侵犯心包或导致心包积液,可引起心脏压塞。

2. 全身症状

全身症状相对少见,恶性肿瘤可导致发热、乏力、消瘦。某些纵隔生殖细胞肿瘤,如绒毛膜癌,可分泌 HCG 等激素。高水平的 HCG 可导致男性患者出现乳腺发育等内分泌紊乱症状。

四、辅助检查

(一)影像学检查

(1)X 线检查:多数纵隔生殖细胞肿瘤位于前纵隔。畸胎瘤可呈圆形、椭圆形或分叶状;精原细胞瘤多为圆形或类圆形;非精原细胞性生殖细胞肿瘤形态多不规则。成熟畸胎瘤内若有骨骼、牙齿等,在 X 线检查上可显示高密度影。

(2)CT 检查:能更清晰地显示肿瘤的大小、形状、位置,以及与周围组织的关系。畸胎瘤表现为混杂密度影,可含有脂肪、液体、软组织、骨骼等多种成分;精原细胞瘤多为均匀的软组织密度;非精原细胞性生殖细胞肿瘤密度多不均匀,常伴有坏死、出血。良性肿瘤边界较清晰,恶性肿瘤边界欠清晰,常侵犯周围组织。精原细胞瘤一般强化均匀;非精原细胞性生殖细胞肿瘤强化不均匀,坏死区域无强化。

(3)MRI 检查:在判断肿瘤与周围软组织的关系方面具有优势。不同类型的纵隔生殖细胞肿瘤在 MRI 上有不同的信号特点。例如,畸胎瘤内的脂肪成分在 T_1 加权像上呈高信号,在 T_2 加权像上也呈高信号;精原细胞瘤在 T_1 加权像上呈等信号或稍低信号,在 T_2 加权像上呈稍高信号。

(二)实验室检查

(1)AFP:内胚窦瘤、胚胎癌等非精原细胞性生殖细胞肿瘤患者血清 AFP 水平常升高。

(2)HCG:绒毛膜癌、胚胎癌等患者血 HCG 水平升高。

(3)乳酸脱氢酶:精原细胞瘤等生殖细胞肿瘤患者血清乳酸脱氢酶水平可能升高,且其升高水平与肿瘤负荷、疾病进展等相关。

(三)病理学检查

经皮穿刺活检、纵隔镜活检或手术切除标本病理检查可明确肿瘤的组织来源、细胞类型、分化程度及是否恶性变等。对手术切除标本进行免疫组化染色,可进一步确定肿瘤的类型和来源。例如,通过检测胎盘碱性磷酸酶可辅助诊断精原细胞瘤。

五、诊断与鉴别诊断

（一）诊断

纵隔生殖细胞肿瘤的诊断主要依靠影像学检查，但可能无法区分具体组织学类型。此外，血清标志物是良好的参考指标。HCG、AFP及乳酸脱氢酶在该评估中具有重要意义。由于畸胎瘤术前确定良恶性比较困难，具有恶性变及穿破邻近组织的可能，因此需要谨慎穿刺。

（二）鉴别诊断

（1）胸腺瘤：多位于前纵隔。CT上胸腺瘤通常表现为均匀的软组织密度影，可有分叶，部分可伴有囊性变。胸腺瘤由胸腺上皮细胞和淋巴细胞组成。患者可伴有重症肌无力等自身免疫性疾病相关症状。

（2）淋巴瘤：可累及纵隔多部位，中纵隔常见，但也可发生在前纵隔。CT显示淋巴结肿大，可融合成块，增强扫描多呈均匀强化。病理检查可见淋巴细胞异常增生。患者可能有发热、盗汗、体重减轻等全身症状，同时可伴有浅表淋巴结肿大等。

（3）纵隔囊肿：可发生在纵隔不同部位。CT上多表现为圆形或椭圆形的囊性低密度影，边界清晰，无强化或仅有囊壁轻度强化。囊壁由纤维组织或上皮组织构成，囊内含有液体。患者一般无明显症状，囊肿较大时可出现压迫症状。

（4）胸骨后甲状腺肿：CT或MRI可显示甲状腺组织延伸至胸骨后，与甲状腺相连，密度或信号与正常甲状腺相似。病理检查为甲状腺组织。部分患者可伴有甲状腺功能亢进或减退相关症状。

六、治疗

（一）手术治疗

对于良性肿瘤，如成熟畸胎瘤，手术的主要目标是完整切除肿瘤，包括其包膜，以避免肿瘤残留和复发。对于恶性肿瘤，尽可能切除所有可见的肿瘤组织，以减少肿瘤负荷。在手术过程中，要注意保护周围重要的器官和结构，如心脏、大血管、气管、食管等，避免手术并发症的发生。

传统开胸手术适用于肿瘤较大、与周围组织粘连严重或侵犯周围重要结构的情况。这种手术方式可以提供较好的手术视野，但手术创伤较大，术后恢复时间较长。胸腔镜手术及机器人辅助手术适用于一些较小的、边界清晰、未侵犯周围重要结构的纵隔生殖细胞肿瘤，具有创伤小、出血少、术后疼痛轻、住院时间短等优点。

手术风险及并发症处理如下。

（1）出血：手术中可能损伤纵隔内的大血管导致出血。术前应充分评估肿瘤与血管的关系，做好备血等准备工作。术中如发生出血，应及时止血，必要时进行血管修补或重建。

（2）气胸：手术过程中可能导致胸膜破裂，引起气胸。少量气胸可自行吸收，大量气胸则需要进行胸腔闭式引流。

（3）感染：术后切口感染或胸腔感染是可能的并发症。应严格遵守无菌操作原则，术后加强护理，保持切口清洁，合理使用抗生素预防感染。如发生感染，应及时进行抗感染治疗，并对感染灶进行处理。

（二）放疗

1. 适应证

（1）恶性肿瘤术后辅助治疗：对于恶性纵隔生殖细胞肿瘤，如精原细胞瘤、非精原细胞性生殖细胞肿瘤等，手术后进行放疗可以杀灭残留的肿瘤细胞，降低局部复发率。

（2）不能手术切除的肿瘤：对于一些因肿瘤侵犯范围广、患者身体状况差等原因无法进行手术切除的恶性肿瘤，放疗可以作为一种姑息治疗手段，缓解肿瘤引起的症状，控制肿瘤的生长。

2. 放疗方式

（1）常规放疗：采用传统的放疗设备，对肿瘤区域进行外照射。这种方法技术相对成熟，但对周围正常组织的辐射剂量较大，可能导致一些放疗相关的并发症。

（2）适形放疗和调强放疗：利用先进的放疗设备和技术，根据肿瘤的形状和大小，调整放疗剂量的分布，使高剂量区集中在肿瘤区域，减少对周围正常组织的照射，提高放疗的效果，降低并发症的发生率。

（三）化疗

化疗主要用于恶性纵隔生殖细胞肿瘤及晚期肿瘤的姑息治疗。化疗可以与手术、放疗等联合应用，提高治疗效果。

常用化疗药物包括顺铂、博来霉素、依托泊苷等。不同类型的恶性生殖细胞肿瘤可根据其生物学特性选择不同的化疗药物组合。化疗一般需要多个周期，每个周期之间有一定的间隔。化疗剂量应根据患者的身体状况、年龄、肝肾功能等因素进行调整，以确保治疗的安全性和有效性。

七、预后

良性纵隔生殖细胞肿瘤，如成熟畸胎瘤，手术切除后预后良好，复发率较低。患者术后一般可恢复正常生活和工作，长期生存率高。如果肿瘤与周围重要组织粘连严重，手术切除不完全，可能导致肿瘤残留，有复发的可能。此外，手术过程中造成的并发症也可能对预后产生一定影响。

恶性纵隔生殖细胞肿瘤的预后与多种因素有关。不同类型的恶性生殖细胞肿瘤预后不同。例如，精原细胞瘤对放疗和化疗敏感，预后相对较好；而非精原细胞性生殖细胞肿瘤预后相对较差，尤其是含有胚胎癌、绒毛膜癌成分的肿瘤。早期恶性肿瘤患者，肿瘤局限于原发部位，未发生转移，手术切除后预后相对较好；晚期患者其肿瘤已发生远处转移，治疗难度大，预后差。综合治疗的效果优于单一治疗。手术、放疗、化疗等多种治疗方法联合应用可以提高恶性肿瘤的治疗效果。此外，可影响预后的其他危险因素还有非卵黄囊瘤的组织学类型、HCG 水平升高、病变超出纵隔等。

第五节　结节病

一、定义及流行病学

结节病是一种原因不明的、多系统累及的肉芽肿性疾病。其病理特征是在受累器官中形成非干酪样坏死性肉芽肿，常侵犯肺、双侧肺门淋巴结，也可以累及皮肤、眼、浅表淋巴结、肝、脾、肾、骨髓、神经系统、心脏等几乎全身各个器官。

结节病在全球范围内的发病率存在地域差异，一般为(1~40)/10 万。各年龄段均可发病，但多见于 20 ~ 40 岁的中青年人群，儿童及老年人中发病相对较少。女性患者略多于男性患者，两者的比例为(2 ~ 3)∶1。黑人发病率较高，是白人的 3 ~ 4 倍，亚洲人群发病率相对较低。

二、病因与病理

（一）病因

结节病的病因及发病机制尚未完全明确，可能与以下因素有关。

1. 免疫因素

结节病患者体内的 T 淋巴细胞被激活，尤其是 $CD4^+$ T 淋巴细胞。这些活化的 T 细胞在病变部位聚集，释放多种细胞因子，如 IL-2 、干扰素 γ 等，启动和维持免疫反应，导致肉芽肿形成。机体正常的免疫调节机制可能出现紊乱，不能有效地抑制免疫反应，使得免疫反应过度激活，也会促进肉芽肿的形成和发展。

2. 遗传因素

多项研究发现结节病与某些 HLA 基因存在关联。例如，HLA-A1 、HLA-B8 、HLA-DR3 等基因型在结节病患者中出现的频率较高，提示遗传因素在结节病的发病中可能起一定作用。

家族聚集性：虽然结节病不是典型的遗传性疾病，但在一些家族中可以观察到结节病的聚集现象，即家族成员中多人患有结节病，这进一步表明遗传因素对发病有一定的影响。

3. 感染因素

分枝杆菌感染、EB 病毒、人类疱疹病毒 8 型(human herpes virus 8，HHV-8)、支原体等被怀疑与结节病的发病有关。

4. 职业和环境暴露

长期接触金属粉尘，如铍、铝等，可能增加结节病的发病风险。这些金属粉尘可能作为抗原，触发机体的免疫反应，导致肉芽肿形成。从事农业、木材加工等职业的人群，长期暴露于有机粉尘环境中，也可能更容易患结节病。有机粉尘中的某些成分可能引起呼吸道炎症和免疫反应。

（二）病理

结节病的典型病理改变是形成非干酪样坏死性肉芽肿。肉芽肿大小较一致，直径通常在 0.5~2 mm。在显微镜下，可见肉芽肿由聚集的上皮样细胞、多核巨细胞及周围淋巴细胞构成。上皮样细胞呈多边形，胞质丰富，淡红色，细胞核呈圆形或椭圆形。上皮样细胞是肉芽肿的主要细胞成分，它们相互融合形成多核巨细胞。多核巨细胞由多个上皮样细胞融合而成，细胞核可多达数十个。多核巨细胞内可含有包涵体，如星状小体、舒曼(Schaumann)小体等，这些包涵体对结节病的诊断具有一定的提示意义。淋巴细胞以 $CD4^+$ T 淋巴细胞为主，它们围绕在肉芽肿的周围，参与免疫反应的调节。

结节病的肉芽肿可以累及全身多个器官。在肺部，肉芽肿常分布于肺泡间隔、支气管周围和血管周围；在淋巴结，主要侵犯淋巴结的皮质区；在皮肤，可形成皮下结节或斑块；在眼部，可累及虹膜、睫状体、脉络膜等部位。随着疾病的进展，肉芽肿可以相互融合，形成较大的结节状病变。在晚期，肉芽肿可逐渐被纤维组织替代，导致受累器官的纤维化。例如，在肺部可出现肺间质纤维化，影响肺功能；

在心脏可导致心脏瓣膜、心肌等部位的纤维化，影响心脏的正常功能。

三、临床表现

1. 呼吸系统症状

呼吸系统症状缺乏特异性，部分结节病患者可表现为干咳、胸闷、气短、胸痛、喘息，极少数患者出现咯血。

2. 胸痛

胸骨后疼痛相对多见，但多数患者不能明确疼痛部位，多为隐痛。

3. 外周淋巴结肿大

颈部、腋窝、腹股沟等外周淋巴结可能发生肿大。肿大的淋巴结质地中等，活动度可，一般无压痛。

4. 全身表现

少部分患者急性起病，出现发热、肌肉痛等表现，常伴有双侧淋巴结肿大、关节炎、结节性红斑，称为急性结节病。

5. 肺外器官受累表现

(1) 皮肤受累：最为常见的肺外受累表现，可出现结节性红斑、冻疮样狼疮、斑丘疹、皮下结节、皮肤瘢痕等表现。不同类型的皮肤病变可能同时存在，其分布和形态因个体差异而有所不同。

结节性红斑：结节病较常见的皮肤表现之一。表现为双侧胫前对称分布的红色结节，直径为 1～5 cm，稍高出皮肤表面，有疼痛和触痛。结节性红斑通常在疾病早期出现，可自行消退，但容易反复发作。

冻疮样狼疮：好发于鼻、颊、耳等部位，表现为紫红色的斑块，类似冻疮。斑块表面光滑，质地较硬，可伴有毛细血管扩张。冻疮样狼疮可持续存在，且可导致局部皮肤萎缩和瘢痕形成。

(2) 眼部表现：可出现葡萄膜炎、视神经炎、角膜羊脂状沉积物、虹膜睫状体炎、视网膜病变、巩膜炎、视力下降甚至失明。

葡萄膜炎：结节病眼部受累最常见的表现。患者可出现眼痛、畏光、流泪、视力下降等症状。检查可见睫状体充血、房水混浊、角膜后沉着物等。葡萄膜炎可反复发作，严重影响视力，甚至导致失明。

虹膜睫状体炎：可单独出现或与葡萄膜炎同时存在。主要表现为虹膜充血、瞳孔缩小、对光反射迟钝等。如果不及时治疗，可引起虹膜粘连、继发性青光眼等并发症。

视网膜病变：可累及视网膜，导致视网膜血管炎、视网膜脱离等。患者可出现视力模糊、视野缺损等症状，严重影响视觉功能。

(3) 心脏表现(少见)：可累及心脏各个部位，如心肌、心包、心脏瓣膜等。患者可出现心律失常、心力衰竭、心包积液等症状。例如，可出现心动过速、心房颤动等心律失常；心力衰竭时可表现为呼吸困难、水肿等。

(4) 肝脏表现：肝脏受累时，患者可无明显症状或仅有轻微的右上腹不适。肝功能检查可发现转氨酶、胆红素等指标升高。严重肝脏受累可导致肝硬化。

(5) 肾脏表现：肾脏受累较少见，可表现为蛋白尿、血尿、肾功能不全等。

(6) 神经系统表现：表现为单颅神经病变、神经内分泌功能不全、癫痫、脑实质病或脑血管病、脊髓-神经根病、脑膜炎、周围神经病等。

（7）肌肉骨骼表现：患者可出现多关节炎、弥漫性肉芽肿性肌炎、骨病。

四、辅助检查

（一）影像学检查

肺门淋巴结肿大是结节病最常见的影像学表现之一，可看到双侧肺门淋巴结对称性肿大，呈土豆状或分叶状。随着病情发展，肺部可出现弥漫性的网状、结节状或斑片状浸润影。这些浸润影可分布于整个肺部，但以中下肺野较为常见。在疾病晚期，肺部可能出现纤维化改变，表现为条索状阴影、肺容积缩小等。CT 可以显示出小叶间隔增厚、微结节、肺泡实变等病变。增强 CT 可显示淋巴结呈均匀性强化。这有助于与其他疾病导致的淋巴结肿大相鉴别，因此建议初诊患者进行胸部增强 CT 检查。在怀疑心脏受累时，可通过心脏超声、MRI 或心脏核素显像等检查，检测心肌病变、心包积液、心脏瓣膜异常等。

结节病一般按照 X 线表现进行 Scadding 分期：0 期为双肺正常；Ⅰ期为双肺门淋巴结肿大；Ⅱ期为双肺门淋巴结肿大伴肺内浸润影；Ⅲ期为仅有肺内浸润影；Ⅳ期为肺纤维化。

PET-CT 有助于发现体内活动性的结节病病灶，但难以鉴别结节性质。以下情况可进行 PET-CT 检查：① 活动性结节病患者血清学指标阴性，但临床症状一直未缓解；② 评价Ⅳ期肺结节病患者的纤维化病灶内炎症水平；③ 评价胸外活动性结节病病灶，或评价心脏结节病患者的病情严重程度，尤其适用于已安装起搏器的心脏结节病患者；④ 经常规检查未发现可供活检的病变部位；⑤ 复发性/难治性结节病患者的疗效评估。

（二）病理学检查

（1）患者有浅表淋巴结肿大、皮肤或皮下结节时可取活检，操作简单，风险较低。

（2）支气管镜检查：包括经支气管镜肺活检、支气管肺泡灌洗、支气管黏膜活检、经支气管镜淋巴结针吸活检及经气管镜超声引导下针吸活检。由于取材部位和取材量的限制，气管镜检查可能无法准确反映肺部病变的全貌，并且存在一定的假阴性率。

（3）手术活检：纵隔镜检查主要用于对纵隔淋巴结进行活检，阳性率可达 80%～90%。胸腔镜检查可对肺组织进行活检。

五、诊断与鉴别诊断

（一）诊断

结节病属于排除性诊断，主要依据为：① 患者有典型的临床表现和影像学特征（如双侧肺门淋巴结肿大、肺部浸润影、皮肤结节性红斑等）；② 病理学检查发现非干酪样坏死性肉芽肿；③ 排除其他疾病，如结核病、淋巴瘤、其他肉芽肿性疾病等。

（二）鉴别诊断

（1）结核：结核病患者常有低热、盗汗、乏力、消瘦等结核中毒症状，咳嗽、咳痰较为明显，可伴有咯血。结节病患者的症状相对较轻，发热多为低热，一般无明显盗汗。结核病在 X 线或 CT 上可表现为单侧或双侧肺门淋巴结肿大，但淋巴结多有融合、钙化倾向，肺部病变可有空洞形成。结节病的肺门淋巴结肿大多为对称性，无明显融合、钙化，肺部病变多为弥漫性结节状、网状或斑片状浸润影。结核病的肉芽肿为干酪样坏死性肉芽肿，而结节病为非干酪样坏死性肉芽肿。结核病患者结核菌素试验多为强阳性，干扰素 γ 释放试验多为阳性；结节病患者结核菌素试验和干扰素 γ 释放试验多为阴性或弱阳性。

（2）淋巴瘤：淋巴瘤患者除了淋巴结肿大外，还可伴有发热、盗汗、体重减轻等全身症状。肿大的淋巴结质地较硬，活动度差，可融合成块。结节病患者的淋巴结肿大多为双侧肺门淋巴结对称性肿大，质地中等，活动度可。胸部 CT 上表现为纵隔淋巴结肿大，可融合成不规则肿块，对周围组织有明显的压迫和侵犯。淋巴瘤的病理特征是淋巴细胞异常增生，形成肿瘤性病变。

（3）肺纤维化：主要症状是进行性呼吸困难和干咳。影像学检查肺纤维化以双下肺和胸膜下分布的磨玻璃影、网格影和蜂窝影为主。病理学检查，肺纤维化呈普通型间质性肺炎表现。

（4）变应性肉芽肿性血管炎：患者常有哮喘、过敏性鼻炎等过敏性疾病史，除了肺部病变外，还可累及皮肤、心脏、神经系统等。病理学检查可见嗜酸性粒细胞浸润的肉芽肿和血管炎。

（5）韦格纳肉芽肿：除了肺部病变外，常伴有上呼吸道病变（如鼻出血、鼻窦炎等）和肾脏病变（如血尿、蛋白尿、肾功能不全等）。病理学检查可见坏死性肉芽肿和血管炎。

六、治疗

1. 随访观察

结节病有一定的自发缓解率，因此结节病的治疗需要根据临床表现、受累部位及其严重程度、患者治疗意愿及基础疾病，制订个体化治疗方案，以改善临床症状、降低器官功能受损程度、提高生活质量、延长生存期、减少复发。一般而言，无症状的 0 或 Ⅰ 期胸内结节病无须系统性糖皮质激素治疗。无症状的Ⅱ或Ⅲ期肺结节病，若疾病稳定且仅有轻度肺功能异常，也不主张系统性激素的治疗。可随访观察，建议每 3～6 个月进行一次全面的检查，包括胸部影像学检查（如胸部 X 线或 CT）、血液检查（如血常规、生化检查、血清血管紧张素转化酶等）、相关器官功能检查（如肺功能、肝功能、眼科检查等）。通过定期复查，可及时发现病情变化。

2. 糖皮质激素治疗

糖皮质激素是治疗结节病的主要药物。它可以抑制炎症反应，减少肉芽肿的形成，缓解症状，并通过抑制细胞免疫和体液免疫，降低免疫细胞的活性和细胞因子的产生。

适应证：① 患者出现咳嗽、呼吸困难等明显的肺部症状，或乏力、发热、体重下降等全身症状；② 肺部影像学检查显示病变进展；③ 肺功能下降；④ 重要脏器受累，如心脏、眼部、神经系统等。

治疗方案：初始剂量一般为泼尼松每日 20～40 mg，或者等效剂量的其他糖皮质激素。根据患者的病情严重程度和身体状况，剂量可适当调整。2～4 周后逐渐减量，5～10 mg/d 维持，总疗程 6～24 个月。同其他需要接受激素治疗的疾病类似，迄今尚无结节病患者的激素减量的具体方案，建议针对不同患者的病情程度、临床医生的用药习惯、激素相关的副作用等制订个体化减量方案。激素应用期间，对于无高钙血症的患者，可以加用双磷酸盐和钙剂，以减少激素所导致的骨质疏松。

3. 免疫抑制剂治疗

免疫抑制剂可以抑制免疫细胞的增殖和功能，与糖皮质激素联合使用可以减少糖皮质激素的用量，降低其副作用。同时，对于糖皮质激素治疗无效、不能耐受糖皮质激素或糖皮质激素依赖的患者，免疫抑制剂可作为替代治疗药物。① 甲氨蝶呤：一般每周 7.5～15 mg，口服或肌内注射。使用过程中需要注意监测血常规、肝功能等指标，避免出现骨髓抑制、肝损害等副作用。② 硫唑嘌呤：每日 50～150 mg，口服。其副作用主要包括骨髓抑制、肝肾功能损害等。③ 环磷酰胺：可用于严重病例，每日

$50\sim100$ mg，口服；或者每月 $0.5\sim1.0$ g/m^2 体表面积，静脉注射。副作用较大，如出血性膀胱炎、骨髓抑制等。

4. 生物制剂

生物制剂是近年来用于治疗结节病的新型药物。例如，英夫利昔单抗是一种抗肿瘤坏死因子 α（tumor necrosis factor-α，TNF-α）的单克隆抗体，可以特异性地结合 TNF-α，阻断其生物活性，从而抑制炎症反应。对于难治性结节病、严重器官受累且病情进展迅速者，可尝试使用生物制剂。使用生物制剂需要注意其可能出现的副作用，如感染、过敏反应等。

5. 肺移植治疗

肺移植是终末期肺结节病可以考虑的唯一有效的治疗方法。移植指征是活动耐力下降（NYHA 功能Ⅲ或Ⅳ级），符合下列任意一条：① 静息状态下低氧血症；② 肺动脉高压；③ 右心房压增高 > 15 mmHg。

6. 其他治疗

对于出现呼吸困难、低氧血症的患者，可给予氧疗。氧疗可以提高患者的血氧饱和度，缓解缺氧症状，改善生活质量。病情稳定但存在肺功能损害、运动耐力下降的患者，可以进行康复治疗，包括呼吸功能训练、运动训练等，有助于提高患者的肺功能和运动能力。

七、并发症及预后

（一）并发症

1. 肺部并发症

（1）肺纤维化：结节病的肉芽肿病变长期存在，可逐渐被纤维组织替代，导致肺纤维化。肺纤维化会使肺的弹性降低，肺容积减小，通气和换气功能严重受损。患者会出现进行性加重的呼吸困难，活动耐力明显下降。严重的肺纤维化还可能导致肺动脉高压、肺心病等并发症。

（2）气胸：肺部的结节病病变可能导致肺泡破裂，气体进入胸腔形成气胸。少量气胸可能仅有轻微的胸痛和呼吸困难症状；大量气胸会使肺组织受压明显，导致严重的呼吸困难，甚至危及生命。

2. 心脏并发症

（1）心律失常：结节病累及心脏，可导致心肌病变，影响心脏的电传导系统，从而引发心律失常。患者可出现各种心律失常，如心动过速、心动过缓、心房颤动、室性期前收缩等。严重的心律失常可能导致头晕、黑蒙、晕厥甚至猝死。

（2）心力衰竭：心脏结节病可使心肌收缩力减弱，心脏的舒张和收缩功能受损，进而导致心力衰竭。患者会出现呼吸困难、水肿（如下肢水肿、肺水肿等）、乏力等症状。心力衰竭是结节病患者死亡的重要原因之一。

3. 眼部并发症

（1）青光眼：结节病引起的虹膜睫状体炎等眼部病变，可导致房水循环障碍，眼压升高，从而引发青光眼。患者会出现眼痛、头痛、视力下降等症状。如果不及时治疗，可导致视神经损害，甚至失明。

（2）白内障：眼部的长期炎症刺激及局部代谢紊乱等因素可促使晶状体混浊，形成白内障。患者的视力逐渐模糊，严重影响生活质量。

4. 神经系统并发症

（1）神经麻痹：结节病累及神经系统，可侵犯神经，导致神经功能障碍，如面神经麻痹等。患者会出现面部肌肉瘫痪、口角歪斜、流涎等症状。

(2) 脑实质病变：脑实质内的结节病肉芽肿可引起脑部的局部炎症和损伤。患者可能出现头痛、癫痫发作、肢体运动和感觉障碍、认知功能下降等症状。严重的脑实质病变可危及生命。

（二）预后

结节病患者的预后具有较大的异质性，大多数患者预后良好，部分呈现自限性病程；约 25% 的患者表现为慢性、进展性病程，最终导致肺纤维化、肝硬化、致死性心律失常、失明等不可逆病变，严重影响患者的生活质量和寿命。

第六节　手 汗 症

一、定义及流行病学

手汗症，也称为多汗症，是一种常见的医学状况，特征是手掌出汗过多，远超过身体正常调节体温所需的水平。这种症状可局限于手部，也可累及脚底、腋下或面部等其他部位。手汗症可以是原发性的，也可以是继发性的。临床症状可能给患者的日常生活带来不便，影响社交互动和手部功能，特别是在需要精细操作的任务中。手汗症的发病率在 0.3% 左右，即大约 1 000 人中，就有 3 人患有相当明显的手汗症，性别分布上无显著差异。大约 13% 的手汗症患者的父母或兄弟姐妹患有此病（有家族遗传性）。大部分手汗症患者自幼儿期就有手掌多汗的表现，到了青春期更严重，症状一般持续终身。但也有报道部分患者 40 岁以后症状会减轻。绝大多数的手汗症患者同时合并有足底多汗，也有相当多的患者合并腋下多汗，但合并腋臭者很少。手汗症患者除了手掌多汗之外，其他都健康正常。临床上遇到的到医院主动求诊求治的手汗症患者多数是 17 ~ 35 岁的青年人。这是因为在这个年龄段，手掌多汗的问题对他们的学习、工作和社交生活影响最大。

二、病因

手汗症是一种先天性疾患。目前病因尚不清楚，可能与交感神经功能紊乱有关。人体的汗腺是受交感神经支配的。交感神经兴奋后腺体分泌，就会产生汗液。交感神经是人体内脏神经（又称植物神经）中的一部分。这种神经的兴奋不受人意识的直接支配。人在紧张、兴奋、烦躁等情绪状态时，交感神经的兴奋性就会自动增加。正常情况下，交感神经与副交感神经相互拮抗，又相互配合，巧妙地调节着人体的各个内脏活动和精神与生理状态。但在手汗症患者中，支配手掌的交感神经功能亢进，造成手掌大量出汗，同时交感神经功能亢进后还会引起毛细血管收缩，所以这类患者往往手掌皮温低，呈一种“湿冷”状态。目前对这种功能亢进的原因尚不清楚。

三、临床表现与体征

手汗症的临床表现与体征通常非常明显，涉及手掌（有时还包括脚掌）的异常出汗，这种出汗即使在静息或温度较低的环境下也会持续发生。患者的手掌表现为持续湿润，手感冷凉，并且出汗量不受情绪状态或身体活动的明显影响，显示出汗现象的自主性。这种持续的出汗可能会导致日常活动受限，如握持物品困难，写字时纸张变湿，以及在使用触摸屏设备时频繁留下水迹。医生在检查时可以观察到患者手掌的持续湿润和冷凉，皮肤可能由于长期湿润而出现柔软和皱纹加深。在一些严重的案例中，过度出汗还可能引起皮肤红润、脱屑，甚至细菌和真菌感染。这些体征和症状的评估有助于医生判断手汗症的严重程度及其对患者生活质量的潜在影响。

手汗症虽然不危及生命，但其对患者的心理健康和社会功能可能会产生显著的负面影响，诸如社交焦虑和自我意识过度等心理问题。因此，对手汗症的有效诊断和治疗，不仅要考虑其生理和皮肤表现，还需要关注患者的心理和社会适应情况。

四、诊断与鉴别诊断

诊断手汗症通常依赖于病史的详细收集、体格检查及一系列的实验室测试。医生会询问患者的出汗情况，尤其是出汗的严重程度、发生的环境和对日常活动的影响，以及是否有家族史。体格检查主要观察出汗的区域和程度。此外，可使用碘-淀粉试验，通过涂抹碘溶液并撒上淀粉粉末来标识出汗较多的区域，出汗区域会呈现深蓝色。

鉴别诊断的关键在于区分原发性手汗症和继发性手汗症。原发性手汗症通常没有明显的医学原因，而继发性手汗症可能由其他疾病引起，如甲状腺功能亢进、糖尿病或帕金森病等。进行全面的体检和实验室检查，如血液和甲状腺功能测试，有助于排除其他可能导致多汗的疾病。此外，详细询问药物使用历史也是必要的，可引起手汗症的药物包括抗抑郁药（如选择性5-羟色胺再摄取抑制剂和三环类抗抑郁药）、阿片类药物、激素类药物（如口服避孕药和甲状腺药物）、抗精神病药（如奥氮平）及非甾体抗炎药。正确的诊断需要综合考虑所有这些因素。

五、治疗

手汗症的治疗方法多样，旨在减少出汗量和改善患者的生活质量。常见的治疗方式包括以下几种。

1. 使用局部止汗剂

使用含有铝盐的止汗剂，如氯化铝溶液，可有效减少出汗。这些止汗剂需要在晚上涂抹在干燥的手掌上，并在早晨洗掉。

2. 口服药物

口服药物，包括抗胆碱能药物如格林必妥等，可以帮助减少全身性出汗。

3. 离子渗透疗法

这是一种通过电流促使药物离子穿透皮肤，用于治疗轻至中度手汗症的方法。治疗过程中，患者的手置于含有药物的水槽中，通过电极板传递微弱电流。

4. 肉毒毒素注射

通过注射肉毒毒素阻断神经信号，减少汗腺分泌汗液。效果通常可持续数月，之后可能需要重复治疗。

5. 手术治疗

对于重度手汗症，可以考虑进行胸交感神经切断术，这是一种通过切断控制手部出汗的神经来永久性减少出汗的方法。这是一种创伤性很小，安全性较高的微创外科手术，有效率在95%～100%。手术采用全身麻醉，在腋下切开一个长度20 mm左右的小切口，放入胸腔镜镜头和一个操作器械，外科医生通过监视屏幕，可清楚地看到支配手掌出汗的胸交感神经，在一个特定位置切断这一神经后，便可准确地实现手掌的去交感化，从而达到治疗手汗症的目的 。手术存在一定的风险，如术后可能发生代偿性出汗（在身体其他部位增加出汗）。近年来，随着手术经验的积累和相关研究的深入，人们已经找到了治疗手汗症的理想术式，既能保证良好的治疗效果，又能最大限度地减少甚至避免手术的副作用。可以说，目前交感神经手术治疗手汗症的方法已经成熟。

6. 心理治疗

因为手汗症可能引发或加剧焦虑和自尊心问题，心理治疗或行为治疗有助于患者管理相关的情绪和社交焦虑。

【典型病例】

一名25岁的女性患者来到诊所，自诉她在日常生活中经常出现手部过度出汗的问题。她表示这一情况已经持续了大约2年，无论天气炎热与否，手掌总是湿漉漉的，而且这种症状给她带来了很大的困扰，尤其是在社交场合。

问题1：根据患者的症状描述，你认为她可能患有什么类型的多汗症？

她可能患有手汗症。

问题2：在对这名患者进行体格检查时，你将会注意到哪些特征或体征？

双手潮湿多汗，社交和紧张时明显。

问题3：你将如何进行进一步的检查以确认手汗症的诊断？

可进行皮肤电阻测定。

问题4：根据这位患者的情况，你会推荐哪种治疗方案来帮助她减少手部出汗的问题？

该患者可行胸腔镜双侧交感神经链切断术治疗。

【思考题】

简答题

手汗症的治疗方式有哪些？

第五章

胸壁和胸膜疾病

第一节　胸壁畸形

一、漏斗胸

漏斗胸(pectus excavatum,PE)是最常见的胸壁畸形,是指胸前壁正中凹陷,形如漏斗状的胸廓畸形。漏斗胸较鸡胸更常见,这两种疾病都是男童比女童发病率高(男女比例约为4∶1)。但漏斗胸一般是先天性畸形,常在出生1年内引起注意;而鸡胸普遍被认为与钙磷代谢紊乱有关,因此一般出现较晚。

(一)流行病学

漏斗胸的发病率不明确,不同地区和人群的发病率有差异。欧美报道发病率为400~1 000例存活新生儿中发生1例,亚洲发病率高于欧美,日本报道发病率为0.3%~0.5%,我国暂无权威发病率数据。

(二)病因

漏斗胸的病因尚不清楚,可能与肋软骨发育不平衡、某些遗传病和先天性结缔组织病等有关。

1. 胸骨及肋软骨发育不平衡

胸骨及肋软骨受到异常的拉力或压力导致胸骨凹陷畸形。

2. 遗传因素

多数漏斗胸为散发性,但部分患者可能与遗传物质突变相关,40%的患者有家族史。遗传性疾病如马方综合征、埃勒斯-当洛斯综合征等亦与漏斗胸的发病相关。

(三)临床表现

漏斗胸以胸廓畸形、胸骨凹陷为特征,病情严重时会压迫心肺,出现呼吸困难、心慌、胸痛、活动能力下降等心肺功能不全的情况。

1. 典型症状

(1)胸廓畸形:可分为对称性或不对称性。畸形可存在于胸骨、肋骨、肋软骨和脊柱所构成的胸廓,可见前胸下部向内凹陷呈漏斗状。

（2）特殊体型：可见肩部前倾、轻度驼背和上腹部隆起的特殊体型。

2. 伴随症状

（1）心肺功能不全：用力呼气量和最大通气量降低，反复呼吸道感染。

（2）活动能力降低：活动后可出现心慌、心悸、胸痛、气喘或咳嗽等症状。

（3）心理问题：畸形严重时，患者可能因为外形改变而出现焦虑、抑郁等心理问题。

（四）相关检查

1. 影像学检查

通过 X 线检查或 CT 检查可显示肋骨走行的倾斜度、胸廓前后径的缩短程度，部分成年患者可观察到脊柱侧弯。同时，可以显示心脏受压、移位和气管支气管压缩情况，判断是否存在肺不张。

2. 心电图

漏斗胸患者最常见的心电图改变是右束支传导阻滞和心房、心室肥大的征象，也可见窦性心律失常和室性期前收缩。

3. 超声心动图

漏斗胸患者可见射血分数和左心室短轴缩短率偏低。

4. 呼吸功能检查

漏斗胸患者可出现肺活量降低，残气量增加，小气道受阻。部分患者呼吸功能随着年龄增长而减退。

5. 心肺功能运动试验

漏斗胸患者可出现最大摄氧量异常。

（五）诊断与鉴别诊断

漏斗胸通过视诊即可做出诊断，但同时必须明确畸形程度和有无其他畸形。判定畸形程度的方法如下。

（1）盛水量测定：患者取平卧位，向前胸凹陷部位注水，以所盛水的量来判定畸形的程度；或用橡皮泥填满凹陷部位，将橡皮泥取下，放入盛满水的容器中，以其所排出的水量来表示畸形的程度。超过 200 mL 者为重度。

（2）胸骨间距测定：根据胸部侧位 X 线检查，胸骨凹陷最深处后缘至脊椎前缘的距离表示畸形程度，>7 cm 为轻度，$5\sim7$ cm 为中度，<5 cm 为重度。

（3）漏斗胸指数（FI）表示法：$FI=(a\times b\times c)/(A\times B\times C)$。式中，a 为漏斗胸凹陷部位的纵径；b 为漏斗胸凹陷部位的横径；c 为漏斗胸凹陷部位的深度；A 为胸骨的长度；B 为胸廓的横径；C 为胸骨角至椎体的距离。$FI>0.3$ 为重度，FI 在 $0.2\sim0.3$ 之间为中度，$FI<0.2$ 为轻度。

（4）体表波纹分域图：利用光源和格子的投照方法，将胸壁凹陷部分的波纹等高线的图像拍下来，并将波纹等高线的间隔和数目输入计算机，计算出凹陷部位的容积，可确定漏斗胸的畸形程度及评价手术效果。

（六）治疗

药物治疗和胸部锻炼不能减轻胸部畸形的程度。轻度漏斗胸可不处理，中度和重度均需进行手术治疗。手术不仅仅是为了美观，主要是为了解除畸形的胸壁对心肺的压迫，纠正受损的心肺功能。手术时机的选择存在一定争议，国内建议，由于漏斗胸畸形随着年龄的增长而加重，手术应该尽早进行，一般认为3～12岁为宜。

1. 非手术治疗

轻度漏斗胸可考虑进行非手术治疗，如负压吸盘、胸骨磁铁吸引、理疗等方法。

2. 手术治疗

（1）努斯（Nuss）手术：一种微创手术，最常用于儿童和青少年患者。这种手术方法于1998年由唐纳德·努斯（Donald Nuss）首次介绍，并迅速成为治疗漏斗胸的主要方式之一。

手术过程：Nuss手术通过胸腔镜技术，在患者胸腔两侧做小切口，通过这些切口插入一根金属支架（Nuss钢板），以矫正胸骨的凹陷。支架在胸腔内压迫胸骨，使其向外恢复到正常的位置，矫正畸形。手术后，这根金属支架通常需要留在体内2～4年，以确保胸骨的稳定和重塑。

优点：由于手术是微创的，切口较小，术后恢复时间相对较短，且术后瘢痕较少。Nuss手术在美观和恢复方面具有较大优势，尤其适用于青少年患者。

缺点：由于胸骨被强行向外矫正，术后初期患者可能会感到较大的疼痛。术后还需要定期随访，以监测钢板的情况，避免移位等并发症。

（2）拉维奇（Ravitch）手术：一种更传统的开放手术方法，通常用于复杂或严重的漏斗胸病例。

手术过程：Ravitch手术需要在胸部做一个较大的切口，切除或重塑异常的肋软骨，同时手动抬高胸骨，使其恢复到正常的形状和位置。术中可能会使用支架或金属板来支撑胸骨，帮助维持胸部的正常形态，支架在体内停留一段时间后再取出。

优点：Ravitch手术可以直接重塑异常的骨骼结构，适用于成年患者或复杂的畸形，尤其在伴有骨骼硬化的严重漏斗胸病例中效果较好。

缺点：由于手术是开放式的，创口较大，恢复时间较长，且术后瘢痕较为明显。与Nuss手术相比，Ravitch手术的疼痛和恢复时间也较长。

（3）伴有定制植入物的手术：在一些特殊情况下，医生可能会选择使用定制的植入物来矫正胸壁的形态。这种方法通过计算机模拟和三维打印技术，制作出与患者胸壁形状完全匹配的植入物，然后通过手术将其植入。

（七）预后

轻度漏斗胸不会对生活质量及寿命造成不良影响；中、重度漏斗胸可能压迫心肺，导致心肺功能不全，影响生活质量和寿命，且由于外观异常，可引起患者自卑、抑郁等心理问题。手术治疗漏斗胸可有效矫正畸形，改善心肺功能，减轻心理负担，远期效果良好。

导致复发的原因：① 上举胸骨缺乏有效固定，自体肋骨固定下移，金属支架断裂或过早取出；② 年龄越小，肋骨切除越广泛，复发率越高。肋骨和肋软骨交界处发生纤维化，形成瘢痕阻碍胸壁发育，造成胸骨周围带状狭窄，影响肺功能。

预防术后复发的要点：① 漏斗胸矫形手术要严格掌握手术指征，不宜过早进行手术；② 严格掌握手术范围，肋软骨切除时每侧尽量不超过4根，长度不超过2.5 cm，尽量保留肋软骨骨膜、肋骨膜和肋间肌；③ 术后进行体育锻炼，可以改变体型姿势。

二、鸡胸

鸡胸为胸骨向前突出，两侧肋软骨凹陷形成的畸形，因类似鸡的胸脯而得名。90%的鸡胸表现为对称性，即胸骨向前突出，两侧肋软骨呈对称性凹陷；9%的鸡胸表现为不对称性，即一侧肋软骨向前突出，另一侧正常，胸骨正常或者倾斜；1%的鸡胸表现为胸骨柄畸形，累及胸骨的骨性连接，造成胸骨柄突出和胸骨体下陷。

（一）流行病学

鸡胸是儿童时期常见的胸壁畸形，约占胸壁畸形的22%，仅次于漏斗胸，发病率为漏斗胸的10%~20%。90%以上的鸡胸发生于11岁以后，患者中男孩明显多于女孩。

（二）病因

鸡胸的病因至今尚未完全清楚，多数认为是由于下部肋骨和肋软骨生长速度过快，胸骨发育速度较慢，肋骨和肋软骨挤压胸骨向前移位。鸡胸可分为先天性鸡胸和后天性鸡胸。

1. 先天性因素

先天性鸡胸可能与遗传有关，20%~25%的患者具有家族病史。在胎儿或婴幼儿时期，胸骨和肋骨的发育不平衡造成了胸廓畸形。膈肌附着胸骨的中央腱发育不全是次要原因，如膈肌的前部发育不全，反向牵拉胸骨下部，使胸骨中央部向前凸起，导致形成鸡胸畸形。

2. 后天性因素

（1）营养不良：婴幼儿出生后得不到足够的营养，患有某些营养不良性疾病，如佝偻病，久而久之可影响胸骨等的发育，导致胸廓畸形。

（2）继发于胸腔内的疾病：如某些先天性心脏病，扩大的心脏压迫胸壁，形成鸡胸畸形；慢性脓胸所致的扁平胸畸形等；长期慢性呼吸道感染可使呼吸功能减弱，为满足呼吸需要，膈肌运动加强，牵拉肋膈沟内陷，逐渐形成鸡胸畸形。也有继发于心脏或胸部手术者。

（三）临床表现

1. 症状

多数鸡胸不像漏斗胸那样在出生后即可发现，往往在5~6岁以后才逐渐被注意到。畸形轻者对心肺功能无影响，亦无临床症状。严重者因胸廓前后径加长，导致呼吸幅度减弱，肺组织弹性减退，产生气促、乏力等症状，患者常出现反复上呼吸道感染和哮喘，活动耐力较差，易疲劳。部分患者因胸壁畸形而在精神上负担较重，常有自卑感，缺乏自信，行走、坐立时为掩盖凸起的胸部，造成驼背，不愿参加游泳和户外活动。异常的姿势及缺乏锻炼会加重畸形。

2. 体征

主要的体征是胸壁的前凸畸形，根据肋软骨及胸骨前凸畸形的形状分为4种类型。

（1）对称型：最常见类型。胸骨体和下部肋软骨对称性向前凸出，肋软骨的外侧部分和肋骨向内凹陷。

（2）非对称型：较少见，表现为一侧肋软骨向前凸，对侧肋软骨正常或接近正常。

（3）鸡胸和漏斗胸混合畸形：少见，表现为一侧肋软骨向前凸，对侧凹陷或呈漏斗胸畸形，常有胸骨旋转。

（4）上部肋软骨胸骨畸形：甚为少见，为第2~3肋软骨和胸骨柄向前凸，胸骨体相对向内凹陷，胸骨侧面呈弓形。常伴先天性心脏病、杵状指（趾）或躯体过小畸形等。

（四）相关检查

1. 实验室检查

血常规和生化检查有助于判断患者的身体状况及是否伴发其他疾病。部分鸡胸患者可出现轻度贫血和血清碱性磷酸酶增高的表现。

2. 影像学检查

(1) 胸部 X 线:可清楚显示胸廓畸形程度,有助于确定鸡胸的类型及是否存在其他胸壁畸形。

(2) CT:能够准确评价鸡胸的对称性、凸起程度、心肺影响程度及是否合并其他疾病。

3. 其他检查

(1) 心电图:有助于判断是否存在心脏畸形。部分鸡胸患者可有窦性心律不齐的表现。

(2) 心肺功能检查:有助于判断胸廓畸形对心肺功能的影响程度,严重者可出现心肺功能不全。

(五) 诊断与鉴别诊断

1. 诊断

鸡胸较漏斗胸发生率低,临床症状也较轻,因此不太受患者及家属的重视。轻症者往往不就诊,严重者畸形明显,临床上很容易确诊,侧位 X 线胸片能清楚显示胸骨的畸形状况。应注意详细检查心肺等有无合并多发畸形。

2. 鉴别诊断

(1) 马方综合征:本病为一种常染色体显性遗传的先天性结缔组织疾病,患者有家族史。病变主要累及中胚叶的骨骼、心脏、肌肉、韧带和结缔组织,骨骼畸形常见;全身管状骨细长,手指和脚趾细长呈蜘蛛脚样;心血管方面表现为二尖瓣关闭不全或脱垂、主动脉瓣关闭不全、大动脉中层弹力纤维发育不全、主动脉扩张或主动脉瘤,可因过度扩张的主动脉破裂死亡。典型的家族史及脊柱后凸、脊柱滑脱等典型症状有助于鉴别。

(2) 神经纤维瘤病:本病为源自神经轴索鞘膜的神经膜细胞及神经束膜细胞的肿瘤,可侵犯皮肤、神经、骨骼等多个系统,部分患者可出现鸡胸的表现。牛奶咖啡斑、神经纤维丛状瘤体、长骨假关节等骨骼病变有助于鉴别诊断。

(3) 黏多糖病:本病是一组黏多糖降解酶缺乏的疾病,使黏多糖在体内不能完全分解,继而在组织中蓄积,引起骨骼畸形、智力低下、肝脾肿大等表现,部分患者可表现为鸡胸。患者具有头大、鼻孔大、鼻梁低平、厚唇等特殊面容,X 线表现及尿黏多糖阳性有助于鉴别。

(六) 治疗

畸形程度较轻的患者可采取补充营养、运动矫形、胸廓动态按压装置矫形等措施;畸形程度较重、对心肺产生压迫、非手术治疗无效的 3 岁以上患者,可考虑手术治疗。

1. 非手术治疗

(1) 加强营养,适当补充鱼肝油、钙等营养素,预防维生素 D 缺乏,促进骨骼的发育,维持正常的新陈代谢。

(2) 多晒太阳,多做户外运动,对轻度畸形患者的矫形有很大的帮助。

(3) 3 岁以内的患儿可采用矫形背心加压治疗,对凸出的胸骨进行适当加压,同时结合锻炼进行矫正。

2. 手术治疗

对非手术治疗无效,且畸形较严重的患者,手术治疗是解除心肺受压、改善外观、消除消极自卑心理的有效方法。

(1) 胸骨沉降术:传统的胸骨沉降术是在胸骨凸起处做切口,游离两侧胸大肌,切断畸形肋软骨,从而达到沉降胸骨的目的。但该术式手术切口长,创伤大,且需要切断肋软骨,恢复较慢,部分患者可影响心肺功能。

(2) 胸骨翻转术:本术式采取胸部正中或乳房下切口,游离两侧胸大肌,切断两侧肋软骨和胸骨,按顺时针方向将肋软骨、胸骨板翻转 180°,适当修剪后缝合固定。

(3) 鸡胸微创手术(反 Nuss 手术):本术式具有较好的治疗效果,近年来逐渐应用于临床。通过将矫形钢板固定在胸骨皮下隧道,向下压迫凸出的胸骨,从而达到纠正畸形的目的。本术式可以避免损伤胸腔脏器,减少手术风险,不影响心肺功能,具有手术时间短、不切断肋骨、恢复快等优点。但钢板的放置和取出花费时间较长,且放置后钢板固定不佳时容易移动。

(七) 预后

鸡胸矫正手术安全可靠,多数患者通过手术可恢复正常。并发症的发生率低于 4%,包括气胸、伤口感染、复发及术后肺炎。再次手术者均为复杂畸形。

【典型病例】

一名 14 岁男性患者被家人带到儿科门诊,主要症状是胸骨凹陷。患者的家人表示,这种凹陷已经存在多年,但他最近开始感到不适,有时会出现呼吸困难和胸痛的症状。患者没有其他明显的疾病史,生长发育正常。

问题 1: 根据患者的症状描述和体格检查,你怀疑他可能患有漏斗胸吗? 漏斗胸是什么疾病,通常是如何发展的?

患者可能患有漏斗胸,是一种软骨发育异常引起的胸壁畸形。

问题 2: 在体格检查中,你将会注意到哪些特征或体征可能支持漏斗胸的诊断?

胸廓凹陷呈漏斗形。

问题 3: 你将如何进行进一步的检查以确认漏斗胸的诊断?

胸部 CT 或胸部正侧位片。

问题 4: 针对这位患者的情况,你会建议哪种治疗方案来处理漏斗胸及其症状?

建议行 Nuss 手术治疗。

【思考题】

简答题

漏斗胸的手术治疗方式有哪些?

第二节 脓 胸

一、急性脓胸

（一）定义及流行病学

急性脓胸是指胸膜腔内出现脓性渗出液，通常是由细菌感染引发的，这种病理过程使得胸膜腔内积聚的液体由早期的浆液性逐渐转变为脓性，继而造成胸膜和肺组织的损伤。具体来说，脓胸是胸膜腔内的感染性病变，细菌、真菌或其他病原体进入胸膜腔后，触发局部炎症反应，导致脓液形成。脓液的积聚不仅会限制肺的扩展，影响正常的呼吸功能，还可能导致全身性并发症，特别是在脓液未能及时排出或感染扩散的情况下。

从流行病学角度来看，急性脓胸的发生率因地区、医疗水平和人口结构等多种因素的不同而有所差异。在抗生素普及之前，脓胸的发生率较高，常见的致病菌包括肺炎双球菌、链球菌和葡萄球菌。这些病原体通常通过肺部感染扩散至胸膜腔，引发严重的脓性胸膜炎症。而在抗生素广泛应用后，虽然整体感染率有所降低，但某些耐药性菌株如金黄色葡萄球菌，特别是耐甲氧西林金黄色葡萄球菌（methicillin resistant *Staphylococcus aureus*, MRSA），仍然是目前急性脓胸的主要病原菌之一。

在全球范围内，急性脓胸的发病率和流行趋势存在显著的差异。在发达国家，由于医疗体系完善、公共卫生状况良好，加之抗生素的规范化使用，脓胸的发病率总体呈下降趋势。然而，在发展中国家和资源匮乏的地区，由于卫生条件不佳、抗生素使用不当或滥用，加之感染的早期诊断和治疗不及时，脓胸的发病率仍然较高。这些地区的患者，尤其是儿童和老年患者，由于基础疾病、免疫功能低下，以及营养不良等因素，往往成为脓胸的高危人群。

具体而言，美国的统计数据显示，急性脓胸的年发病率为每 10 万人中 3 ~ 8 例；而在英国，这一数据略高一些，每 10 万人中约 10 例。尽管在发达国家，脓胸的发病率相对较低，但在医院内感染或免疫力受损的患者中，脓胸的发生率仍然较高。这些患者包括长期住院者、癌症治疗患者、HIV 感染者，以及器官移植术后使用免疫抑制药物的患者。正是因为这些群体的免疫功能低下，细菌感染更容易扩散到胸膜腔，从而引发脓胸。

另外，随着现代医疗技术的发展，虽然脓胸的整体发病率有所下降，但耐药菌株的增加，尤其是医院获得性感染的增多，使得一些难治性脓胸病例变得更加复杂。医院内感染常常发生于免疫功能受损的患者中，且通常由多重耐药菌株，如 MRSA 和铜绿假单胞菌引发。这类病原菌对传统的抗生素治疗反应较差，导致脓胸患者的治疗难度大幅增加。

除了地域和医疗条件外，脓胸的发病还受到患者的基础健康状况的影响。例如，在患有糖尿病、COPD 及慢性肾病等基础疾病的患者中，脓胸的发生率相对更高。这些基础疾病使患者的免疫系统功能下降，从而增加了细菌通过血液或淋巴系统进入胸膜腔的机会，导致胸膜腔感染并引发脓胸。此外，在婴幼儿和老年人中，由于其免疫系统尚未完全发育或已出现衰退，脓胸的发病率较其他年龄段高。

病原体的进入途径多种多样，最常见的是由肺部的细菌性感染通过直接扩散进入胸膜腔，特别是靠近脏层胸膜的肺部炎症或肺脓肿。其他感染途径包括肺结核病灶破裂、胸壁或肺部外伤、纵隔感染扩散(如食管自发性穿孔),以及膈下感染通过淋巴道扩散等。这些途径都可能引发胸膜腔的感染,导致急性脓胸的发生。

近年来,全球脓胸的治疗现状得到了显著的改善,尤其是在早期诊断和干预措施方面。对于轻症患者,早期使用合适的抗生素并配合引流治疗,常能有效控制感染,防止病情恶化。而对于重症患者,特别是那些由多重耐药菌株引发的脓胸病例,常常需要结合手术治疗、长时间的抗生素使用,以及密切的监护和护理。

总的来说,急性脓胸虽然在现代医学中发病率有所下降,但对于免疫力低下、住院患者和老年人群体而言,依然是一种需要密切关注的严重感染性疾病。早期的诊断、准确的病原体鉴定和及时的治疗对于提高患者的预后至关重要。

(二)病因、病理及分类

1. 病因

急性脓胸的发生主要是由于病原体进入胸膜腔,导致胸膜产生化脓性炎症。病原体可以通过多种途径进入胸膜腔,导致不同类型的脓胸。随着抗生素的广泛使用,脓胸的致病菌种类和感染途径有所变化。当前较为常见的致病菌包括金黄色葡萄球菌(*Staphylococcus aureus*),尤其是 MRSA,以及某些革兰阴性杆菌如大肠埃希菌(*Escherichia coli*)和铜绿假单胞菌(*Pseudomonas aeruginosa*)。这些病原体可以通过以下几种途径进入胸膜腔。

(1) 肺部感染直接扩散:急性脓胸最常见的病因是肺部的细菌感染,如肺炎或肺脓肿。病原体可以通过直接扩散的方式从肺组织侵入胸膜腔。尤其是当肺部感染靠近脏层胸膜时,细菌容易扩散到胸膜腔,导致脓液积聚。重症肺炎患者,尤其是由肺炎链球菌或溶血性链球菌引发的肺炎,往往伴随有脓胸的发生。在这些情况下,患者的肺部病灶与胸膜腔形成直接通道,使得病菌迅速扩散。

(2) 肺脓肿或结核病灶破溃:肺脓肿或结核空洞在破溃时,脓性物质可以直接进入胸膜腔,导致急性脓胸的发生。肺结核患者若未能及时治疗,结核病灶可能穿透肺组织并进入胸膜腔,引发感染。此外,某些免疫力低下的患者如艾滋病患者,其肺部感染更加严重,破溃导致脓胸的风险也相对较高。

(3) 外伤:胸部的穿透性外伤(如车祸、刀伤)可能导致病原体直接进入胸膜腔,引发感染。如果外伤未能得到及时的抗生素治疗或清创手术治疗,感染的风险大大增加。胸部手术后的感染,如肺切除术后的并发症,也可能导致脓胸的发生。手术后若存在支气管胸膜瘘或吻合口瘘,细菌可以通过这些路径进入胸膜腔,进一步加重感染。

(4) 纵隔感染扩散:某些情况下,纵隔的感染(如食管自发性穿孔或膈下脓肿)可以通过直接扩散或通过淋巴道进入胸膜腔,导致急性脓胸的发生。这种情况在严重的食管穿孔或膈下感染中较为常见。脓毒血症或败血症患者由于病菌已经进入血液,病原体也可以通过血行途径传播进入胸膜腔,引发感染。

(5) 膈下感染扩散:膈下的感染,如肝脓肿或腹腔内其他感染病灶,可能通过淋巴系统扩散至胸膜腔。这种传播途径较为隐匿,病情通常进展较快,且病原体的多样性增加了感染的复杂性。

2. 病理

急性脓胸的病理过程可以分为三个主要阶段:渗出期、纤维蛋白期和机化期。每一阶段的病理特征不同,导致的临床表现和治疗方案也相应有所不同。

(1) 渗出期:在脓胸早期,病原体刚进入胸膜腔,炎症反应较轻,胸膜腔内会出现浆液性渗出液。

此时，病原体在渗出液中活动，若能够及早发现并通过抗生素治疗，感染可能被控制，病情不会进一步恶化。渗出液的主要成分为白细胞和纤维蛋白，液体的性质较稀薄，且较易通过胸腔穿刺排出。

（2）纤维蛋白期：如果炎症未得到及时控制，胸膜腔内的渗出液逐渐转变为脓性，且纤维蛋白开始沉积在胸膜表面，形成纤维蛋白层。此时，脓液的黏稠度增加，脓腔也逐渐变得多房化，脓液的排出变得困难。纤维蛋白的沉积使胸膜增厚，胸腔穿刺术可能无法完全引流脓液，患者的呼吸功能开始受到显著影响。胸膜腔内的纤维蛋白分隔形成多个囊腔，限制了脓液的流动，导致病情进一步复杂化。

（3）机化期：当脓胸进入晚期，纤维蛋白逐渐机化，形成了坚韧的纤维板，胸膜的弹性被极大限制。脓液的排出更加困难，胸腔内的脓腔逐渐变得固定，肺组织无法复张，导致患者的呼吸功能显著下降。在这一阶段，单纯的抗生素治疗和胸腔穿刺已无法有效解决问题，通常需要手术干预，如胸膜纤维板剥脱术或胸腔引流术，才能彻底清除脓腔并恢复肺功能。

3. 分类

（1）按致病菌分类：脓胸可分为化脓性脓胸、结核性脓胸和特异病原性脓胸。化脓性脓胸通常由常见的细菌感染引起，如金黄色葡萄球菌和肺炎链球菌；结核性脓胸则是由结核分枝杆菌引起的；而特异病原性脓胸可能由真菌、厌氧菌或其他特殊病原体引起，这类脓胸通常发生于免疫功能低下的患者。

（2）按累及范围分类：根据脓胸累及的范围，可以分为全脓胸和局限性脓胸。全脓胸指的是脓液积聚遍布整个胸膜腔，且病变范围广泛。局限性脓胸则是指脓液局限在某一特定区域，如肺叶间、膈肌上方或纵隔面。局限性脓胸常常表现为多房性脓腔，治疗上可能需要结合影像学手段进行精确引流。

急性脓胸的病因多样，病理过程复杂，且不同的分期和分类决定了不同的治疗方案。早期的准确诊断和有效的治疗对于控制感染、促进肺功能恢复至关重要。在临床中，医生需要根据患者的具体病情，结合影像学检查和实验室结果，制订个性化的治疗计划，以确保最佳的治疗效果。

（三）临床表现与体征

急性脓胸的临床表现复杂多样，症状的出现与其病程、病因及脓液的积聚量密切相关。多数急性脓胸患者会出现与严重感染相似的全身炎症表现，通常包括发热、胸痛和呼吸困难等症状。这些表现通常是急性脓胸病变加重的标志，常见于肺部感染、胸膜腔积液及病原体扩散至全身的患者。

1. 主要临床表现

（1）发热与寒战：急性脓胸患者最典型的表现之一是高热，体温通常升高至 39 ~ 40 ℃。这种发热通常伴随着寒战和盗汗等症状，可能在夜间尤为明显。这种高热的出现是因为细菌在胸膜腔内大量繁殖，诱发了机体的全身性免疫反应。通常，患者在发热的同时伴有体温的波动，尤其是在脓液大量积聚时，发热症状更为明显。如果脓液未能得到及时引流，体温可能长期居高不下，提示感染持续。

（2）胸痛：急性脓胸患者常见的主诉之一，尤其是在脓液靠近胸膜时，患者感到的疼痛更为剧烈。疼痛的性质多为锐痛或刺痛，且在深呼吸、咳嗽或进行体力活动时加剧。疼痛通常局限在病变一侧。脓液压迫膈肌时，患者还可能出现放射性疼痛，可延及肩部或上腹部。随着脓液的增多，胸腔内压力增大，胸痛症状也愈加严重。部分患者甚至因为疼痛而出现呼吸抑制，进一步加重病情。

（3）呼吸困难与呼吸急促：随着脓液在胸膜腔内的积聚，肺组织受到压迫，导致患者的呼吸功能下降，出现呼吸困难的症状。呼吸急促是急性脓胸的另一典型表现，尤其是脓液积聚量较大时，肺无法充分扩张，患者的呼吸频率明显加快。这种情况下，患者通常表现出浅快的呼吸，伴有明显的呼吸窘迫感。严重时，患者可能出现发绀（青紫），提示氧合不足。对于双侧脓胸患者，呼吸困难的症状尤为显著，常需要维持半卧位或坐位来缓解呼吸困难。

（4）咳嗽与咳痰：急性脓胸患者通常伴有咳嗽，早期多为干咳，病情进展后可能出现咳脓痰，甚至带血痰。当肺脓肿破溃或支气管胸膜瘘形成时，患者的痰液中可带有脓性分泌物。脓液较稀薄的情况下，痰液呈黄色或绿色，较黏稠的脓液可能呈深黄色甚至黄褐色。部分患者的痰液中可能带有明显的恶臭，这提示患者可能感染了厌氧菌。

2. 体征

体格检查是临床医生评估急性脓胸的重要手段之一。根据病情的不同，体征表现也可能有所差异。以下是急性脓胸患者常见的体征。

（1）体温升高：患者多表现为高热，体温通常在 39 ~ 40 ℃。体温波动较大，热退后可能再次升高，提示脓胸感染没有得到有效控制。

（2）呼吸音减弱：在叩诊时，脓胸患者的病变侧通常会呈现浊音，提示胸膜腔内有大量积液。听诊时，病变侧的呼吸音明显减弱或消失，尤其是在脓液积聚较多时，听诊表现更为显著。胸腔内脓液对肺的压迫使得空气流动受阻，导致呼吸音变得微弱。

（3）纵隔移位：在严重的急性脓胸病例中，随着脓液的大量积聚，纵隔可能被推向健侧。这种纵隔移位的现象通常伴有气管的偏移，病情越重，移位越显著。通过胸部 X 线或 CT 检查，可以清晰地观察到纵隔的移位。

（4）肋间隙饱满：由于脓液积聚导致胸腔压力增高，患者的肋间隙可能表现出明显的饱满，患侧肋间隙的呼吸运动受限。肋间隙饱满是胸膜腔积液的典型表现之一，通常伴随呼吸困难的加剧。

（5）发绀和休克：在极为严重的脓胸病例中，患者可能因感染性休克或呼吸衰竭而出现发绀（皮肤或黏膜发紫），提示组织缺氧。这种情况下，患者可能伴随低血压、脉搏微弱等休克症状，需要紧急处理。

3. 严重程度分级与评分

急性脓胸的严重程度可以根据脓液的积聚量、感染范围，以及肺功能受损程度进行分级和评分。

（1）轻度脓胸：脓液积聚量较少，肺功能仅轻度受损。患者可能仅有轻度呼吸困难，临床症状较为温和，胸腔穿刺引流即可缓解症状。影像学检查显示，脓腔范围较小，胸膜腔内纤维蛋白沉积较少。

（2）中度脓胸：脓液积聚较多，导致肺部功能明显受损。患者出现明显的胸痛、呼吸困难和高热，胸腔穿刺和闭式引流通常是治疗的必要步骤。影像学检查可见明显的脓腔，多房性脓腔常常在中度脓胸中出现，脓液较黏稠，治疗难度较大。

（3）重度脓胸：脓液积聚量大，伴有多房性脓腔，严重限制肺部扩张。患者常有发绀、呼吸急促、低血压和感染性休克的表现。胸部影像学检查显示纵隔移位，肺部受到严重压迫。重度脓胸的治疗通常需要结合手术引流、抗生素治疗和全身支持治疗。患者往往病情复杂，预后较差，且并发症风险较高。

在评分系统方面，医生可以使用多种指标评估脓胸患者的严重程度。CURB 65 评分（常用于肺炎患者）在脓胸患者中也可参考使用，用以评估患者的全身状况。该评分系统包括以下五个要素：① C——Confusion（精神状态改变）；② U——Urea（血尿素氮增高）；③ R——Respiratory rate（呼吸频率≥30 次/min）；④ B——Blood pressure（收缩压 <90 mmHg 或舒张压≤60 mmHg）；⑤ 65——Age（年龄≥65 岁）。每项达到标准的指标记 1 分，得分越高，病情越严重，死亡率越高。对于得分较高的脓胸

患者,常常提示需要更为积极的干预和治疗。

其他评分系统,如SOFA评分(Sepsis related Organ Failure Assessment)也可以用于评估脓胸患者的器官功能情况,尤其是对于感染性休克或多器官功能障碍的患者,SOFA评分能够提供进一步的病情评估依据。

急性脓胸的临床表现多种多样,取决于病程发展和脓液积聚的程度。早期症状较为轻微,但随着脓液积聚和病情加重,患者的呼吸功能受到显著影响,严重者甚至可能出现感染性休克或呼吸衰竭。通过合理的临床分级和评分系统,医生可以对脓胸患者的病情进行更加精确的评估,从而选择最合适的治疗方案。无论是轻度、中度还是重度脓胸,早期的诊断和及时的干预都至关重要。

（四）辅助检查

急性脓胸的确诊离不开一系列的辅助检查,特别是影像学检查和实验室检查。这些检查不仅可以帮助医生确定胸膜腔内脓液的积聚情况,还能评估感染的范围和严重程度,为治疗决策提供重要依据。通过多种辅助检查手段,医生可以明确脓腔的位置、大小和形态,从而选择最适合的引流或手术方式。

1. X线检查

X线检查是急性脓胸诊断的首选检查方法之一,常用于初步评估胸膜腔内是否存在积液及其大致分布情况。X线检查能直观显示胸腔内的液体积聚,并有助于判断积液的量及其对肺组织的压迫程度。典型的X线检查表现为胸膜腔内致密的阴影,常见于下胸部。患者取直立位时,积液可呈现为“S”形曲线,这是一种液体积聚的特征性影像学表现。

在某些复杂病例中,X线胸片还可以帮助识别是否存在气胸或脓气胸。尤其是在支气管胸膜瘘或食管穿孔的情况下,X线检查可能出现气液平面,这提示空气和脓液共存于胸膜腔内。此外,X线检查还能够评估纵隔是否发生移位。当脓液大量积聚时,纵隔可能会向健侧偏移,这也是脓胸的一个重要体征。对于早期的轻度脓胸,X线检查上的阴影可能较为模糊,因此需要结合其他影像学手段进行进一步检查。

2. 超声检查

胸腔超声是一种广泛应用于脓胸诊断和治疗的无创检查方法,特别适用于床旁检查。超声检查可以通过高频声波反射来描绘胸膜腔内脓液的积聚情况,相较于X线,超声更能够精确地显示胸膜腔内液体的量和分布。超声检查不仅能够确定脓液的存在,还能帮助医生在术前准确定位脓腔的位置,以指导穿刺引流术的进行。

超声检查的优势在于其操作简便、安全无辐射,特别适用于不能转移至放射科的危重患者或儿童、孕妇等特殊群体。超声能够实时监测患者胸腔积液的变化。在进行胸腔穿刺时,超声的引导可确保穿刺针准确进入脓腔,避免穿刺失败或损伤其他组织。此外,超声检查对多房性脓腔的显示效果也非常好,能够清晰地描绘出脓腔内部的分隔情况,从而为手术或引流的选择提供依据。

3. CT扫描

胸部CT是目前最精确的影像学检查之一,尤其在复杂性脓胸或多房性脓腔的病例中,CT扫描能够提供比X线和超声更为详尽的解剖学信息。CT扫描能够清晰显示脓腔的大小、形态及其与周围组织的关系,有助于评估脓液是否累及肺组织,是否存在支气管胸膜瘘,或是否存在其他并发症。

CT的主要优势在于其高分辨率,可以对多房性脓胸进行准确的分隔显示,帮助医生识别是否需要进行手术干预。对于那些通过胸腔穿刺难以完全排净脓液的病例,CT扫描可以帮助医生精确确定脓腔的位置，并评估是否有必要采用胸腔镜手术进行清除。此外，CT 还能评估引流管的放置效果；术后通过 CT 复查，可以监测脓腔的闭合情况和肺部的复张程度。

4. 胸腔穿刺术

胸腔穿刺术是诊断急性脓胸的“金标准”之一，不仅能够抽取脓液进行细菌培养和药敏试验，还能通过观察脓液的外观和性状为进一步的治疗提供线索。在疑似脓胸的患者中，医生通常在 X 线或超声引导下进行胸腔穿刺，通过穿刺抽取脓液样本进行实验室分析。

在穿刺过程中，脓液的颜色、气味和黏稠度可以帮助初步判断感染的性质。例如，若脓液呈现灰色或稀薄且带有恶臭，通常提示患者可能感染了厌氧菌或存在腐败性脓胸。此外，穿刺术获得的脓液还可以用于细菌学培养，确定具体的致病菌类型，并根据药敏试验结果选择最合适的抗生素进行治疗。

值得注意的是，穿刺过程中不仅要关注脓液的外观，还应密切监测脓液的数量。如果脓液较为稠厚、难以抽出，则提示可能需要采取进一步的引流或手术措施。对于那些伴有气胸的脓胸患者，穿刺可能会抽出带有气泡的脓液，提示支气管胸膜瘘的存在。

5. 细菌培养及药敏试验

从胸腔穿刺术中获取的脓液样本应送至实验室进行细菌培养，以确定感染的病原菌种类。这一步骤对于选择有效的抗生素治疗方案至关重要。通过细菌培养，医生可以了解脓液中的病原体是革兰阳性菌、革兰阴性菌，还是其他类型的细菌，如厌氧菌或真菌。细菌培养通常需要 24 ~ 48 h 才能获得结果，但在此期间，医生可根据脓液的外观和患者的临床表现开始经验性抗生素治疗。

药敏试验则有助于确定最有效的抗生素，从而避免使用无效的药物，尤其是在面对耐药菌株（如 MRSA）感染时，药敏试验的结果尤为重要。根据药敏试验，医生可以调整抗生素的种类和剂量，以确保治疗的精准性和有效性。

6. 血液检查

急性脓胸患者的血液检查常常显示出全身性炎症的迹象，通常表现为白细胞总数显著升高，特别是中性粒细胞比例增加。白细胞增多是脓胸的重要生物标志之一，提示体内存在严重的细菌感染。除此之外，急性期反应物如 CRP 和 ESR 在脓胸患者中也往往显著升高，这些指标有助于评估感染的严重程度和炎症反应的强度。

对于合并脓毒血症或败血症的脓胸患者，血液检查中的血乳酸水平也可能升高，提示全身性缺氧和脓毒性休克的风险。针对免疫抑制患者或长期住院的患者，血液检查还可以帮助评估患者的免疫功能状况，并监测抗生素治疗的效果。

7. 支气管镜检查

支气管镜检查虽然不作为脓胸的常规检查，但在某些复杂病例中，特别是怀疑存在支气管胸膜瘘或其他气道病变时，支气管镜检查能够提供有价值的诊断信息。通过支气管镜，医生可以直视气管和支气管，明确气道有无损伤或脓液渗漏的现象，尤其是在气道与胸膜腔之间存在病理通道时，支气管镜检查可以确定脓胸的病因及其扩展路径。

辅助检查是急性脓胸诊断和治疗过程中不可或缺的部分，通过 X 线、CT、超声等影像学检查，医生可以准确评估脓腔的大小、位置和形态。胸腔穿刺术不仅是诊断的重要手段，也是治疗过程中不可忽视的一步。脓液的细菌培养和药敏试验为抗生素的合理使用提供了重要依据。通过一系列的辅助检查，医生可以全面了解患者的病情，制订个性化的治疗方案，并在治疗过程中对患者的恢复情况进行动态监测。

（五）诊断与鉴别诊断

急性脓胸的诊断通常依赖于病史、体格检查、影像学检查及实验室检查的综合判断。患者多有肺部感染或胸部外伤的病史，伴随持续性高热、胸痛和呼吸困难等典型症状。在影像学检查中，如果出现胸膜腔积液、脓腔分隔及纵隔移位等表现，医生应高度怀疑脓胸的可能性。进一步通过胸腔穿刺抽取脓液进行细菌培养和药敏试验，可以明确诊断并为治疗提供依据。然而，由于急性脓胸的症状与许多其他胸部疾病相似，准确的鉴别诊断对确保及时有效的治疗尤为重要。

1. 诊断依据

急性脓胸的诊断通常包括以下几个步骤。

(1) 病史：急性脓胸患者通常有明确的肺部感染病史，常见的病因包括肺炎、肺脓肿、肺结核或胸部手术后的并发症。此外，胸部外伤或纵隔感染也是引发脓胸的重要原因之一。病史中常出现发热、寒战、咳嗽、胸痛及呼吸困难等症状，这些表现与感染引起的胸腔积液相关。

(2) 体格检查：诊断急性脓胸的重要步骤之一。在叩诊时，脓胸患者的患侧胸部常呈浊音，这提示胸膜腔内有大量积液。听诊时，患侧的呼吸音减弱或消失，且患者可能表现出呼吸急促、肋间隙饱满等体征。对于脓液积聚量大的患者，可能出现纵隔移位的现象，即气管和心脏向健侧偏移，进一步加重了呼吸困难。严重者还可能伴有发绀，提示缺氧，甚至休克。

(3) 影像学检查：急性脓胸诊断的核心手段。胸部 X 线检查、胸部 CT 及胸腔超声均有助于明确脓液的积聚情况、脓腔的形态及位置。X 线检查上，胸膜腔积液通常表现为均匀致密的阴影，积液较多时形成典型的“S”形线。CT 扫描能够提供比 X 线更高分辨率的影像，清晰显示脓腔的范围和分隔情况，特别适用于复杂性脓胸的评估。胸腔超声检查能够准确确定脓液的位置，并帮助指导胸腔穿刺的实施。

(4) 胸腔穿刺术：急性脓胸确诊的重要手段，通过穿刺抽取脓液，医生可以直接观察脓液的性状，如颜色、黏稠度和气味，这些特征能够为诊断提供线索。例如，脓液呈灰色且带有恶臭通常提示腐败性脓胸，尤其是厌氧菌感染引发的病例。通过穿刺获取的脓液应送至实验室进行细菌培养和药敏试验，以明确致病菌类型和抗生素治疗方案。若培养结果显示多种致病菌，则可能是由肺脓肿或结核空洞破溃所致。

(5) 血液检查：急性脓胸患者的血液检查通常显示白细胞计数显著升高，尤其是中性粒细胞比例增高。CRP 和 ESR 水平也常常高于正常值，提示体内存在急性炎症反应。血液检查能够帮助医生监测感染的严重程度，并在治疗过程中评估抗生素疗效。

2. 鉴别诊断

急性脓胸的临床表现与许多其他胸部疾病有相似之处，准确的鉴别诊断对于避免误诊和延误治疗至关重要。以下是需要与急性脓胸进行鉴别的常见胸部疾病。

(1) 肺脓肿：由肺部感染引起的局限性化脓性病变，通常发生在肺实质内。肺脓肿与脓胸在病因和临床表现上有一定的相似性，但病变部位不同。肺脓肿主要表现为肺组织内的脓性空腔，而脓胸则是脓液积聚在胸膜腔内。通过影像学检查可以区分这两种病变。肺脓肿在 CT 或 X 线检查上通常表现为液气平面，脓液局限在肺内，伴有周围组织炎症反应；而脓胸则表现为胸腔内的液体阴影，没有肺内空洞的特征。如果穿刺抽出的脓液来自胸膜腔，且通过影像学检查确认不存在肺内空腔，脓胸的可能性较大。

（2）气胸：由于空气进入胸膜腔，导致肺组织受压塌陷的病理状态。急性脓胸的患者也可能伴有气胸，尤其是在支气管胸膜瘘或肺组织破裂的情况下。因此，脓胸与气胸有时可能共存，称为脓气胸。在这种情况下，影像学检查可以显示气液平面，这是气胸与脓胸同时存在的典型表现。气胸患者通常表现为突发性胸痛和呼吸困难，但其呼吸音减弱的范围和脓胸不同，气胸患者的患侧胸部呈现高度膨胀和过度透亮的影像，且没有脓性渗出液的表现。

（3）胸膜炎：由胸膜的炎症引起，可能导致胸腔积液的形成，但胸膜炎引起的积液通常为浆液性或纤维蛋白性，而非脓性。浆液性胸膜积液的特点是液体清澈或淡黄色，黏度较低。通过胸腔穿刺术可以区分浆液性积液和脓液，并通过实验室检查进一步确认病因。浆液性胸膜炎的患者通常不存在脓液中的细菌感染，胸腔积液的白细胞计数较低，且没有恶臭或黏稠的特征。此外，胸膜炎患者的症状相对较轻，通常表现为胸痛、低热和呼吸困难，但不伴随高热和脓液的典型表现。

（4）肺结核：由结核分枝杆菌感染引起的慢性传染性疾病，常伴有肺部空洞的形成和广泛的肺组织损害。在部分肺结核患者中，结核病灶破溃进入胸膜腔后可导致结核性脓胸的发生。与其他类型的脓胸不同，结核性脓胸通常伴有较长的病程和消瘦、盗汗、长期低热等全身症状。通过胸腔穿刺抽取脓液并进行抗酸染色，能够鉴别是否存在结核分枝杆菌感染。此外，结核性脓胸的患者通常需要抗结核治疗，而不仅仅是常规的抗生素治疗。

（5）肺癌：在某些情况下，肺癌患者也可能表现为胸腔积液，尤其是当肿瘤侵犯胸膜或导致支气管胸膜瘘时。然而，恶性胸腔积液与脓胸有显著的区别。肺癌引起的胸腔积液通常为血性或浆液性积液，黏稠度较低。通过胸腔穿刺术获取的液体可进行细胞学检查，以确定是否存在恶性细胞。此外，肺癌患者的影像学检查通常显示肿块或肺组织破坏，而脓胸则表现为典型的脓性渗出液积聚。

（六）治疗

急性脓胸的治疗目标是控制感染、排出脓液、促使肺部尽早复张，并防止病情进一步恶化。根据患者的病情严重程度及病理分期，治疗方法分为非手术治疗和手术治疗两大类。早期的非手术治疗通常包括抗生素治疗和胸腔穿刺引流；而对于病情严重或经过保守治疗无效的病例，则需要采取手术治疗，如胸腔闭式引流术、胸腔镜手术或胸膜纤维板剥脱术等。通过综合运用这些治疗手段，可以有效控制急性脓胸的进展，并改善患者的预后。

1. 非手术治疗

非手术治疗是急性脓胸早期患者的主要治疗方式，适用于脓液较少且病情未进入纤维蛋白期或机化期的病例。非手术治疗的主要目标是控制感染、排出脓液，避免病情加重。

（1）抗生素治疗：急性脓胸的基础治疗方法，用于控制细菌感染。早期的经验性抗生素选择通常基于病史和临床表现，考虑常见致病菌如金黄色葡萄球菌、肺炎链球菌、厌氧菌及某些革兰阴性杆菌。常见的经验性抗生素包括 β 内酰胺类、头孢菌素类、喹诺酮类，以及针对厌氧菌的甲硝唑。在实施胸腔穿刺术获取脓液后，应尽早进行细菌培养和药敏试验，以明确具体的致病菌种类，并根据培养结果调整抗生素的种类和剂量。例如，若细菌培养显示 MRSA 感染，则需要使用万古霉素或利奈唑胺等抗生素。对于多重耐药菌株感染的患者，抗生素的联合使用也是一种常见策略。抗生素治疗的持续时间因感染的严重程度和患者的恢复情况而异，通常需要 2～6 周不等。

（2）胸腔穿刺术：早期急性脓胸治疗中的重要方法，特别适用于脓液较少且渗出液稀薄的病例。通过胸腔穿刺，可以有效地排出胸膜腔内的脓液，减轻肺部的压迫，改善患者的呼吸功能。胸腔穿刺术通常在超声或 X 线引导下进行，以确保穿刺位置的准确性并避免损伤其他重要结构。在胸腔穿刺后，脓液的外观、气味及黏稠度可以为后续治疗提供重要线索。如果脓液较稀且易于排出，胸腔穿刺可作为治疗的主要手段，结合抗生素治疗，通常能够获得良好的效果。若脓液较为稠厚或经过数次穿刺后脓液排出不畅，提示需要采取进一步的引流措施或手术干预。

（3）胸腔闭式引流术：当脓液较为稠厚，或者通过胸腔穿刺无法有效排尽时，胸腔闭式引流术成为更适合的治疗方法。闭式引流通过在胸膜腔内插入引流管，持续排出脓液，避免脓液在胸腔内积聚。通常选择较粗的硅胶管（20F 或更大）作为引流管，并在引流管上开设多个侧孔，以确保脓液能够顺利排出。

2. 手术治疗

对于病情较重、经过非手术治疗无效或脓胸进入纤维蛋白期和机化期的患者，手术治疗是必要的。手术的目标是彻底清除脓液和纤维蛋白，恢复胸膜腔的正常解剖结构，并促使肺部复张。

胸腔镜手术是一种微创手术方法，近年来在急性脓胸的治疗中得到广泛应用。通过胸腔镜，医生可以直视胸膜腔内部，直接清除脓液、纤维蛋白及坏死的胸膜组织。胸腔镜手术适用于纤维蛋白期的脓胸患者，尤其是在多房性脓腔形成、通过穿刺或闭式引流无法彻底清除脓液的情况下，胸腔镜手术可以加速病情的恢复。

胸腔镜手术的优点包括创伤小、恢复快，并且能够有效避免病情进一步恶化。在手术过程中，医生可以通过胸腔镜下的操作，破除脓腔内的分隔，促进脓液的完全排出，并通过引流管持续引流脓液至术后完全恢复。此外，胸腔镜手术后的并发症发生率相对较低，术后患者的恢复时间也较短。

适应证：胸腔镜手术适用于纤维蛋白期、多房性脓腔、脓液排出不畅或通过穿刺无法完全清除脓液的患者。

禁忌证：对于脓腔固定且纤维化严重的患者（进入机化期的病例），胸腔镜手术的效果可能不理想。此类患者需要考虑其他更为侵入性的手术方式，如胸膜纤维板剥脱术。

术后康复：术后康复对于脓胸患者至关重要。患者需要进行肺功能康复训练，以改善肺扩张能力，并定期复查以确保脓腔完全闭合。

（七）并发症及预后

1. 并发症

急性脓胸如果未能及时治疗，可能会引发一系列严重的并发症。这些并发症不仅会延长患者的病程，还会显著增加死亡率。常见的并发症包括支气管胸膜瘘、脓气胸、感染性休克等。

（1）支气管胸膜瘘：脓胸的一种严重并发症，通常由感染破坏支气管壁引起。瘘管的形成会导致空气进入胸膜腔，形成气胸或脓气胸，进一步加剧呼吸困难。

（2）脓气胸：一种急性脓胸的严重并发症，表现为脓液和气体同时积聚在胸膜腔内，导致肺组织压缩，患者呼吸功能显著下降。对于脓气胸的患者，往往需要紧急处理，以防病情进一步恶化。

（3）感染性休克：脓胸感染扩散至全身可能会导致感染性休克，这是一种危及生命的并发症，表现为低血压、器官功能衰竭。感染性休克的治疗需要在重症监护病房中进行，使用升压药物、广谱抗生素和支持性治疗是常规的救治手段。

（4）慢性脓胸：当急性脓胸治疗不彻底或脓腔未能完全闭合时，急性脓胸可能转化为慢性脓胸。慢性脓胸通常伴随胸膜纤维化和脓腔的固定，患者的肺部功能受限，导致持续的呼吸困难和反复感染。慢性脓胸患者常有长期的咳嗽、咳脓痰及呼吸急促，部分患者可能出现胸部疼痛和体重减轻。影像学检查显示脓腔固定、纤维板形成，治疗上通常需要手术干预，如胸膜纤维板剥脱术或肋骨切除术。

2. 预后

急性脓胸的预后与感染的严重程度、治疗的及时性及患者的整体健康状况密切相关。对于没有其他基础疾病的年轻患者，如果在疾病的早期阶段进行有效治疗，预后通常较好。然而，老年人、免疫抑制患者和感染耐药性病原菌的患者，其病死率显著增加。在出院后，患者需要定期复查，以确保脓腔完全愈合，并预防疾病复发。肺功能的恢复对于脓胸患者来说很重要，尤其是在接受手术治疗后，患者需要定期进行肺功能检查，评估恢复情况，并根据需要调整康复计划。此外，患者还应注意避免再次感染，尤其是对于免疫功能低下的患者，应采取更为严格的预防措施，避免接触感染源。

二、慢性脓胸

（一）定义及流行病学

慢性脓胸是指脓胸急性期未能在6周内得到有效控制或治疗，逐渐发展为慢性阶段的一种疾病。它的特征是胸膜腔内的脓液积聚无法完全排出，纤维素逐渐沉积在脏层和壁层胸膜上，形成厚实的纤维板，使脓腔壁变得致密坚韧，限制肺的扩张，导致脓腔容量固定，进一步引发慢性呼吸功能障碍。这种疾病通常由于急性脓胸期未能得到及时、适当的治疗，是急性脓胸的并发症之一。

在流行病学上，慢性脓胸的发生率较低，但一旦形成，其治疗难度大，恢复期长，且病情迁延不愈。慢性脓胸多发于急性脓胸治疗不当或治疗延迟的患者，其主要的致病因素包括急性脓胸期引流不充分、引流管太细或放置位置不当，导致脓液未能有效排出。此外，如果急性脓胸患者的脓腔内存在异物（如手术后残留的棉球或橡胶引流管），或患者合并支气管胸膜瘘、食管瘘等情况，都会促使脓腔无法闭合，从而形成慢性脓胸。

慢性脓胸的形成还与某些特殊病原体感染密切相关，如结核分枝杆菌或真菌的慢性侵袭。这些感染引发的胸膜炎症逐渐发展成脓腔，难以通过常规的治疗手段清除。慢性脓胸患者通常伴有其他肺部病变，如支气管扩张、肺结核或肺部纤维化等，使病情更加复杂，治疗更加困难。

在全球范围内，慢性脓胸的流行率在医疗资源较为匮乏的地区较高，尤其是在急性脓胸未得到及时治疗或不适当治疗的情况下。这些地区的患者因缺乏有效的早期干预措施，更易发展为慢性脓胸。在一些经济发达的国家，尽管现代医学技术能够有效控制急性脓胸的进展，但在存在复杂肺部病变（如结核或肺脓肿）的患者中，慢性脓胸的发病率依然不容忽视。

在我国，慢性脓胸的发生率相对较低，但仍需关注急性脓胸的早期发现和治疗，以减少慢性脓胸的发生。特别是在农村或偏远地区，急性脓胸的发病率较高，医疗资源不足往往导致慢性脓胸的形成。因此，早期识别并适当管理急性脓胸，尤其是确保脓腔充分引流，是预防慢性脓胸的重要手段。此外，外伤后异物残留、胸膜腔内继发感染，以及邻近胸膜腔的脏器的慢性感染灶（如膈下脓肿或肝脓肿），都可能导致慢性脓胸的发生。这些病因强调了及时处理胸膜腔感染和其他胸部外伤的必要性。

总体来说，慢性脓胸的形成往往是一个缓慢而复杂的过程，其主要危险因素为急性脓胸期的治疗延误或不当处理，特别是脓腔引流不充分。该病的预防重点在于早期有效的治疗和引流，以及及时发现并处理可能导致胸腔感染的并发症。尽管现代医疗技术在预防和治疗方面取得了显著进展，但慢性脓胸仍然是一种难治的疾病，会对患者的生活质量造成严重影响。

（二）病因与病理

1. 病因

慢性脓胸的主要病因可以追溯到急性脓胸阶段，如果急性期没有得到及时、适当的治疗，尤其是脓液引流不畅，脓胸很容易转变为慢性脓胸。慢性脓胸通常在急性脓胸期的6周后出现，形成的原因如下。

（1）急性脓胸治疗不当：急性脓胸期如果未能及时进行有效的引流或治疗不到位，脓液就不能完全排出。例如，纤维素较多、脓液较稠厚的病例，如果没有及时实施有效的引流术，脓液滞留在胸腔内，时间一长就容易形成厚层纤维板，导致肺组织无法扩张，最终形成慢性脓胸。此外，若引流管过细、放置位置不当或引流管过早拔除，脓液未能完全排尽，脓腔的积脓逐渐形成固定的脓腔，进一步引发慢性脓胸。

（2）支气管胸膜瘘或食管胸膜瘘：脓腔内合并支气管胸膜瘘或食管胸膜瘘时，空气和细菌不断进入胸膜腔，导致感染长期无法控制，脓腔不断扩大且无法闭合。尤其是支气管胸膜瘘使肺部与胸腔的脓液相连，增加了脓腔感染的复杂性，进一步导致慢性脓胸的形成。

（3）异物残留：术后脓腔内异物残留也是慢性脓胸的重要原因之一。如手术时不慎遗留的棉球、橡皮引流管等异物，或胸部外伤后残留的弹片、死骨片等，都会成为持续的感染源，导致脓腔长期无法愈合，脓液和纤维素沉积不断增加，最终形成慢性脓胸。

（4）邻近脏器的感染扩散：某些情况下，邻近胸膜腔的脏器感染未能得到及时治疗，也可能导致脓胸的形成。例如，肝脓肿或膈下脓肿破溃进入胸膜腔，感染持续扩散，形成脓腔。此外，慢性骨髓炎等感染灶也可能通过淋巴或血流扩散至胸膜腔，引发慢性脓胸。这类病例中的感染源通常较为隐蔽，难以通过常规治疗手段控制。

（5）特殊感染：某些特定病原体如结核分枝杆菌、真菌等也可能导致慢性脓胸。这些感染往往具有长期、慢性的特点，导致病程迁延不愈。结核性脓胸尤其常见，其特点是脓腔壁形成厚实的纤维板，感染难以控制，脓腔长期存在且难以通过常规手术治疗根治。

2. 病理

在慢性脓胸的病理变化中，最为显著的特点是脏层和壁层胸膜上的纤维板形成。随着病情的进展，纤维素逐渐沉积于胸膜的表面，形成厚实的纤维组织。这些纤维板逐渐增厚，限制了肺组织的扩张，并使脓腔的容量固定，无法缩小。厚层纤维板不仅覆盖在脓腔表面，还可能逐渐渗入胸膜下层组织，甚至与肺组织融合在一起，导致肺实质纤维化，肺膨胀功能显著下降。

纤维板的形成会导致脓腔被固定，肺组织被限制在一个缩小的空间内，无法正常扩展，最终形成肺不张。同时，壁层胸膜的纤维板增厚会引起胸壁结构的改变，导致肋间隙变窄，胸壁塌陷，患者呼吸功能进一步受损。随着纤维板的机化，脓腔内的脓液无法排尽，感染也难以控制，形成一个长期存在的感染源，导致慢性病变。

此外，纤维板收缩引起的病理改变还包括纵隔向病变侧偏移，这会对心脏和大血管的功能产生一定的影响。由于脓腔固定，肺无法膨胀，患者的呼吸功能严重受限。合并支气管胸膜瘘的患者，感染往往更为复杂，肺实质可能发生严重的破坏，如结核性空洞、支气管扩张等，进一步加重慢性脓胸的病理变化。

慢性脓胸的病理变化还涉及全身状态的恶化。长期慢性感染会导致全身的营养消耗，使患者出现贫血、低蛋白血症等慢性中毒症状。此外，由于肺功能受限，患者可能表现出杵状指（趾）等慢性缺氧的特征。慢性脓胸患者往往体质较弱，手术耐受性差，进一步加大了治疗的难度。

总之，慢性脓胸的病因复杂多样，涉及急性脓胸治疗不当、支气管瘘、异物残留、邻近器官感染扩散及特殊病原体感染等多种因素。在病理上，慢性脓胸的核心变化是纤维板的形成和肺膨胀受限，导致脓腔固定、感染难以控制，病情长期迁延不愈。

（三）临床表现与体征

慢性脓胸的临床表现通常较急性脓胸缓和，但其病情迁延不愈，患者常有长期的慢性全身中毒表现，伴随胸腔脓液积聚、肺扩张受限，以及感染持续存在的相关症状。慢性脓胸的临床表现和体征不仅受到脓腔大小、纤维板厚度的影响，还与患者的全身状况及病程长短密切相关。慢性脓胸患者的症状可以从轻微的呼吸困难发展到严重的呼吸衰竭，甚至危及生命。

1. 全身中毒症状

由于慢性脓胸的脓腔形成，患者的急性中毒症状（如高热、寒战、白细胞增多等）通常有所缓解。然而，长时间的感染和脓液积聚会引起持续的慢性中毒症状。常见的表现如下。

（1）长期低热：患者常表现为长期低热，体温通常在37.5～38 ℃之间，偶尔可能会出现间歇性发热。

（2）乏力：由于感染持续存在，患者可能会出现明显的乏力、倦怠感，难以进行体力活动。

（3）消瘦和营养不良：慢性脓胸患者往往由于长期消耗，体重明显下降，伴有消瘦、贫血、低蛋白血症等表现。这主要是由脓腔感染引发的营养消耗和炎症介质的释放所致。

（4）贫血和低蛋白血症：持续的感染和炎症状态会导致贫血（血红蛋白水平降低），患者常表现为面色苍白、精神不振。同时，血浆蛋白水平下降，患者可能出现低蛋白血症，进一步加剧全身虚弱。

2. 局部症状

慢性脓胸的局部表现主要与脓腔的存在和肺组织的受限扩张有关，常见的症状如下。

（1）咳嗽和咳脓痰：由于脓腔内的脓液积聚，患者经常出现慢性咳嗽，尤其是在体位改变时咳嗽加重。咳出的痰液往往为脓性，痰液黏稠，黄色或黄绿色，与脓腔内的脓液性状相似。患者若合并支气管胸膜瘘，咳痰的情况会更加明显。

（2）呼吸困难和胸闷：由于纤维板的形成限制了肺的扩张，患者常表现出呼吸困难，尤其在活动时加重。随着病情的进展，肺不张和肺功能下降使患者感到胸闷不适，严重时可表现为明显的气短，甚至在静息状态下也有明显的呼吸困难。

（3）胸痛：一些患者在病程初期可能出现轻微的胸痛，通常是由胸膜炎症所致。随着脓腔的形成和纤维板的增厚，胸痛可能减轻，但患者可能会感到胸部的压迫感或不适。

3. 体征

慢性脓胸患者常表现出与胸腔积液和肺扩张受限相关的典型体征，特别是在病程较长的患者中，症状和体征更加明显。常见的体征如下。

（1）胸壁塌陷：由于胸膜腔内纤维板增厚、肺无法扩张，患侧胸壁常出现塌陷，胸廓不对称。胸壁塌陷通常伴随肋间隙变窄，这是由于纤维板收缩引起的胸壁结构变化。

（2）呼吸运动受限：患侧胸廓的呼吸运动显著受限，叩诊呈现浊音或实音，特别是在胸壁塌陷明显的区域。

（3）听诊呼吸音减弱或消失：由于脓腔的存在和肺组织的压缩，患侧胸腔的呼吸音明显减弱甚至完全消失。听诊时，患侧肺部的空气流动减少，且可能伴有湿啰音或痰鸣音。

（4）气管偏移：由于脓腔的存在和胸膜腔压力变化，气管常向患侧偏移。随着纵隔向患侧移位，心脏位置也随之改变，严重者可引起心脏功能的改变。

（5）杵状指（趾）：长期患病的患者可能出现杵状指（趾），这通常是慢性缺氧所致，尤其在合并严重肺功能不全或长期呼吸困难的患者中更为常见。

4. 合并支气管胸膜瘘的表现

合并支气管胸膜瘘的慢性脓胸患者,病情更为复杂,常伴有严重的呼吸困难和咳嗽症状。尤其是当患者改变体位时,瘘管会导致空气或脓液通过支气管进入胸膜腔,导致呛咳加重,咳出的痰液与脓胸的脓液性状相同,具有典型的恶臭味。

5. 严重程度分级和评分

慢性脓胸的严重程度可以根据脓腔大小、肺功能受限的程度及全身中毒症状的严重程度进行分级和评估。这对于制订治疗方案具有重要参考价值。

(1) 轻度:此类患者脓腔较小,纤维板形成尚不严重,肺组织仍有部分扩张功能。患者全身症状较轻,主要表现为轻微的咳嗽、胸闷和低热。影像学检查提示胸膜增厚、肋间隙变窄,但肺功能尚能维持。

(2) 中度:此类患者的脓腔中等大小,纤维板逐渐增厚,肺扩张受限明显,呼吸困难加重。患者常伴有中度的全身中毒症状,如持续低热、消瘦、贫血等。胸部影像学检查显示明显的胸膜增厚和脓腔形成,气管和纵隔偏移较为明显。

(3) 重度:重度患者的脓腔较大,纤维板厚度明显增加,肺组织严重受限,患者呼吸困难显著,常需要辅助供氧或其他支持治疗。患者全身中毒症状严重,体重显著下降,伴有贫血、低蛋白血症等。影像学检查显示广泛的胸膜增厚,胸腔塌陷明显,肺功能极度受限,可能合并支气管胸膜瘘、结核空洞或支气管扩张等复杂病变。

通过对临床表现、体征及严重程度的评估,可以为慢性脓胸的治疗决策提供依据,选择合适的手术或非手术治疗方式,改善患者的预后。

(四) 辅助检查

慢性脓胸的诊断和病情评估主要依赖于影像学检查、实验室检查和特殊诊断手段。这些检查不仅有助于明确脓腔的范围、位置和感染程度,还可以为手术治疗方案的制订提供重要依据。

1. 影像学检查

影像学检查是诊断慢性脓胸的关键手段,其中胸部X线检查和CT扫描是最常用的检查方法。通过这些检查,可以明确脓腔的大小、位置及肺组织的压缩情况,评估脓腔内积液和纤维板的增厚程度。

(1) 胸部X线检查:慢性脓胸的首选检查手段,通常显示出患侧胸膜明显增厚,肋间隙变窄,提示胸腔塌陷。常见的典型表现是患侧胸腔呈现大片致密阴影,有时伴有钙化斑点。脓腔内积液和气体的存在可以形成液气平面的影像,尤其在合并支气管胸膜瘘的患者中更加明显。此外,患侧肺组织受到压迫,表现为肺不张,气管和纵隔向患侧偏移,心脏也可能因胸腔压力变化而移位。

(2) 胸部CT扫描:比X线检查更精确,可以三维显示脓腔的大小、位置和形态,尤其是纤维板的厚度和范围。CT扫描可以清楚地显示脏层和壁层胸膜的纤维增厚情况,有助于评估肺组织的压缩和支气管胸膜瘘存在与否。对于计划进行手术的患者,CT检查可以帮助确定脓腔与邻近脏器的关系,指导外科医生选择最佳的手术入路。对于有异物残留的患者,如弹片、死骨片或术后遗留的橡皮引流管,CT扫描也能清楚显示其位置,方便手术时彻底清除。

(3) MRI:在慢性脓胸的诊断中不常用,但对于一些复杂病例,如怀疑脓腔与邻近结构(如心脏、大血管、食管等)有密切联系时,MRI可以提供软组织的详细解剖信息。

2. 实验室检查

实验室检查主要用于评估慢性脓胸患者的全身炎症反应和感染情况。常规检查包括血常规、ESR、CRP、血生化指标等，这些检查对评估患者的全身状况具有重要作用。

(1) 血常规：慢性脓胸患者通常表现为白细胞计数轻度增高，表明存在持续的感染反应。由于长期的慢性感染和营养不良，患者常出现贫血（血红蛋白降低）和低蛋白血症（血浆白蛋白降低），这些变化反映了患者的全身状况和病情的严重程度。

(2) CRP 和 ESR：这两项指标常用于评估体内炎症反应的程度。在慢性脓胸患者中，CRP 和 ESR 显著升高，提示持续的慢性炎症和感染。随着脓腔感染的控制，这些指标通常会逐渐下降。

(3) 脓液检查：如果已经通过引流术获得脓液样本，则可对脓液进行细菌培养，确定病原菌种类并进行药敏试验。这对于指导抗生素治疗具有重要意义。需要注意的是，在一些慢性脓胸病例中，尤其是由结核分枝杆菌或真菌感染引起的脓胸，病原体的培养可能需要更长的时间，或需要采取特殊的培养和检测手段，如酸性染色和 PCR 检测。

3. 特殊检查

一些特殊的检查手段有助于明确脓腔的大小、范围和与支气管、食管等结构的关系，特别是在怀疑存在支气管胸膜瘘或食管瘘的情况下，这些检查能够提供重要的诊断依据。

(1) 支气管镜检查：支气管镜检查可以直接观察到支气管内的病变，帮助判断是否存在支气管胸膜瘘或支气管扩张。如果通过支气管镜发现支气管与脓腔相连，通常提示有瘘管存在。在必要时，可以通过支气管镜采集痰液或组织样本，进行病原体的进一步鉴定。

(2) 碘油造影检查：对于慢性脓胸患者，尤其是考虑手术治疗的患者，可以通过在脓腔内注入碘油进行造影检查。这种方法可以明确脓腔的大小、形态和位置，尤其是脓腔与支气管、食管的相对位置关系。碘油造影对制订手术方案具有重要指导意义。例如，碘油造影可以显示脓腔是否存在分隔或多房性脓腔，为外科医生设计引流路径和剥脱纤维板提供参考。

(3) 亚甲蓝试验：当怀疑患者存在支气管胸膜瘘时，可以将亚甲蓝溶液注入脓腔中，观察患者痰液中是否有亚甲蓝染色液体出现。如果染色液从支气管排出，则提示支气管胸膜瘘的存在，这一试验方法简单且有效。

4. 肺功能检查

慢性脓胸患者常有不同程度的肺功能受损，因此肺功能检查可以帮助评估肺部受累的程度。慢性脓胸患者通常表现为限制性通气障碍，这主要是由于纤维板限制了肺的扩张，导致肺容积减少。通过肺功能检查可以判断肺部的残余功能，为术后肺功能的恢复评估提供参考。

(1) FEV_1 和 VC：这两个指标通常显著下降，提示肺扩张受限。

(2) 残气量（residual volume，RV）：慢性脓胸患者的残气量往往增加，提示肺组织的通气功能下降。

5. 超声检查

胸腔超声在慢性脓胸的早期诊断和评估引流效果中也起着重要作用。通过超声检查可以观察脓腔的积液量，判断脓液是否需要进一步引流。同时，超声还能用于指导穿刺引流的准确性，确保引流管放置在最适合的位置，以提高引流效果。

通过上述多种辅助检查手段，医生能够全面评估慢性脓胸的病情和严重程度，从而制订合适的治疗方案。影像学检查是诊断的核心，实验室检查有助于评估感染情况，特殊检查进一步明确脓腔的范围及并发症的存在。辅助检查为慢性脓胸的治疗提供了重要依据,特别是在决定手术干预时,这些检查能够帮助外科医生制订最优化的手术方案。

（五）诊断与鉴别诊断

慢性脓胸的诊断相对明确,通常根据患者的病史、临床表现和影像学检查结果即可确诊。然而,鉴于慢性脓胸与其他胸腔疾病(如结核性胸膜炎、支气管扩张、恶性胸膜肿瘤等)在临床表现上的某些相似性,准确的诊断及鉴别诊断对于制订合适的治疗方案至关重要。

1. 诊断

慢性脓胸的诊断首先依赖于详细的病史、典型的临床表现和辅助检查结果。患者通常有急性脓胸病史,未能及时或正确治疗的急性脓胸逐渐演变为慢性脓胸。其临床表现包括长期低热、消瘦、乏力、咳脓痰、胸壁塌陷等,特别是在有长期胸腔积脓和慢性感染病史的患者中,应高度怀疑慢性脓胸的可能性。

(1) 病史:慢性脓胸的患者通常有急性脓胸或胸部手术史、外伤史,或伴有长期感染如肺结核或支气管扩张等病史。病程超过6周,脓腔壁硬化,纤维板逐渐形成,提示慢性脓胸的可能性较大。

(2) 临床表现:患者常有慢性中毒症状,如长期低热、消瘦、乏力、贫血、低蛋白血症等,伴随胸闷、气短、慢性咳嗽和咳脓痰等表现,特别是在体位改变时咳嗽加重。体格检查时常可见胸壁塌陷、肋间隙变窄、呼吸运动受限、叩诊浊音或实音、气管偏移等典型体征。

(3) 影像学检查:影像学是确诊慢性脓胸的重要手段。胸部X线检查可显示胸膜增厚、肋间隙变窄、肺不张、脓腔形成及液气平面等改变,提示慢性脓胸的存在。胸部CT扫描则能提供更精确的脓腔形态和纤维板增厚情况,同时可显示脓腔与支气管、食管等的关系,有助于判断是否存在支气管胸膜瘘、食管瘘等复杂病变。

(4) 脓腔造影:对于准备手术治疗的患者,可以通过脓腔造影进一步明确脓腔的范围、位置,以及与周围结构的关系。脓腔造影通过向脓腔内注入碘油等造影剂,能够精确显示脓腔的大小和形态,特别适用于多房性脓腔或复杂病例的评估。

(5) 支气管镜检查:若怀疑存在支气管胸膜瘘,支气管镜检查可以直接观察支气管内是否有脓液溢出,并采集痰液样本进行病原体检查。这对于明确支气管与脓腔的病理关系及确定手术方案具有重要意义。

2. 鉴别诊断

由于慢性脓胸的症状和影像学表现与其他一些胸腔疾病相似,准确的鉴别诊断十分关键。以下是需要与慢性脓胸鉴别的几种常见疾病。

(1) 结核性胸膜炎:慢性结核性胸膜炎和慢性脓胸在临床表现上有许多相似之处,尤其是结核感染者容易出现胸腔积液、胸膜增厚等表现。结核性胸膜炎患者常伴有发热、盗汗、乏力等症状,X线检查上也可见胸膜增厚和肺不张。然而,结核性胸膜炎的胸腔积液多为浆液性或浆液脓性,而慢性脓胸则多为脓性积液。此外,结核性胸膜炎的病因多为结核分枝杆菌感染,确诊需要通过结核菌检查或胸膜活检。

鉴别要点:通过痰液或胸腔积液中的结核菌检查(如抗酸染色、PCR检测),以及胸腔积液的性状和病理结果,可以有效鉴别结核性胸膜炎和慢性脓胸。结核性胸膜炎的胸腔积液通常呈淡黄色,且结核菌的检测有助于确诊。

(2) 支气管扩张伴感染:支气管扩张患者同样会出现长期咳嗽、咳脓痰、反复感染等症状,特别是当支气管扩张合并感染时，病情表现与慢性脓胸相似。然而，支气管扩张的病变主要位于支气管，而慢性脓胸则发生在胸膜腔内。支气管扩张患者的胸部影像学检查显示支气管扩张的表现，如“蜂窝肺”或“轨道征”，而慢性脓胸患者的X线或CT表现为胸膜增厚和脓腔形成。

鉴别要点：CT检查对区分支气管扩张与慢性脓胸具有决定性作用。支气管扩张多表现为支气管管腔扩张、伴有黏液栓和脓痰积聚，而慢性脓胸的影像学特征则是胸膜增厚和脓腔形成。

（3）恶性胸膜肿瘤：胸膜肿瘤，特别是恶性胸膜间皮瘤，可能在胸部X线检查和CT扫描中表现为胸膜增厚、胸腔积液，甚至与慢性脓胸类似的影像学改变。患者通常有胸痛、消瘦、长期低热等症状，胸腔积液通常为血性。此外，恶性胸膜肿瘤患者的胸膜增厚通常更为不规则，且伴有胸膜结节或胸壁侵蚀。

鉴别要点：通过胸膜活检和胸腔积液的细胞学检查，可以明确是否存在恶性细胞。胸膜肿瘤患者的积液通常为血性，细胞学检查可见恶性细胞，而慢性脓胸的积液则多为脓性，且细胞学检查显示感染性炎症。

（4）胸腔积液（心源性或其他原因）：心源性胸腔积液、肾病综合征引起的胸腔积液或其他非感染性原因导致的胸腔积液，需要与慢性脓胸进行鉴别。这类积液通常为浆液性或漏出性积液，患者常有基础疾病史，如心力衰竭、肾功能不全等。影像学检查显示胸腔积液，但无明显的胸膜增厚和脓腔形成。

鉴别要点：通过胸腔穿刺液的分析，心源性胸腔积液和肾病综合征相关的积液通常为低蛋白、低细胞的漏出液，而慢性脓胸的积液为脓性，蛋白质含量较高，伴有大量白细胞和炎症细胞。

3. 其他检查

在鉴别诊断中，一些特殊的实验室检查和影像学检查可以进一步明确诊断。

（1）胸腔穿刺液的生化分析和细菌培养：通过胸腔积液的性状、细胞学检查和细菌培养，可以鉴别慢性脓胸与其他胸腔积液性疾病。慢性脓胸的积液通常为脓性，细菌培养可发现致病菌，而结核性胸膜炎或恶性胸膜肿瘤的积液则有不同的特征。

（2）病理学检查：对于疑难病例，进行胸膜活检可以明确病因。例如，胸膜肿瘤或结核性胸膜炎的确诊常依赖于病理学检查。

慢性脓胸的诊断主要基于病史、典型临床表现和影像学检查，X线和CT是确诊的重要工具。通过支气管镜、脓腔造影和实验室检查，可以明确脓腔的范围、位置及病因。在鉴别诊断方面，慢性脓胸需要与结核性胸膜炎、支气管扩张伴感染、恶性胸膜肿瘤等疾病区分，特别是在患者合并复杂肺部病变时，准确的鉴别诊断对于制订适当的治疗方案尤为重要。

（六）治疗

慢性脓胸的治疗根据病情的严重程度和患者的全身状况分为非手术治疗和手术治疗。非手术治疗主要适用于病情较轻的患者，通过引流和药物控制感染；而手术治疗则针对病情较重、非手术治疗无效的患者，特别是脓腔已固定、肺组织无法扩张的患者。选择合适的手术方式能够有效清除脓腔、剥脱纤维板，恢复患者的肺功能，改善预后。

1. 非手术治疗

非手术治疗适用于部分病情较轻或全身状况较差、无法耐受手术的患者。非手术治疗的主要目标是通过引流改善脓腔的感染情况，缓解症状，并为未来可能实施的手术做好准备。

（1）适应证：病情较轻，脓腔较小且无严重的肺组织纤维化；全身状况不佳，无法耐受手术的患者，特别是伴有严重贫血、营养不良或低蛋白血症的患者；脓腔内积液较多，初步引流效果较好且感染控制良好的患者。

（2）禁忌证：脓腔已固定、肺组织严重受限、肺功能无法恢复的患者；无法通过引流排出脓液，脓腔扩展迅速或引流不畅的患者；合并支气管胸膜瘘或其他复杂病变的患者。

（3）主要方案：包括以下几种。

引流术：非手术治疗的核心，通过选择合理的引流位置和引流管径大小排出脓腔内的脓液，从而控制感染和缓解症状。引流术的关键在于选择适当的引流管道，并确保引流通畅。若引流管过细或位置不当，可能导致脓液无法充分排出，延缓脓腔的愈合。

肋床引流术：常见的引流方式，特别适用于早期的慢性脓胸患者。手术中将引流管置入脓腔底部，确保脓液完全排出。引流早期可通过水封瓶观察排液量，脓液减少至每日 50 mL 以下时改为开放引流，逐步撤除引流管。

胸腔冲洗：通过生理盐水或抗生素溶液冲洗脓腔，进一步帮助清除脓腔内的脓性分泌物和纤维素残留。胸腔冲洗通常与引流术结合使用，以确保脓腔感染得到有效控制。

药物治疗：主要包括抗生素和支持治疗。根据脓液细菌培养和药敏试验结果，使用敏感的广谱抗生素控制感染。对于合并结核的患者，则需要给予抗结核治疗。全身支持治疗包括纠正贫血、补充营养、改善低蛋白血症等。

2. 手术治疗

慢性脓胸的治疗以手术为主，目的是消除脓腔、恢复肺功能，并避免进一步的并发症。由于大多数慢性脓胸是由急性脓胸治疗不当引起，早期干预是预防慢性脓胸的关键。一旦确诊为慢性脓胸，手术治疗变得不可避免，通常包括以下几种主要手术方式。

（1）胸膜纤维板剥脱术：治疗慢性脓胸的主要方法之一，通过剥除覆盖在脏层和壁层胸膜上的纤维板，使肺组织从纤维板的束缚中释放出来，恢复其扩张功能，进而消除脓腔。这种手术尤其适用于脓腔较大但肺组织仍具较好弹性且无广泛纤维化的患者。

适应证：适用于肺组织仍具扩张能力的慢性脓胸患者，特别是那些未发生严重肺纤维化或支气管胸膜瘘的病例。

手术步骤：① 手术通常采用全麻，后外侧切口，切除第 5 或第 6 根肋骨以进入脓腔。② 术中首先钝性剥离壁层胸膜，逐步分离到脏层胸膜。③ 纤维板较厚的部分较难剥离，可采用刀划法，将纤维板划成“十”字形小块，再逐块剥离。④ 进入脓腔后，彻底清除脓腔内的纤维素和脓性分泌物，尤其要注意清理肺表面的肉芽组织。

注意事项：① 剥离过程中要谨慎操作，避免损伤肺组织。如果肺表面纤维板剥离困难，可采用“十”字形划片法逐步剥离。② 手术中出血较多，需要及时彻底止血。对于剥离过程中产生的肺破裂，应进行修补，以防术后发生气胸。③ 术后需要在胸腔内放置引流管，确保脓液顺利引流出体外，并监控肺的复张情况。

术后管理：手术后需要在胸腔内上、下部位放置引流管，以确保引流通畅，必要时使用负压吸引设备，延长引流时间，直至肺组织完全扩张。术后血胸和气胸是常见的并发症，因此需要密切观察患者肺部情况并及时处理。

（2）胸廓成形术：一种通过改变胸壁结构来消灭脓腔的手术，适用于脓腔较小且肺无法有效扩张的患者。手术通过切除覆盖脓腔的肋骨和纤维板，使胸壁塌陷，从而消除脓腔。

适应证：适用于脓腔局限且肺组织无法恢复扩张功能的慢性脓胸患者，尤其是肺组织已发生不可逆纤维化的患者。

手术步骤：① 在术中，外科医生会根据脓腔的范围和位置，切除 2～3 根肋骨。② 剥离壁层胸膜的纤维板，清除脓腔内的脓性物质和肉芽组织。肋骨切除后，胸壁塌陷，使得脓腔的外侧壁与内侧壁靠拢，从而消除脓腔。

术式改进：传统的胸廓成形术往往需要切除大量肋骨，术后易导致胸壁软化、反常呼吸、胸壁畸形等问题。近年来，外科医生对手术进行了改良。① 保留肋骨骨膜及肋间组织。通过保留肋骨骨膜和肋间肌、肋间神经，可以避免术后胸壁软化和反常呼吸的发生。② 肌瓣填塞术。对于大脓腔，术中可采用肌肉瓣（如背阔肌、前锯肌）或大网膜移植，用来填塞残留的脓腔。这一改良手术创伤较小，能够减少脓腔复发的风险。

术后管理：胸廓成形术后需要进行长时间的加压包扎（4～6 周），以保持胸壁的稳定并避免脓腔再次形成。加压包扎的效果直接影响手术的成功率。过早停止加压包扎可能导致胸壁恢复不良，出现浮动胸壁的风险。

（3）脓胸肺切除术：适用于慢性脓胸合并严重肺损伤的患者，尤其是肺组织已广泛纤维化或存在支气管扩张、结核空洞等复杂病变的病例。此类患者通常肺组织已失去功能，无法通过纤维板剥脱术恢复肺功能，因此需要将脓腔和病变的肺组织一并切除。

适应证：适用于广泛肺组织病变、严重肺纤维化、肺不张或支气管胸膜瘘的患者。

手术步骤：① 通过胸外切口，外科医生先剥离胸膜纤维板，随后切除整个病变的肺叶或肺段，彻底清除脓腔和感染源。② 如果患者肺组织受损严重，则可能需要进行全肺切除术，即切除整个肺叶和脓腔。

手术难点及风险：由于长期感染导致的广泛粘连，手术过程中很容易发生大出血。此外，肺切除后，患者剩余的肺组织需要承担全部的呼吸功能，因此术后呼吸功能的评估和监护尤为重要。术后肺复张不良和残腔积液是手术失败的主要原因。

（4）其他改良手术：① Schede's 手术（胸膜内胸廓成形术）适用于局限性脓胸，通过切除脓腔的外侧壁和肋骨，去除厚层纤维板，使胸壁塌陷，脓腔得以消失。此术式存在一些缺点，如手术区域可能出现大面积麻木区，且术后胸壁软化导致的反常呼吸较为严重。② Heller 和 Wagenstein 改良术在胸廓成形术中保留肋间神经、血管、肋骨骨膜等结构，不仅避免了术后麻木和腹肌隆起，还能减少反常呼吸现象。因此，这种改良手术近年来逐渐成为局限性慢性脓胸的首选术式。

（七）并发症及预后

慢性脓胸的治疗，无论是手术还是非手术，都可能伴随并发症，特别是手术治疗时，由于病情复杂、脓腔长期存在和肺功能受损等因素，手术后的恢复和预后可能会受到影响。慢性脓胸手术治疗的并发症主要包括术后感染、出血、气胸、血胸及肺复张不良。尤其是胸廓成形术，由于切除大量肋骨，可能导致胸壁塌陷不完全，甚至出现反常呼吸和胸壁畸形。尽管如此，大部分患者在手术治疗后能够恢复良好，术后通过引流和抗感染治疗，有望获得长期控制。然而，部分患者由于肺功能严重受损，术后可能仍需要长期的呼吸康复治疗。正确理解和预防这些并发症有助于减少手术风险并提高患者的生活质量。同时，预后取决于治疗的及时性、手术的成功率及患者全身状况的改善情况。

1. 并发症

慢性脓胸的治疗过程中可能出现一系列并发症，尤其是在手术治疗后。常见并发症包括术后感染、出血、肺不张、支气管胸膜瘘等。

（1）术后感染：尽管手术旨在清除脓腔并控制感染，但术后仍有可能出现感染。特别是在存在多房性脓腔或支气管胸膜瘘的患者中，术后感染的风险更高。为了防止术后感染的发生，必须进行充分的引流，并在术后继续使用敏感抗生素治疗。感染控制不良可能导致脓腔再次形成，并影响手术的成功率。

（2）出血：手术中由于胸膜纤维板的增厚，脓腔内的纤维组织与胸壁和肺组织广泛粘连，剥离这些纤维板时容易损伤血管，导致大量出血。尤其是在进行肺切除或胸廓成形术时，出血风险较大。术中和术后的充分止血、引流和血液管理至关重要。

（3）肺不张：慢性脓胸术后常见的并发症之一。由于肺组织长期受压，肺膨胀功能受限，术后即使脓腔被清除，肺部的复张也可能不完全。这种情况尤其常见于纤维化严重、肺组织功能明显受损的患者。术后肺不张可能进一步影响患者的呼吸功能，因此需要通过积极的胸腔引流和呼吸康复来促进肺的复张。

（4）支气管胸膜瘘：慢性脓胸手术后较为复杂的并发症。该并发症多见于那些脓腔长期存在并与支气管相通的患者，尤其是在肺切除术后发生率较高。这种瘘管使得空气和感染性物质持续进入胸腔，影响胸腔内的愈合，并可能导致脓腔复发或持续性感染。支气管胸膜瘘的处理非常复杂，严重者可能需要再次手术封堵瘘管或使用生物材料封闭瘘管。

（5）胸壁软化和反常呼吸：在胸廓成形术中，由于需要切除肋骨和纤维板，术后部分患者可能出现胸壁软化现象。胸壁软化会导致呼吸时胸廓的稳定性降低，进而引发反常呼吸，即胸壁在吸气时塌陷，呼气时外凸。反常呼吸不仅影响呼吸效率，还可能导致肺复张不良。这一并发症在肋骨切除过多的患者中较为常见，因此术中应尽量保留肋骨的骨膜和肋间组织以降低胸壁软化的风险。

（6）胸腔残腔积液：胸腔内残留的积液可能在术后形成新的积液腔或脓腔，特别是在脓腔较大、术后肺复张不完全的情况下。为了预防这种并发症，术后应延长引流管的放置时间，并进行积极的胸腔负压引流，必要时进行胸腔冲洗以清除积液。

（7）长期呼吸功能障碍：尽管手术清除了脓腔，但由于肺组织长期受压和纤维化，部分患者在术后可能依然面临呼吸功能障碍，表现为呼吸困难、气短和活动耐受力差。对于肺功能严重受损的患者，术后可能需要长期的呼吸支持或康复治疗。

2. 预后

慢性脓胸的预后取决于多种因素，包括脓腔的大小、病程长短、肺组织的损伤程度、手术治疗的成功率，以及患者的全身状况。

（1）早期治疗与及时干预：如果在脓腔尚未固定、纤维板未完全形成时进行早期干预，患者的预后通常较好。及时的引流、控制感染及手术治疗能够有效阻止病情恶化，帮助肺功能部分恢复。非手术治疗在早期脓腔较小的患者中效果较好，部分患者通过有效引流和抗感染治疗可以避免手术。

（2）手术成功率：对于那些病情较为严重、需要手术治疗的患者，手术成功率和术后康复直接影响预后。胸膜纤维板剥脱术和胸廓成形术等手术方式能够恢复部分肺功能，消除脓腔，并防止感染复发。根据手术的难度和患者的全身状况，术后复发率和并发症的发生率有所不同。成功的手术治疗可以极大提高患者的生活质量，减少长期呼吸困难和慢性感染的影响。

（3）肺功能的恢复：手术后，肺功能的恢复取决于肺组织的受损程度和术后肺的复张情况。对于纤维化严重、肺组织功能受限患者，术后肺功能恢复可能较差，患者仍需要进行长期的呼吸康复治疗。

在肺复张较好的患者中，术后肺功能可以显著改善，呼吸困难症状减轻，活动能力提高。

(4) 术后康复：术后的康复过程对预后具有重要影响。术后康复包括术后的营养支持、肺功能训练、呼吸康复训练等多方面的管理。早期的物理治疗和逐步恢复活动有助于提高肺功能，减少术后并发症的发生。

(5) 术后复发与再手术：虽然手术可以有效清除脓腔，但少数患者可能由于术后引流不畅、支气管胸膜瘘等原因，导致脓腔复发。这类患者可能需要再次手术干预以彻底消除病变。此外，对于脓腔较大、肺组织严重受损的患者，术后仍需要长期监测，以防止复发。

(6) 长期预后：大部分患者经过手术治疗后，预后较好，超过 90% 的患者可通过手术恢复肺功能并获得良好的生活质量。特别是那些在脓腔形成早期接受治疗的患者，手术成功率高，并发症少。然而，对于少部分病程较长、脓腔较大、肺组织严重受损的患者，术后可能残留部分功能性障碍，导致肺功能恢复不完全。这类患者需要进行长期的呼吸康复，并根据个体情况接受后续治疗。

在严重病例中，尤其是合并广泛肺纤维化或支气管扩张的患者，术后虽然脓腔得以消除，但呼吸功能可能仅能部分恢复，患者生活质量和活动耐受力仍受到影响。此外，极少数患者因手术并发症或全身状况恶化，可能需要再手术或长期呼吸支持治疗。

慢性脓胸的治疗过程复杂，容易出现多种并发症，尤其是在手术治疗后，患者可能面临感染、出血、肺不张、支气管胸膜瘘等并发症。有效的术后管理和康复对于减少并发症、提高预后具有重要意义。总体而言，大多数慢性脓胸患者通过及时的手术治疗和康复，可以显著改善生活质量和肺功能，但仍需要定期随访以防止复发或并发症的进一步发展。

【典型病例】

患者男性，45 岁。近期经常感觉胸痛，伴有发热和咳嗽，咳出的痰中带有脓性分泌物。胸部 X 线检查显示右侧胸膜下有液气平面提示脓胸的可能。

问题 1：根据患者的症状和 X 线检查结果，下一步应该进行哪些检查以进一步确诊？

进一步的检查手段包括胸腔穿刺，可抽出脓性液体；如胸腔积液量多，则可行胸腔闭式引流术，引出脓性液体，均可以确诊。胸腔积液需进行培养，进一步明确病原体。

问题 2：考虑到患者的情况，哪些治疗方法可能适用于本病例？

本例患者为急性脓胸，治疗以充分引流和抗感染为主。应及时行胸腔穿刺或胸腔闭式引流，同时根据药敏结果选用足量、有效的抗生素治疗。若患者脓腔吸收不理想，后续需手术清除脓腔或行胸膜剥脱治疗。

【思考题】

简答题

脓胸常见的好发部位和发病机制分别是什么？目前主要的治疗方法有哪些？

第三节　胸壁结核

一、定义

胸壁结核是继发于肺结核或胸膜结核感染的肋骨、胸骨、胸壁软组织的结核性病变，是全身结核病表现的一部分。胸壁结核不是肿瘤，但有时会与胸壁肿瘤相混淆。胸壁结核多发生于青、中年，表现为结核性寒性脓肿或慢性胸壁窦道，有时胸壁结核与原发结核病灶同时存在。

二、病因及发病机制

2/3 的胸壁结核患者患有肺结核、胸膜结核或身体他处结核。胸壁结核是结核菌侵犯胸壁组织所致，结核菌的来源有：① 胸内原发结核病灶通过淋巴管累及胸骨旁、胸椎旁或肋间淋巴结，使之发生干酪样病变，穿透肋间组织，在胸壁软组织内形成结核性脓肿。它也可穿破皮肤形成窦道。由于胸壁结核脓肿产生于胸壁深层淋巴结，需要穿透肋间肌才能达到胸壁浅层，往往在肋间肌内、外各形成一个脓腔，二者以小洞相通，形成所谓哑铃状脓肿。② 浅表的肺结核灶或胸膜结核灶，透过胸膜粘连直接扩散至胸壁。此种类型胸壁结核常合并有肺内结核。③ 结核菌经血液循环感染肋骨或胸骨骨髓腔，引起结核性肋骨骨髓炎或胸骨骨髓炎，然后穿破骨皮质而形成胸壁结核。此种情况临床少见，肋骨骨髓炎或胸骨骨髓炎主要造成骨质破坏，不形成哑铃状脓肿。

三、临床表现

胸壁结核发病缓慢，全身症状多不明显。若原发结核病灶尚有活动，则可有疲倦、低热、盗汗、虚弱乏力等症状，局部可出现疼痛不适，而多数患者只有局部不红、不热、无痛的脓肿，故称为寒性脓肿。胸壁结核脓肿好发于乳腺与腋后线之间的第 3 ~ 7 肋骨处，往往在肋间肌的内外形成哑铃状的脓腔。脓腔一端位于胸壁的深处，另一端位于胸壁浅层，可经数条窦道通向各方，在窦道远端又形成多个脓腔。脓肿可侵蚀破坏肋骨皮质。

胸壁结核脓肿呈半球形隆起，基底固定。其开始质地稍硬，随增大逐渐变软，形成冷脓肿，内含干酪样物及黄灰色脓液，叩诊有波动感。若脓肿穿破皮肤，常排出稀薄、混浊、无臭味的脓液，伴有干酪样物质。脓肿破溃口经久不愈，形成溃疡或窦道，其边缘皮肤往往有悬空潜行现象。脓肿出现混合感染后，包块迅速增大变软，疼痛加重，皮肤变薄发红，压痛明显，自行破溃或因切开引流可形成经久不愈的慢性窦道。

胸部 X 线平片多无明显异常发现，胸部 CT 可显示胸壁软组织囊性肿物。肿块穿刺可抽出无臭、稀薄、黄白色脓液或干酪样物，培养常无细菌生长，也不易查到结核菌。

四、诊断

胸壁无痛性肿块，按之有波动感，首先应考虑胸壁结核寒性脓肿的可能。穿刺若抽得脓液，结合涂片及细菌培养结果，多可确定诊断。穿刺部位应选在脓肿的上方，通过皮肤后宜变换方向再刺入脓腔，避免垂直刺入而致脓液沿针道流出形成瘘管。胸部 X 线检查有时可发现肺、胸膜或肋骨结核病变，但是 X 线检查结果阴性，并不能排除胸壁结核。胸部 CT 有助于诊断，除了显示胸壁脓肿外，还可确定肺内或胸膜是否存在结核病，纵隔淋巴结是否有结核性感染，以及肋骨或胸骨有无骨质破坏。若有溃疡或窦道，活体组织检查常可发现结核病变。PCR 技术也可用于快速识别结核分枝杆菌 DNA。诊断时应注意与化脓性肋骨、胸骨骨髓炎、外穿性结核性脓肿、椎旁脓肿及胸壁肿瘤相鉴别。

五、治疗

胸壁结核属于全身结核病的一部分，应注意全身治疗，加强休息，改善营养状况，并进行系统抗结核药物治疗。有活动性肺结核、纵隔或肺门淋巴结核者，在全身结核病有效控制后，依胸壁结核局部病变情况，进行胸壁结核的外科处理。较小的胸壁结核，可进行局部穿刺抽脓，再注入抗结核药，反复数次可达到治愈目的。单纯寒性脓肿不应切开引流。较大的胸壁结核或已合并有继发感染时，需要外科手术处理，即胸壁结核病灶清除术。胸壁结核病灶清除术的适应证为胸壁结核脓肿或慢性窦道诊断明确，且病情稳定，无活动性肺结核或胸膜结核存在。当患者病情不稳定，身体其他部位有活动性结核病灶时，暂不宜行手术处理。

手术治疗原则为彻底切除病变组织，包括受侵的肋骨、淋巴结、肋软骨、肌肉和有病变的胸膜。有时胸壁结核病变可能通向胸膜或肺，因此术前应做好开胸准备。

采用气管内插管，静脉复合麻醉。如皮肤及浅层肌肉未受病灶侵犯，切口可沿脓肿的长轴走行切开。如皮肤已受累或已有瘘孔存在，应沿病灶的长轴梭形切除病变的皮肤及窦道口。将皮肤及肌层向两侧游离开，尽量完整切除脓腔；多数在解剖时脓腔已破，此时应彻底清除脓液和干酪样物质。切除窦道及其邻近的肌肉组织，脓腔下的肋骨也应切除，用刮匙搔刮脓腔壁，不留残腔。由于窦道走行常蜿蜒迂曲，所以应当用探针细心找寻窦道及肋骨下面的脓腔。冲洗脓腔后，游离邻近带蒂肌瓣，填充消灭残腔。切口内应安置引流条。逐层严密缝合切口后加压包扎。术后 24 ~ 48 h 拔除引流条，继续加压包扎，伤口无感染时可按期拆线。术后抗结核治疗至少半年。单纯的寒性脓肿不应切开引流。若合并化脓性感染，可先切开引流，待感染完全控制后再按上述手术原则处理。

【典型病例】

一名 35 岁的女性患者前来就诊，主要症状是右侧胸壁出现肿块和疼痛。患者表示最近几个月来，她注意到右侧胸壁上的肿块逐渐增大，并且伴随着进行性加重的疼痛。她没有发热、咳嗽或其他呼吸道症状。患者过去有一段时间接触过结核病患者。

问题 1：根据患者的症状描述，你是否怀疑她可能患有胸壁结核？胸壁结核的常见症状是什么？

考虑胸壁结核，一般症状为胸壁局部无红肿热痛的脓肿。

问题 2：在体格检查中，你将会注意到哪些特征或体征可能支持胸壁结核的诊断？

脓肿内含干酪样坏死物质。

问题 3：你将如何进行进一步的检查以确认胸壁结核的诊断？

可行胸部 CT、T-SPOT 检查。

问题 4：针对这位患者的情况，你会推荐哪些治疗方案来处理胸壁结核？

全身抗结核治疗，待全身结核控制后彻底切除冷脓肿及周围受累组织。

【思考题】

简答题

结核冷脓肿常见的发生部位在哪里？治疗方式是什么？

第四节　胸膜与胸壁肿瘤

一、胸膜肿瘤

胸膜肿瘤是一类少见但具有高度侵袭性的恶性肿瘤，主要包括恶性胸膜间皮瘤（malignant pleural mesothelioma, MPM）和胸膜转移癌等。由于其早期症状不明显，通常在确诊时已处于较晚期，因此了解其病因、病理特点、临床表现、诊断方法及治疗策略对改善患者预后至关重要。

（一）定义及流行病学

1. 定义

胸膜肿瘤是指发生在胸膜的肿瘤，胸膜是覆盖在肺表面和胸壁内侧的一层薄膜。胸膜肿瘤可分为原发性和继发性两类。原发性胸膜肿瘤包括恶性胸膜间皮瘤和良性胸膜间皮瘤。继发性胸膜肿瘤主要指其他部位癌症的胸膜转移。

2. 流行病学

（1）恶性胸膜间皮瘤：一种罕见且侵袭性强的恶性肿瘤。其主要病因与长期接触石棉有关。流行病学数据显示，恶性胸膜间皮瘤在男性中发病率高于女性，且通常在中老年人中发病。全球每年新发病例约为 23 万人，发病率在欧美国家较高。

（2）胸膜转移癌：指原发癌症（如肺癌、乳腺癌等）转移至胸膜。其发生率较恶性胸膜间皮瘤高，与原发癌症的类型、分期及治疗相关。

（二）病因、病理及分类

1. 病因

（1）石棉暴露：恶性胸膜间皮瘤的主要致病因素。石棉纤维的吸入会导致胸膜的慢性刺激和炎症，最终诱发恶性变。石棉在建筑材料、汽车零部件等工业产品中曾广泛使用，因此高风险职业如建筑工人和汽车维修工的发病率较高。

（2）遗传因素：某些遗传变异可能增加恶性胸膜间皮瘤的风险，尽管这种关联尚未完全明确。

（3）病毒感染：有研究表明，人类腺病毒、肝炎病毒等可能与胸膜间皮瘤的发生有关，但这种关联尚需要进一步研究。

（4）其他因素：长期暴露于高温或有害化学物质、环境污染等也可能与胸膜肿瘤的发生有关。

2. 病理及分类

（1）恶性胸膜间皮瘤：主要分为上皮型、肉瘤型和混合型。上皮型最为常见，预后相对较好；肉瘤型较少见，预后较差；混合型则表现出两者的特征。

（2）良性胸膜间皮瘤：较少见，通常表现为单发的、良性的胸膜肿块。病理上主要分为纤维型和上皮型，两者在生物学行为上有显著差异。

（三）分级与分期

1. 分级

根据肿瘤的细胞分化程度和增殖指数进行分级。常用的分级系统为癌组织学分级（如低级别、中级别和高级别）。

2. 分期

恶性胸膜间皮瘤的分期系统通常采用国际肿瘤分期系统，根据肿瘤的局部扩展、淋巴结受累情况及远处转移来进行分期。

（四）临床表现、体征及严重程度分级

1. 临床表现

（1）胸痛：胸膜肿瘤最常见的症状之一，通常表现为持续性钝痛或刺痛。疼痛可能与肿瘤的局部浸润、胸膜炎症或胸膜积液有关。

（2）呼吸困难：由于肿瘤对肺部和胸膜的压迫，以及胸膜积液的存在，患者可能出现呼吸困难。早期可能表现为轻度的活动后气促，晚期则可能出现休息时的呼吸困难。

（3）咳嗽：多见于恶性胸膜间皮瘤，常伴有咳痰，且可能出现咯血。

（4）体重下降和乏力：由于恶性肿瘤的全身影响，患者可能出现显著的体重下降、食欲减退和乏力等全身症状。

2. 体征

（1）胸部听诊：可能听到呼吸音减弱或呼吸音消失，尤其在肿瘤伴有胸腔积液时。也可能听到胸膜摩擦音，这是一种由于胸膜的摩擦而产生的干燥音。

（2）体重和营养状态：患者的体重下降和营养状态恶化是常见的体征，提示肿瘤对身体的影响。体重变化和营养不良可能会影响治疗的选择和效果。

3. 严重程度分级

（1）国际肿瘤分期系统：依据肿瘤的局部扩展、淋巴结受累情况和远处转移情况，将恶性胸膜间皮瘤分为四个阶段（Ⅰ期至Ⅳ期）。Ⅰ期为局限性肿瘤，Ⅳ期为广泛转移性肿瘤。

（2）CT 评分系统：CT 影像学检查常用于评估肿瘤的严重程度和分期。评分系统如胸部 CT 扫描评分，根据肿瘤的大小、位置、转移情况进行评分。

（3）病理评分系统：根据肿瘤的组织学特征和细胞学特征进行评分，包括肿瘤细胞的分化程度、增殖指数等。病理学评分可以帮助确定肿瘤的生物学行为和预后。

（五）辅助检查

1. 影像学检查

（1）CT 扫描：评估胸膜肿瘤的重要工具。CT 扫描能够清晰显示肿瘤的大小、位置、侵袭情况，以及胸腔内的积液或淋巴结转移情况。它对于肿瘤的分期和治疗规划至关重要。

（2）MRI：主要用于评估肿瘤对纵隔和胸壁的侵袭情况。MRI 具有优良的软组织对比度，能够更清晰地显示肿瘤与周围组织的关系，帮助制订手术方案和评估预后。

（3）PET-CT：结合了 CT 的解剖信息和 PET 的功能信息，有助于评估肿瘤的代谢活性和检测远处转移。PET-CT 能够提供肿瘤的生物学行为和转移情况的详细信息。

（4）超声检查：胸部超声可以评估胸膜积液、肿块和肿瘤的边界。虽然超声的分辨率较低，但它可以作为 CT 和 MRI 的补充检查，特别是在动态监测积液变化时具有优势。

2. 内镜检查

（1）胸腔镜检查：一种微创技术，能够直接观察胸膜的病变，并进行活检。通过胸腔镜，医生可以直视胸膜的病变情况，并在需要时进行治疗操作，如肿瘤切除或胸膜剥脱。胸腔镜检查对于明确诊断和获取组织样本至关重要。

（2）支气管镜检查：对于怀疑肿瘤涉及气道的患者，支气管镜检查可以帮助评估气道内的病变情况，并进行组织取样。支气管镜检查可以用于检测气道的肿瘤扩展或转移，并对咯血或呼吸困难的原因进行探查。

3. 病理学检查

（1）活检：确诊胸膜肿瘤的“金标准”。通过胸腔镜或其他手段获取的组织样本可以用于病理学检查，以确定肿瘤的类型和分级。活检能够提供详细的组织学信息，有助于诊断和治疗决策。

（2）免疫组化：用于识别肿瘤细胞的特定标志物，如 CK5/6、波形蛋白、EMA 等，这些标志物有助于区分恶性胸膜间皮瘤与其他类型的肿瘤。免疫组化可以帮助确定肿瘤的来源和性质，提供更准确的诊断依据。

（3）分子检测：如基因突变分析、基因表达谱分析等，可以帮助了解肿瘤的分子特征。这些检测可以用于评估靶向治疗的适应性，以及指导个体化治疗方案的制订。

（六）诊断与鉴别诊断

1. 诊断

（1）综合评估：胸膜肿瘤的诊断需要综合考虑患者的临床表现、影像学检查、内窥镜检查和病理学检查结果。通过综合分析这些信息，可以准确诊断肿瘤的类型、分期和分级。

（2）诊断标准：对于恶性胸膜间皮瘤，通常需要满足的诊断标准包括明确的临床症状、影像学检查显示的肿瘤特征、病理学检查结果支持恶性间皮瘤的诊断，以及必要的分子检测结果。

2. 鉴别诊断

（1）肺癌：胸膜肿瘤需要与肺癌进行鉴别，可通过支气管镜检查、CT 扫描及病理学检查进行区分。胸膜间皮瘤通常表现为多发性和弥漫性的胸膜浸润，而肺癌则可能表现为局限性的肿块或结节。

（2）转移性癌症：胸膜转移癌与原发性胸膜肿瘤在影像学和病理学上可能难以区分。通过病史回顾、原发癌症筛查和免疫组化检测可以帮助确定肿瘤的来源。

（3）良性胸膜间皮瘤：与恶性胸膜间皮瘤相比，良性胸膜间皮瘤通常生长较慢，症状较轻。通过病理学检查可以明确其良性特征，并排除恶性肿瘤的可能性。

（4）结核性胸膜炎：结核性胸膜炎可以表现为类似于恶性胸膜间皮瘤的胸膜增厚和积液。通过结核菌素试验、痰液检查和胸腔穿刺可以帮助区分结核性胸膜炎与恶性胸膜间皮瘤。

（七）治疗

1. 手术治疗

（1）手术适应证：对于早期局限性恶性胸膜间皮瘤，手术是治疗的主要方法。适应证包括肿瘤局限于单侧胸膜、无明显远处转移，以及患者的全身状况良好。

（2）主要术式：包括以下几种。

胸膜切除术：包括全胸膜切除术和部分胸膜切除术。全胸膜切除术涉及切除受累的胸膜和可能的邻近组织（如肺或胸壁），适用于早期和局限性病变。部分胸膜切除术则适用于局部病变或作为姑息治疗方法。

胸腔镜手术：一种微创手术方式，适用于早期局限性恶性胸膜间皮瘤的诊断和治疗。通过胸腔镜可以直接观察病变，并进行小范围的切除或病理检查。

肺全切术：在某些情况下，如肿瘤侵犯肺组织，可能需要进行肺全切术。该手术涉及切除整个肺及其周围的胸膜。

（3）术前准备：① 评估身体状况。在决定手术方案之前，需要进行全面的身体评估，包括心肺功能测试、实验室检查等。评估身体状况有助于确定患者是否适合手术及手术的风险。② 预处理。术前可能需要进行药物预处理，如化疗或放疗，以缩小肿瘤或减轻症状。这可以提高手术的成功率和减少术后并发症。

（4）术后管理：手术后的管理包括监测和处理术后并发症，如感染、出血和肺部并发症。术后康复包括呼吸功能训练、疼痛管理和营养支持。

2. 非手术治疗

（1）化疗：恶性胸膜间皮瘤的主要治疗手段之一。常用的化疗药物包括顺铂和依托泊苷。化疗可以通过全身药物治疗减缓肿瘤的生长和扩散。

（2）放疗：可以用于局部控制肿瘤生长，减轻症状。放疗通常用于不能手术的晚期病例或作为术后的辅助治疗。主要用于缓解症状，如疼痛和呼吸困难。

（3）靶向治疗：如 VEGF 抑制剂（贝伐单抗）可以针对肿瘤的特定分子靶点，减少肿瘤的血供和生长。靶向治疗通常用于特定类型的肿瘤或作为化疗的辅助治疗。

（4）免疫治疗：一种新兴的治疗手段，包括免疫检查点抑制剂（如 PD-1/PD-L1 抑制剂）等。这些药物可以通过激活患者的免疫系统来攻击肿瘤细胞。免疫治疗在恶性胸膜间皮瘤的治疗中仍处于研究阶段，但初步结果显示出潜在的疗效。

（八）并发症及预后

1. 并发症

（1）术后并发症：包括术后感染、出血、肺部并发症（如肺炎、气胸）等。需要密切监测和及时处理术后的并发症，以提高患者的恢复速度和生活质量。

术后感染：手术后可能发生局部或系统性感染，需要进行抗生素治疗和严格的感染控制。感染管理包括及时识别感染症状、使用适当的抗生素和进行严格的感染控制措施。

出血：术后出血可能需要再次手术或其他干预措施来控制。术后出血的管理包括监测出血量、采取止血措施及可能需要的输血治疗。

肺部并发症：如肺炎、气胸等，需要积极的呼吸支持和药物治疗。肺部并发症的管理包括使用呼吸机、氧疗和抗生素治疗，以改善肺功能和控制感染。

（2）化疗和放疗相关并发症：包括恶心、呕吐、骨髓抑制、皮肤反应等。这些副作用需要通过对症治疗和支持性护理进行管理。

化疗副作用：包括恶心、呕吐、脱发、免疫系统抑制等。对症治疗包括使用抗恶心药物、保湿护肤及监测血细胞计数。

放疗副作用：包括皮肤反应、食管炎、肺部纤维化等。管理措施包括使用皮肤护肤剂、调整饮食以减少食管刺激，以及使用药物来控制放疗引起的炎症。

2. 预后

(1) 生存率：恶性胸膜间皮瘤的生存率通常较低，5 年生存率为 10%～20%。早期发现和治疗可以改善预后，但总体预后仍较差。生存率受多种因素影响，包括肿瘤的分期、治疗方案，以及患者的整体健康状况。

(2) 预后因素：包括肿瘤的分期、分级、患者的年龄和健康状况等。早期发现和治疗能够显著提高预后，而晚期或广泛转移的肿瘤则预后较差。患者的生活方式、治疗反应和并发症管理也会影响预后。

(3) 生活质量：虽然预后不佳，但综合治疗可以改善患者的生活质量。疼痛管理、症状控制和心理支持对于患者的整体健康和生活质量至关重要。

二、胸壁肿瘤

(一) 定义及流行病学

1. 定义

胸壁肿瘤是指发生在胸壁组织上的各种肿瘤，胸壁包括骨骼(如胸骨和肋骨)、软组织(如肌肉、结缔组织和脂肪)及其附属结构(如血管、神经)。这些肿瘤可分为良性或恶性，原发性或继发性。原发性胸壁肿瘤是指直接在胸壁组织中发生的肿瘤，而继发性胸壁肿瘤则是由其他部位的恶性肿瘤转移而来的。胸壁肿瘤的表现形式多种多样，包括孤立性肿块、软组织包块及骨质破坏等。其诊断和治疗对患者的生活质量和预后有显著影响。

胸壁肿瘤的治疗复杂多样，涉及手术、放疗和化疗等多种手段。其治疗方案通常需要综合考虑肿瘤的类型、分期、患者的总体健康状况，以及个人的生活质量需求。治疗的目标不仅仅是控制肿瘤的生长，还包括尽可能减少肿瘤对患者正常功能的影响，维持生活质量。

2. 流行病学

胸壁肿瘤虽然相对少见，但其发生率在不同年龄段和性别中有所不同。根据流行病学数据，原发性胸壁肿瘤的年发生率约为每百万人中 1～3 例。软组织肿瘤的发生率在所有胸壁肿瘤中较高，尤其是纤维肉瘤、神经鞘瘤和血管瘤等。骨骼肿瘤，包括骨肉瘤、尤文肉瘤等，虽然其发生率较低，但对患者的影响通常较大。

在年龄分布上，胸壁肿瘤可发生于任何年龄，但原发性软组织肿瘤多见于年轻人，而原发性骨骼肿瘤通常在青少年和年轻成人中较为常见。恶性胸壁肿瘤的发生率在男性中略高于女性，这可能与男性在某些职业中暴露于更多的致癌因素有关。总体来看，胸壁肿瘤的发病率并没有显著的性别差异，但不同类型的肿瘤在性别和年龄上的分布有所不同。

胸壁肿瘤的流行病学研究表明，近年来这些肿瘤的发病率略有上升，可能与环境因素和生活方式的变化有关。例如，某些地区的胸壁肿瘤发生率与空气污染和职业暴露有显著关联。此外，胸壁肿瘤的早期诊断率也有所提高，这是由于影像学技术的发展，使得早期发现和筛查变得更加可行和精准。

(二) 病因与病理

1. 病因

胸壁肿瘤的病因复杂多样，主要包括遗传因素、环境因素和偶发因素。遗传因素在一些遗传综合征中表现得尤为明显，如利-弗劳梅尼（Li Fraumeni）综合征和神经纤维瘤病，这些遗传病患者患胸壁肿瘤的风险显著增加。Li Fraumeni 综合征是一种遗传性癌症易感综合征，患者常在早期出现多种类型的癌症，包括胸壁肿瘤。神经纤维瘤病是一种神经系统的遗传性疾病，患者容易发生神经鞘瘤，部分可累及胸壁。

环境因素包括长期接触放射线、石棉、化学品等，这些因素与胸壁肿瘤的发生具有一定的相关性。长期暴露于放射线的工作环境，如核电站和医疗放射科，可能导致胸壁组织发生变异，从而增加发生肿瘤的风险。石棉是一种已知的致癌物质，长期吸入石棉纤维与胸膜间皮瘤的发生有密切关系，这也可能间接增加胸壁肿瘤的风险。

偶发因素如创伤或慢性炎症也被认为可能促使胸壁肿瘤的发生。创伤后慢性炎症的机制涉及细胞修复过程中可能出现的异常，如异常的纤维组织增生。这些异常的修复反应可能会导致局部组织的恶性变。此外，慢性炎症状态可能导致细胞的突变积累，增加了肿瘤发生的风险。

2. 病理

胸壁肿瘤的病理分类主要包括软组织肿瘤和骨骼肿瘤两大类。每类肿瘤的病理特征、分级和分期对治疗和预后有重要影响。

（1）软组织肿瘤。

良性肿瘤包括以下几种：① 纤维瘤源于纤维结缔组织，通常表现为圆形或椭圆形的硬性肿块。尽管纤维瘤在组织学上为良性，但其生长特性和可能的复发性使得早期诊断和彻底切除十分重要。术后需要定期随访以监测是否复发。某些纤维瘤可能在长期内逐渐增大，导致周围组织受压或功能障碍。② 起源于神经鞘的神经鞘瘤通常为良性，生长缓慢，可能表现为局部肿块或疼痛。神经鞘瘤多见于年轻人，诊断依赖于影像学检查和组织学分析。手术切除是主要治疗方式，预后通常良好。神经鞘瘤可能对神经功能造成影响，如局部麻木或感觉异常。③ 海绵状血管瘤由互相沟通的血管组成，表现为皮肤下的柔软、可压缩肿块。通过超声检查可见到典型的血管结构。通常需要大范围手术切除，避免局部再发。海绵状血管瘤的生长可能导致局部组织的供血不足，从而引发相关的临床症状。

恶性肿瘤包括以下几种：① 纤维肉瘤是一种高度恶性的肿瘤，生长迅速，常伴有明显的疼痛和局部温度升高。组织学上表现为不规则的纤维组织增生，可能出现远处转移。治疗以手术切除为主，辅以化疗和放疗以控制复发。纤维肉瘤的生物学行为具有侵袭性，容易导致局部复发及远处转移。② 神经性肉瘤生长迅速，常伴有疼痛和局部神经功能损害。预后较差，易复发和转移，手术切除后常需要配合放化疗。神经性肉瘤对神经组织的侵袭性强，可能引起显著的神经功能障碍。

（2）骨骼肿瘤。

良性肿瘤包括以下几种：① 骨软骨瘤常见于儿童和青少年，表现为肋骨上的骨质隆起。X 线检查通常显示为骨质突出物，可能有钙化。通常无症状，但增大时可能引起疼痛和局部压迫症状。手术切除可缓解症状并防止复发。骨软骨瘤可能会导致局部骨质结构的改变，影响胸壁的稳定性。② 骨纤维异常增殖症是一种慢性骨病，表现为骨质增生，X 线检查可见到骨质被纤维组织替代。通常病程缓慢，局部症状轻微，但有时可能导致局部骨痛和功能障碍。骨纤维异常增殖症的病程可能导致骨质的逐渐变形，影响骨骼的正常功能。

恶性肿瘤包括以下几种：① 软骨肉瘤主要见于中老年人，X 线检查显示不规则的骨质透亮区及钙化。治疗困难，通常需要联合手术、化疗和放疗。软骨肉瘤的生物学行为较为恶性，常常在早期表现出局部浸润和远处转移的特征。② 骨肉瘤是一种极具侵袭性的恶性骨肿瘤，主要发生于青少年和年轻成人。X 线检查显示骨质破坏及新骨生成，通常伴有疼痛和肿胀。治疗依赖于手术切除和术后化疗。骨肉瘤的预后较差，早期发现和积极治疗对于提高生存率至关重要。

（三）临床表现与体征

1. 临床表现

胸壁肿瘤的临床表现高度依赖于肿瘤的类型、大小及其对周围结构的影响。一般来说，胸壁肿瘤的主要症状包括肿块、疼痛和局部功能障碍。

（1）肿块：许多胸壁肿瘤最初表现为无痛的肿块，随着肿瘤的增大，可能会引起明显的局部压迫感或疼痛。肿块的质地可能硬或软，表面光滑或不规则。肿块的大小和生长速度是评估肿瘤性质的重要指标。

（2）疼痛：胸壁肿瘤，尤其是恶性肿瘤，常伴有疼痛，疼痛的性质可以是持续性、钝痛或剧烈的间歇性疼痛。疼痛通常与肿瘤的侵袭性和对周围组织的压迫有关。疼痛程度可能随着肿瘤的生长而增加。

（3）局部功能障碍：如果肿瘤压迫到胸腔内的器官或神经结构，患者可能出现呼吸困难、胸闷或局部感觉异常等症状。例如，肿瘤若压迫到胸膜或肺组织，则可能导致呼吸困难或咳嗽。

2. 体征

（1）可触及肿块：体检时可触及肿块，通常为坚硬或柔软的质地。良性肿瘤通常界限清晰，而恶性肿瘤可能伴有浸润性生长，边界不清晰。

（2）局部压痛：一些胸壁肿瘤在体检时可能表现出压痛，尤其是当肿瘤涉及骨骼或深部组织时。压痛可能与肿瘤的生长和炎症反应有关。

（3）局部皮肤变化：某些胸壁肿瘤，尤其是皮肤下的肿瘤，可能引起皮肤的颜色变化或局部肿胀。皮肤上可能出现红肿、皮疹或破溃的现象。

（4）体位变化：大型肿瘤可能对胸腔内部结构造成压迫，导致体位性症状，如坐位呼吸困难或卧位不适。

3. 严重程度分级与评分

胸壁肿瘤的严重程度分级通常依赖于肿瘤的类型、大小、分期和组织学特征。常用的分级系统包括以下几种。

（1）TNM 分期系统：该系统根据肿瘤的原发部位（T）、淋巴结转移（N）和远处转移（M）来评估肿瘤的分期。每个因素都有具体的分级标准，结合使用可提供肿瘤的综合分期信息。

（2）病理分级：根据组织学特征，胸壁肿瘤可被分为不同的病理级别。例如，低级别（Ⅰ级）肿瘤细胞较为相似，生长缓慢；高级别（Ⅲ级）肿瘤细胞不规则，生长迅速，预后较差。

（3）临床评分系统：一些特定的评分系统可以用于评估患者的临床状况和预后。例如，欧洲癌症研究与治疗组织（European Organization for Research and Treatment of Cancer，EORTC）评分系统用于综合评价肿瘤的严重程度和治疗效果。

（四）辅助检查

1. 影像学检查

（1）X 线检查：常用于初步评估胸壁肿瘤的性质和范围。X 线可以显示肿块的骨质破坏或增生情况，对于骨骼肿瘤尤其重要。X 线检查有助于判断肿瘤是否涉及骨骼结构及其生长模式。

(2) CT 扫描:提供了更详细的胸壁肿瘤图像,能够清楚地显示肿瘤的大小、形状及其对周围结构的影响。CT 扫描还可以帮助评估是否有淋巴结转移或远处转移的情况。对于复杂的肿瘤或疑难病例,CT 扫描是必不可少的检查手段。

(3) MRI 检查:对软组织肿瘤尤其有效,可以详细显示肿瘤的组织学特征和侵袭性。MRI 对于评估肿瘤的边界、浸润程度和与周围组织的关系十分有用,特别是在术前规划和术后评估中。

(4) 超声检查:常用于评估肿瘤的性质和血流情况。超声检查无创伤,适用于初步筛查和随访。它可以帮助检测肿块的血流特征,从而提供有关肿瘤类型的信息。

2. 实验室检查

(1) 血液检查:包括血常规、生化指标和肿瘤标志物检测。肿瘤标志物如 CEA、AFP 等,在某些胸壁肿瘤患者中可能升高。血液检查可帮助评估患者的整体健康状况和肿瘤的生物学行为。

(2) 组织活检:通过针吸活检或手术切除获得组织样本,用于组织学分析以确定肿瘤的性质。组织活检是确诊胸壁肿瘤的“金标准”,能够提供确切的病理诊断。

(五) 诊断与鉴别诊断

1. 诊断

胸壁肿瘤的诊断通常包括病史采集、体格检查、影像学检查和组织学检查。完整的诊断过程需要结合临床表现和辅助检查结果。医生会综合考虑肿瘤的类型、位置、大小及其对周围组织的影响,以制订适当的诊断和治疗方案。

(1) 病史采集:详细了解患者的病史,包括任何可能的致病因素,如放射线暴露、家族遗传史、既往病史等。病史采集有助于初步筛查可能的病因和危险因素。

(2) 体格检查:检查肿块的特征,如大小、质地、活动度等。体格检查还包括评估可能的局部压迫症状和功能障碍。

(3) 影像学检查:利用 X 线、CT、MRI 等影像学技术确定肿瘤的位置、大小和侵袭性。影像学检查有助于制订进一步的诊断和治疗计划。

(4) 组织学检查:通过组织活检获取样本,进行显微镜下的病理分析。组织学检查可提供肿瘤的具体类型、分级和分期信息,是确诊的关键步骤。

2. 鉴别诊断

(1) 感染性病变:如胸壁结核、皮肤脓肿等,这些病变可能表现为肿块和局部疼痛。感染性病变通常伴有全身症状,如发热和乏力。

(2) 良性肿块:如脂肪瘤、纤维瘤等,这些肿块通常生长缓慢、无痛,组织学上与恶性肿瘤有明显区别。

(3) 转移性肿瘤:来自其他部位的肿瘤转移至胸壁,可能表现为多发性肿块。影像学检查和组织学分析有助于确定肿瘤的原发部位。

(4) 骨骼病变:如骨质疏松、骨折等,可能导致局部疼痛和肿块。骨骼病变通常与胸壁肿瘤的影像学特征不同。

(六) 治疗

1. 手术治疗

手术是胸壁肿瘤治疗的主要手段,尤其是对于原发性肿瘤。手术的目标是完全切除肿瘤,同时尽可能保留正常组织和功能。

（1）手术适应证：包括局限性良性肿瘤、局部侵袭性恶性肿瘤，以及未发生远处转移的恶性肿瘤。手术前需要进行详细的影像学检查，以评估肿瘤的范围和位置。

（2）手术禁忌证：包括无法切除的广泛浸润性恶性肿瘤、存在严重远处转移的恶性肿瘤及患者的整体健康状况不适合手术。对于一些无法切除的肿瘤，可能需要考虑其他治疗方法，如放疗或化疗。

（3）主要术式：包括肿瘤切除术、胸壁重建术等。手术方式的选择取决于肿瘤的类型、大小和位置。切除术通常包括全切除和部分切除，具体方案需要根据患者的具体情况来决定。

2. 非手术治疗

（1）化疗：用于控制恶性肿瘤的生长，特别是对无法完全切除或已经转移的肿瘤。化疗药物的选择依赖于肿瘤的类型和分期。常用的化疗药物包括多柔比星、顺铂等。

（2）放疗：用于控制局部肿瘤的生长或缩小肿瘤体积。放疗适用于不能手术的肿瘤，或作为术后的辅助治疗，以减少复发风险。放疗的剂量和疗程根据肿瘤的类型和位置决定。

（3）靶向治疗：针对特定的分子靶点，如肿瘤细胞表面的受体或信号通路。靶向治疗常与化疗或放疗联合使用，以提高治疗效果。

（4）免疫治疗：利用患者自身免疫系统攻击肿瘤细胞。免疫治疗包括免疫检查点抑制剂、嵌合抗原受体T(chimeric artigen receptor T, CART)细胞治疗等。免疫治疗目前在一些恶性肿瘤中显示出积极的效果，但仍处于研究阶段。

（5）适应证：包括无法手术的肿瘤、已经发生转移的恶性肿瘤，以及术后需要辅助治疗的患者。非手术治疗可与手术治疗结合使用，以提高治疗效果。

（6）禁忌证：包括对某些化疗药物或放疗有严重过敏反应的患者，以及有严重合并症的患者。治疗方案需要根据患者的具体情况进行调整。

（七）并发症与预后

1. 并发症

胸壁肿瘤的治疗可能引发一些并发症，具体包括手术相关并发症和治疗过程中可能出现的其他问题。

（1）手术并发症：如术后感染、出血、伤口愈合不良等。手术可能导致胸壁功能损害或形态改变，影响患者的日常活动。术后并发症的风险可以通过术前评估、术中监测和术后护理来降低。

（2）放疗并发症：如皮肤损伤、局部炎症、放射性肺炎等。长期放疗可能引发局部组织的纤维化，影响患者的呼吸功能。放疗并发症的管理包括局部护理和对症处理。

（3）化疗并发症：如恶心、呕吐、骨髓抑制、脱发等。化疗药物可能对患者的全身健康产生负面影响，需要进行支持性治疗。化疗的副作用可以通过药物和其他辅助治疗来缓解。

（4）免疫治疗并发症：如免疫相关的不良事件，包括皮疹、肝炎、内分泌失调等。免疫治疗的并发症需要及时识别和处理，以维持治疗的安全性和有效性。

2. 预后

胸壁肿瘤的预后取决于多个因素，包括肿瘤的类型、分级、分期、治疗方式和患者的总体健康状况。总体来说，良性肿瘤的预后较好，通常经过手术切除可以完全恢复；恶性肿瘤的预后较差，尤其是那些已发生远处转移或具有高度侵袭性的肿瘤。

（1）良性肿瘤：手术切除后大多数患者能够完全恢复，复发的风险相对较低。定期随访有助于早